Processing of Edible Chinese Herbal Medicine

中草药食品加工学

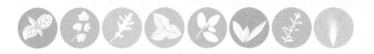

杜冰 黎攀 主编

化学工业出版社
·北京·

内容简介

中草药食品是指药食同源为主的我国目前在食品中可以使用的中药材品种和新食品原料。本书共十一章，涵盖了中草药食品炮制加工历史及现状，中草药食品炮制加工基础，中草药食品传统炮制和现代加工的目的、方法以及中草药食品贮藏的原理和方法等内容。同时对 152 种中草药食品的别名、使用部位、植物形态、地理分布、药材性状、性味归经、功效与主治、化学成分、采收加工及炮制方法、炮制方法历史沿革、质量要求和贮存等内容做了系统、详细的介绍，具有较强的参考价值。

本书可作为高等院校食品类相关专业的教材，同时可供食品企业相关人员以及中药材从业人员参考。

图书在版编目（CIP）数据

中草药食品加工学 / 杜冰，黎攀主编. —北京：
化学工业出版社，2023.4（2024.11重印）
ISBN 978-7-122-42987-2

Ⅰ.①中… Ⅱ.①杜… ②黎… Ⅲ.①中草药加工
②食品加工 Ⅳ.①R282.4②TS205

中国国家版本馆 CIP 数据核字（2023）第 033157 号

责任编辑：张　艳　　　　　　　　　　装帧设计：王晓宇
责任校对：刘　一

出版发行：化学工业出版社（北京市东城区青年湖南街 13 号　邮政编码 100011）
印　　装：北京天宇星印刷厂
787mm×1092mm　1/16　印张16　字数387千字　2024 年 11 月北京第 1 版第 2 次印刷

购书咨询：010-64518888　　　　　　售后服务：010-64518899
网　　址：http://www.cip.com.cn
凡购买本书，如有缺损质量问题，本社销售中心负责调换。

定　　价：59.80 元

前言

中医药现代化与国际化的重点是传承精华和守正创新。推动中医药现代化与国际化有很多途径，药食同源研究及应用是一个很重要的窗口。针对药食同源中药材原料的学习、应用和发展，对健康中国和中医药现代化的发展有重要的促进作用。

药食同源在我国有着悠久的历史，《黄帝内经》记载："用之充饥则谓之食，以其疗病则谓之药。"本书针对我国目前食品专业缺乏系统介绍药食同源原料及中药材传统加工炮制的教材的情况，系统介绍了以药食同源为主的我国目前在食品中可以使用的中药材品种和新食品原料。本书对中草药食品加工原理、目的、传统炮制和现代加工工艺等进行了系统的阐述，有利于高校老师及学生了解和学习中草药食品加工技术，为中草药食品加工领域输送人才。同时有利于指导食品企业对中草药食品原料及加工方法的选择，推动健康营养食品的发展，构建开发地方特色食品，促进中医药多元化发展。

《中草药食品加工学》共十一章。第一章探讨中草药食品的概念以及研究对象，概述从春秋战国直至今日的中草药食品炮制加工技术，深入分析当前中草药食品加工领域所面临的问题。第二章论述中草药食品炮制加工的目的，加工对糖类、蛋白质等化学成分的影响以及中草药食品炮制加工过程中常用的辅料。第三章至第十章详细论述了中草药食品加工技术的原理、目的及操作方法，主要包括净选加工、切制、炒法、炙法、蒸煮焯法、发酵法、发芽法、煅法、复制法、制霜法、煨法、烘焙法以及蒸汽爆破、分子蒸馏、超临界 CO_2 萃取、超高压、低温热泵干燥、真空冷冻干燥、低温液氮粉碎及超声波技术。第十一章讨论了中草药食品的贮藏原理，简述中草药食品的传统和现代贮藏方法。

本书由杜冰教授、黎攀副教授主编，王琨博士、彭东博士参与了部分章节的编写。感谢华南农业大学食品学院新资源食品与功能性原料评测及研究中心全体成员的帮助！

由于编者水平所限，书中难免存在一些不足和疏漏之处，敬请广大读者给予批评指正，以便及时修订和完善。

主编
2023 年 3 月

目录

第一章

概　述

第一节

中草药食品的概念和研究对象

一、中草药食品的概念

在中华民族的传统文化中，中药与食物一直具有十分密切的关系。早在商代时期，甲骨文中就有"疒，用鱼""有疟，秉枣"及用"艾"等的记载。食物是可供食用的物质，具体指能够满足机体正常生理和生化能量需求，并能延续正常寿命的物质。中草药是在中医理论指导下，用于预防、治疗并具有康复与保健作用的物质。中医药学还有中药的概念：动植物、矿物质等都属于中草药的范畴，凡是中药，都可食用，只不过在用量上有差异而已，毒性大的食用量小，而毒性小的食用量大。

中草药与食品两者之间没有绝对的分界线。严格地说，在中医药中，中草药和食物是不分的，是相对而言的。中草药也是食物，而食物也是中草药；食物的副作用小，而药物的副作用大。中草药食品是传统中草药中能在当代作为日常食品的物质，参考药食同源食品目录，有我们所熟悉的"枸杞""薄荷""黑芝麻"等。

二、中草药食品的研究对象

中草药食品的研究对象是既能成为食品又能当作药品的物质，具体来源于国家卫健委发布的药食同源目录、新资源食品名录、普通食品目录、新食品原料终止审查目录等所列举的中草药。

第二节

中草药食品炮制加工的历史

炮制加工指的是按照中草药食品的不同需求对其采用特定加工方法进行加工处理。因此炮制加工是随着中草药食品的发现和应用而产生的，有了中草药食品就有中草药食品的炮制加工。炮制加工的出现并非偶然的，其出现有如下五个前提条件：一是天然药物的发现——中药是人类在找寻食物的过程中发现的；二是熟食法的出现——古人在使用药物时，为了便于服食，就必然相应地产生了洗涤、打碎、劈成小块等最简单的加工方法；当人类发明了用火以后，不仅能使生食变为熟食，同时也使药物"炮炙"加工具备了客观条件；三是酿酒等的发明——到了夏商时代，由于酒、醋和油、盐的发明，以及人们对烹调技术的掌握，对于制药的发展又起到了促进作用；四是陶器的发明；五是中药古制剂汤液（汤剂）的创制等。从炮制加工出现的前提条件可以看出，中草药食品炮制加工的手段和药物加工手段是密不可分的，是共同发展的关系。在原始社会，人类为了生存而获取食物的同时，往往误食某些有毒植物和动物，以致发生呕吐、泄泻、昏迷甚至死亡；但同时发现服用某些物质后会使自己的疾病减轻或消失，这种感性知识的积累便形成了最初的中草药知识。某一种中草药的发现，往往是由一种食物偶然间被发现其有特殊的功效，进而这种食物在后来的应用中，渐渐演变成一种中草药。可见中草药和食品其实是一种密不可分的关系。

中草药食品炮制加工是我国历代医药学家在长期医疗活动中逐步积累和发展起来的一项独特的制药技术，有悠久的历史和丰富的内容，是中医用药特点所在。随着现代科学技术的发展，中草药炮制加工也在不断摸索中前进。中草药食品炮制的历史发展大致可分为四个时期：

① 春秋战国至宋代是中草药食品炮制加工技术的起始和形成时期；
② 金元、明时期是炮制加工理论的形成时期；
③ 清代是炮制加工品种和技术的扩大应用时期；
④ 现代是炮制振兴、发展时期。

一、春秋战国至宋代

在汉以前，古文献中所记载的都是比较简单的炮制内容。

《五十二病方》是我国最早有炮制内容记载的医方书，书中包括了净制、切制、水制、火制、水火共制等炮制内容，并有具体操作方法的记载。如"取商牢（陆）渍醯（醋）中"等。

《黄帝内经》约为战国至秦汉时代的著作，在《灵枢·邪客》篇中有"治半夏"的记载。"治"即指"修治"，是指减毒的加工处理，可见当时已注意到有毒药物的炮制加工。汉代对中草药炮制加工的目的、原则已初步确立，并出现了大量的炮制加工方法和炮制品。秦、汉、三国时代发明的炼丹术虽然不能实现统治阶级长生不老的奢望，但在炼制过程中掌握了升华、蒸馏等方法，从而促进了制药化学的发展。到后汉对药物炮制加工更为重视，张仲景在他所著的《伤寒论》和《金匮要略》中，所用方剂大多数注明了炮制加工的方法，如：杏仁去皮、大黄酒洗等。《金匮玉函经》"证治总例"中指出：药物"有须烧炼炮炙，生熟有定"，开创了药物生熟异用学说。还指出"凡㕮咀药，欲如豆大，粗则药力不尽"，阐明了中草药粒度与药效的关系。《伤寒杂病论》中有关中草药的炮制更多地散见于处方药物的脚注，与药物配伍、剂型、煎法、服用相联系。如抵当汤：水蛭三十个，熬；虻虫三十个，去翅足，熬；桃仁二十枚，去皮尖；大黄三两，酒浸。对毒剧药应用更谨慎，用法也很有分寸。如附子要求"炮，去皮，破八片"。其中有些炮制方法已趋成熟，在制药火候上提出"烧、炼、熬"三者不同。

与此同时，我国第一部中药学专著《神农本草经》，在序录中就载有："凡此七情，合和视之……若有毒宜制，可用相畏相杀者，不尔勿合用也。"书中还指出："药有酸咸甘苦辛五味，又有寒热温凉四气，及有毒无毒，阴干暴（曝）干，采造时月，生熟土地所出，真伪陈新，并各有法。"这是当时对有毒药物炮制加工方法与机制的解释。该书不但对当时所用的中草药的功能和作用做了总结，还记载了很多有关炮制加工的资料，如桑螵蛸用蒸法仍为现代所采用。

到了魏、晋、南北朝时期，不仅在炮制加工方法和技术上有所改进，而且对炮制加工工具的选择也进行了研究，如切制骨碎补时须用铜刀、石榴皮忌用铁器、煎药用瓦罐等，大多与现代科学是符合的。

东晋葛洪在《肘后备急方》中记载"诸药毒救解方"，提出生姜汁可解半夏毒，大豆汁解附子毒，常山、牛膝酒渍服，并记有干馏法制竹沥，为后世依方炮制提供了基础依据。

《本草经集注》是梁代陶弘景所撰写的我国第二部中药专著，它第一次将零星的炮制加工技术做了系统归纳，说明了部分炮制加工作用。如"凡汤中用完物皆擘破""诸虫先微炙""诸石皆细捣""阿胶，炙令通体沸起"等。将"㕮咀"改为切制，书中所记载内容丰富，方法众多。

南北朝刘宋时期雷敩编撰，并由唐末五代时胡洽重定的《雷公炮炙论》是我国第一部炮制加工专著。该书总结了前人炮制方面的技术和经验，记述了药物的各种炮制加工方法。如去甲土、去粗皮等净制操作；切、锉、擘等切制操作；拭干、阴干、风干等干燥方法；浸、煮、煎、炼等水火制法及苦酒浸、蜜涂炙、同糯米炒等法，广泛地应用于炮制加工中草药。该书对炮制加工的作用也作了较多的介绍，如"……用此沸了水飞过白垩，免结涩人肠也""……半夏……若洗不净，令人气逆，肝气怒满"。该书对后世中草药炮制加工的发展有较大的影响，其中许多炮制加工方法具有科学道理。莨菪、吴茱萸等含有生物碱，用醋制可以使生物碱成盐，而增大在水中的溶解度。对某些含鞣质中草药，如白芍等需用竹刀刮去皮，知母、没食子勿令犯铁器，至今仍有指导意义。

唐代在炮制原则系统化和炮制新方法方面有较详细的记载，在中药炮制方面有长足进步。《备急千金要方》是孙思邈所著的我国最早的临床实用百科全书，在"合和"中有"凡用甘草、浓朴、枳实、石南、茵芋、藜芦、皂荚之类皆炙之""凡用麦、曲末、大豆黄卷、泽兰、芜荑皆微炒。干漆炒，令烟断"的记载。在炮制加工新方法方面，它提出诸石要"漂"，麦冬、生姜"捣绞取汁"；《千金翼方》有反复曝制熟地黄的方法；《食疗本草》开始用童便处理药材；《外台秘要》始载麸炒法；《仙授理伤续断秘方》中新增了天南星姜汁浸、草乌姜汁煮或醋煮、自然铜火煅醋淬、何首乌黑豆蒸等。

《新修本草》是唐代苏敬等修订的世界最早的药典，首次规定"唯米酒、米醋入药"，将炮制列为法定内容，记有作蘖、作曲、作豉、作大豆黄卷、芒硝提净等法。对矿物药的炮制加工方法均有较为详尽的记载，炮制加工内容更为丰富。

宋代医学昌盛，药物炮制加工亦随着不断进步，当时国家开办官药局，进行熟药官卖，大力提倡制备成药，炮制加工方法相应地快速发展。如《太平惠民和剂局方》所载的炮制加工法，名目较《雷公炮炙论》明显增多。同一煨法，就有面裹煨、纸裹煨的分别。宋代炮制加工方法有很大改进，炮制目的多样化，开始进入了从减少副作用到增加和改变疗效，从汤剂饮片的炮制加工到重视制备成药饮片炮制加工的崭新阶段。

王怀隐所著大型方书《太平圣惠方》，不仅具体记载大量炮制加工内容，还始载乳制法。在"论合和"篇中，指出："凡合和汤药，务在精专，甄别新陈，辨明州土，修制合度，分两无差，用得其宜，病无不愈。"说明了药物炮制的重要性。

《经史证类备急本草》为唐慎微所编撰，该书广泛辑录了宋以前有关药学方面的文献，部分保存了现今已失传的医药书籍等内容，如《雷公炮炙论》等。在《本草纲目》刊行前，该书一直被作为研究本草学的范本。每种药物之后附有炮制加工方法，为后世制药业提供了药物炮制加工资料。

总之，在宋以前，炮制加工的原则、方法、适用品种已初具规模，是炮制加工技术的形成时期。

二、金元、明时期

金元时期，名医各有专长，张元素、李东垣、王好古、朱丹溪等均特别重视药物炮制加工前后的不同应用、炮制加工辅料的作用，开始对各类炮制加工作用进行了总结，明代又进一步系统整理，便逐渐形成了传统的炮制加工理论。

元代王好古在《汤液本草》中引李东垣"用药心法"有："黄芩、黄连、黄檗、知母，病在头面及手梢皮肤者，须用酒炒之，借酒力以上腾也。咽之下、脐之上，须酒洗之，在下生用。大凡生升、熟降。大黄须煨，恐寒则损胃气。至于川乌、附子须炮，以制毒也。"并说"去湿以生姜""去膈上痰以蜜"。张元素在《珍珠囊》中说白芍"酒浸行经，止中部腹痛"，由此可见白芍用酒浸泡后可以止腹痛。葛可久在《十药神书》中首先提出炭药止血的理论："大抵血热则行，血冷则凝……见黑则止。"著名的"十灰散"就是该书的方剂之一。

徐彦纯编撰的《本草发挥》辑自金元诸家的著作，对炮制加工作用原理有较多的阐述，如"神曲火炒以补天五之气，入足阳明胃经"。还指出童便制、盐制的作用，即"用附子、乌头者当以童便浸之，以杀其毒，且可助下行之力，入盐尤捷也""心虚则盐炒之""以盐炒补心肺"等，均为对中药炮制加工理论的重要论述。

明代对医药比较重视，在中药炮制加工技术方面有较大的进步，在炮制加工理论上也有显著的建树。例如，炮制加工重要著作陈嘉谟的《本草蒙筌》就诞生在明代，其中的很多炮制加工的理论现在仍然在使用："凡药制造，贵在适中，不及则功效难求，太过则气味反失。火制四：有煅、有炮、有炙、有炒之不同；水制三：或渍、或泡、或洗之弗等。水火共制造者，若蒸、若煮而有二焉。余外制虽多端，总不离此二者。"第一次系统概括了辅料炮制的原则。在炮制技术上特别值得提出的是"五倍子"条下所载的"百药煎"的制备方法，实际上就是没食子酸的制法，比瑞典药学家舍勒早200多年。

明代李时珍的《本草纲目》是我国古代最大型的中草药方面的重要著作。李时珍在《本草纲目》中专列"修治"一项来记载当时的一些炮制加工方法。《本草纲目》虽非炮制加工专著，但所记载的炮制加工方法，绝大部分仍为今天药学界所遵循。还有很多中草药炮制加工的方法，如木香、高良姜、茺蔚子、枫香脂、樟脑等的炮制加工方法则是李时珍个人的经验记载。在炮制加工方法上有所发展，例如独活条，雷敩曰："采得细锉，以淫羊藿拌……蒸二日，曝干，去藿用，免烦人心。"李时珍认为此法不切实用，认为"此乃服食家治法，寻常去皮或焙用尔"。对前代有问题的方法，李时珍也加以指正，例如"砒石"条载："医家皆言生砒轻见火则毒甚，而雷氏（雷敩）治法用火煅，今所用多是飞炼者，盖皆欲求速效，不惜其毒也。"全书记载炮制方法近 20 类，有水制、火制、水火共制、加辅料制、制霜、制曲等法。其中多数制法，至今仍为炮制生产所沿用，如半夏、天南星、胆南星等的炮制加工方法。

此外，缪希雍的《炮炙大法》是一部论述炮炙的专著，它依据药物类别分成水、火、土、金、石、草、木等十四部，叙述了四百多种药物的炮制加工方法。从内容来看，对于炮炙法的记载，在前人的基础上，有了进一步的发展。

明代龚廷贤在《寿世保元》中述及炮制加工理论问题时曾说："炒以缓其性，泡以剖其毒，浸能滋阴，炼可助阳，但制有太过不及之弊。"强调了在炮制加工时，要注意把握时间和条件，否则会影响其有效成分使用。

明末的李中梓所撰的《本草通玄》对炮制加工操作的注意事项、辅料制的目的、净选的目的做了精辟概括，指出："制药贵在中，不及则无功，太过则伤性……酒制升提，盐制润下，姜制温散，醋取收敛……去穰者宽中，抽心者除烦。"

总之，金元、明时期，在前人对炮制加工作用解释的基础上，经系统总结而形成理论，是中药炮制加工理论的形成时期。

三、清代

到了清代，其在明代的理论基础上增加炮制品，并列专项记载炮制加工方法和作用，但对某些炮制加工的方法和作用存在不同认识和看法。

清代徐灵胎所著《医学源流论》对炮制加工有专门论述，在"制药论"中提出"制药之法……若其微妙之处，实有精义存焉"，指出了炮制加工的重要性，同时还对制药原则和制药方法进行了总结，这些原则和方法至今仍具有指导意义。

刘若金所著的《本草述》，记述药物的各种炮制加工方法、作用、目的以及理论解释，内容丰富，经杨时泰修改删节为《本草述钩元》，使得原著的意旨更为明确易解。

张仲岩所著的清代炮制专书《修事指南》为我国第三部炮制加工专著。它较为系统地叙述了各种炮制加工方法，认为炮制加工在中医药学中非常重要，指出："炮制不明，药性不确，则汤方无准，而病症无验也。"他在炮制加工理论上也有所发挥，如提出："吴茱萸汁制抑苦寒而扶胃气，猪胆汁制泻胆火而达木郁，牛胆汁制去燥烈而清润……炙者取中和之性，炒者取芳香之性。"

赵学敏的《本草纲目拾遗》和唐容川的《血证论》，除记载了当时很多炮制加工方法外，还有相当数量的炭药，并在张仲景"烧灰存性"的基础上明确提出"炒炭存性"的要求。炭药通常指的是将中草药通过炮制加工炭化再使用。炭药的炮制与应用，在清代有相当大的发展，颇具特色。

总而言之，清代是炮制加工的品种和技术进一步扩大应用的时期，在此期间，炮制加工品有所增加，其技术也有一定程度的改进。

四、现代

中华人民共和国成立后，中草药获得了空前的发展，与中医中草药不可分割的中草药炮制加工也得到重视，所以各地的炮制经验得以相互交流，炮制方法和技术得以迅速提高。但现代营养学研究存在着较大差距，因而限制了药食兼用食品的发展。在继承方面，根据各地的炮制加工经验，经过全国中医药人员反复讨论，把我国的传统经验分别载入药典中，作为一种法定的形式固定下来，成为中草药食品炮制加工的依据。并在此基础上制定、出版了各省市中药炮制加工规范。同时，我国政府和权威机构编辑出版的《中华人民共和国药典》（简称《中国药典》）《中药大辞典》《中药志》等书籍中收载了众多食用植物药和动物药；也相继出版了一些炮制专著，如《中药炮制经验集成》《历代中药炮制法汇典》《樟树中药炮制全书》等，将散在于民间和历代医籍中的炮制加工方法及地方炮制加工方法进行了系统整理，形成了较为完整的文献资料。1963 年，卫生部中医研究院等单位编写的《中药炮制经验集成》给中草药食品炮制加工的技术交流和科研工作提供了丰富的、宝贵的资料。近年来，中药炮制加工历史文献的继承整理工作已开展了对重点典籍文献和单味药炮制沿革的系统整理，促进了中药炮制加工文献研究和整理工作。

此外，国内外还出现了许多食药方面的研究机构，出版了不少有关食药的书籍，这些工作对进一步研究中草药食品的发展起了一定的作用。自 1990 年 7 月 28 日，卫生部《新资源食品卫生管理办法》颁布后，我国中草药在食品方面的应用得到前所未有的发展，中医学经过几千年沉淀出来的很多可以食用的中药被应用于保健食品的生产。据统计，从 1996 年至 2001 年，卫生部批准生产的保健食品已经达到了 3368 种，获准进入国内的进口保健食品达 387 种。但是，随着我国经济发展步入快车道，一些法规建设出现了相对滞后的局面，不少企业急功近利，为了获得高额利润，将一些粗制滥造品推入市场，导致药食兼用保健品市场出现了"真假不分，良莠不齐"的局面，致使药食保健在人们心目中逐渐丧失了良好的信誉。对此，国务院于 1995 年 10 月 30 日和 1996 年 3 月 15 日先后颁布了《中华人民共和国食品卫生法》和《保健食品管理办法》。21 世纪初期，卫生部和国家技术监督局又相继出台了一系列法规性文件。这些法规和办法的发布，表明我国政府十分重视保健食品的生产和经营，有决心使其走上法制化轨道，对充分利用我国中草药食品资源，促进食药发展，增强人类身体健康必将发挥重要作用。鉴于我国素有"药食同源、药食同理、药食同用"的客观情况，卫生部曾于 1987 年公布了三批"既是食品又是药品"食药兼用品的名单。此后，卫生部又继续组织有关专家进行了专题研究，并于 2002 年发出《关于进一步规范保健食品原料管理的通知》，确定了"既是食品又是药品的物品名单""可用于保健食品的物品名单"和"保健食品禁用物品名单"，对中草药食品的发展起到了规范化的作用。

在"八五"至"十一五"期间，中药炮制加工研究被列入国家攻关项目，"八五""九五"期间，先后完成了何首乌、白芍、草乌、半夏等 40 种中药饮片炮制加工工艺和质量研究，采用现代科学技术就其炮制加工沿革、炮制加工工艺筛选优化、饮片质量标准制定、炮制加工原理等方面做了系统、多学科综合性研究，取得了很大进展。"十五"期间，国家又先后将川芎、巴戟天、千金子等 30 个品种及枳壳、百合、厚朴、莪术、荆芥等 50 个品种分别列入国家重大科技专项"创新药物和中药现代化"研究课题，开展中药饮片炮制加工工艺和质量标准规范化研究，利用现代科学技术，以现代理论充分阐释中药炮制这门古老学科的科学内涵。"十一五"期间国家开展了中草药炮制加工共性技术和相关设备研究。选择 10 种炮制加工常用共性技术，通过对代表性饮片的炮制加工技术及其相适宜的炮制设备和炮制加工原理研究，力求阐明共性炮制加工技术的科学内涵，建立炮制加工共性技术和饮片质量的评价标准；改进或创制相适宜的可控式炮制加工设备。现在已有的中药炮制设备的出现，大大地提高了中草药炮制的效率。早期有浸洗机、粉碎机、筛选机等，设备多较陈旧，智能化水平较低。随着近几年工业现代化和智能化的发展，逐渐出现了一些新型设备，如全浸润工艺和回转式中药浸润罐、隧道翻板式或网带穿流式干燥设备、网带式高压水洗药机和转筒式洗药机等，使中药加工炮制生产设备条件得到了一定的改善和提升，但就总体而言，在生产工艺控制、信息化程度及自动化方面都仍有很大的改进空间。

"十二五"中医药行业专项提出"中药炮制技术规范研究"，特别提出要进行《中国药典》中有毒中药的现代毒理学研究，研究内容包括：对 83 种有毒饮片，开展现代毒理研究、毒性物质基础及代谢过程研究、毒效关系研究、剂量与毒性反应关系研究、炮制加工与配伍减毒机制研究等。研究目标：提高中药安全性质量标准，争取使中药饮片收入欧盟和美国药典，以标准引领中药国际化。"十三五"国家发改委和国家中医药管理局共同组织实施"中药标准化行动计划"，制定 60 种中成药全程质量控制标准和优质产品标准，涵盖其原料中药材规范化生产与标准制定和中药饮片生产技术标准、规范和饮片等级标准。制定 100 种临床常用饮片全程质量控制标准和等级标准，涵盖其原料中药材规范化生产与标准制定。建成中药质量标准库和中药质量第三方检测平台，形成中药标准化的技术服务支撑体系，建立中药优质产品定期公告机制。

第三节

中草药食品炮制加工的现状

中草药食品炮制加工指的是根据中草药食品原料的不同需求对其采用特定加工方法进行加工处理。中草药食品炮制加工一般包括加工与炮制。加工分为净选与切制。净选加工包含清除杂质与分离和清除非药用部位，其中清除杂质有挑选、筛选、风选、水选与磁选法；切制加工则有人工切制与机器切制等方法。当前，炮制加工法可分为炒法、炙法、蒸煮焯法、发酵发芽法、煅法、复制法、制霜法、煨法与烘焙法等。

清代以前，炮制加工理论研究主要以原理为主，探究中草药食品炮制加工方法是否符合中医学的传统理论及其临床验证；而现代，炮制加工理论研究已处于探讨其科学内涵的历史新阶段，主要通过应用现代科技手段和医学指标来反映其内在科学，现已取得多项显著成就和重大突破。

然而，中草药食品加工技术方面人才缺乏，同时存在工艺规范化及质量标准不够等问题。一是因为中草药食品炮制加工从新中国成立初期的"前店后厂、师徒传承"模式转变至成立高等院校的"理论与实践教学"模式。二是炮制加工受历史条件、认知能力及科学水平的限制，对中草药食品炮制加工的机制、内容、工艺方法等的研究不系统、不统一，以及法规的部分内容执行与监管乏力、行业缺乏自律等原因，直接影响中草药食品的发展。

针对以上问题，其解决方法有五大思路可供参考。

① 充分利用现代科学技术研究炮制机制。运用化学以及药理学的思路和方法从体外药效物质变化阐明中药饮片的炮制机制；运用血清药物化学、药动学及代谢组学等方法分析药效物质的体内过程来阐明中药饮片的炮制机制。

② 制定完善的中草药食品炮制加工用辅料标准体系。为了进一步完善我国中草药食品市场的规范，解决在中草药食品炮制加工用辅料中存在的问题，就必须要构建统一的标准体系。在制定统一标准体系的过程中，除了要保证标准体系的合理性与准确性之外，还应该针对标准体系中的辅料统一进行重点的设计与把控，在全国范围内统一中草药食品炮制加工用辅料标准。

③ 严格控制中草药食品炮制用辅料。中药炮制用辅料的严格控制也是执行相关标准体系的一个重要环节，对于所用辅料严格控制的程度高低直接决定了中药炮制的效果。

④ 加强辅料的研究和创新。加强与科研院校的合作，借助现代科学理念和技术，不断提升中药炮制用辅料的科学性和合理性。

⑤ 应立足传统炮制工艺与现代加工技术的结合、传统中医理论与多学科研究中医药理论的成果结合。同时还应针对中成药原料药的前处理，围绕工业化生产的可行性、饮片质量的可控性、生产成本的合理性等内容开展炮制研究。

第二章
中草药食品炮制加工基础

第一节

中草药食品炮制加工的目的

中草药食品根据来源可以分为植物、动物和矿物等，有来自自然界的，也有家种(养殖)的。在古代，中草药食品与药物同用，其都必须经过炮制加工后才能使用。到了现代，中草药食品开始运用到日常饮食及各类食品加工产品中，如薏苡仁粉加入核桃饼干中等应用在我们日常生活中愈发常见。中草药食品的特点之一是必须经过炮制加工过后才能使用。因为原料在采收后，它们或个体粗大、质地坚硬，或含有泥沙杂质及非药用部位，或具有较大的毒副作用等，一般不可直接应用于实践中，需要经过炮制加工，使之能够满足特定需求后方能应用。因此，在运用之前都需要进行炮制加工，使其毒性减少、口感更加丰富，中草药食品所含化学成分复杂，功效多样，不同的炮制方法对中草药食品的口感、功效等均具有一定的影响。因此，要根据不同的需要选择不同的炮制加工方法。对中草药食品的炮制加工方法主要包括以下几种：烘、炮、炒、洗、泡、漂、蒸、煮。

一般认为，中药炮制的目的主要体现在以下几个方面。

一、降低或消除毒副作用

有些中草药虽有很好的功效，但因其有毒副作用，使用不安全，很难把握其有效剂量。由于这些有特殊功效的中草药直接应用于临床或食品行业时，毒性或副作用较大，所以必须通过炮制加工，才能降低其毒性或副作用。

历代医家对具有毒性的中草药炮制加工非常重视，如川乌、草乌、附子、半夏、天南星、甘遂、大戟、马钱子、斑蝥等中草药的炮制加工，历代都有许多解毒的方法。例如：①加热去毒：《本草求真》指出："火炮则毒性缓"；如苦杏仁中有分解苦杏仁苷的酶会产生氢氰酸引起中毒，通过加热能够破坏酶的活性降低苦杏仁的毒性。②水制或漂洗去毒：中草药漂洗法是指药物经水洗、漂、浸、煮等过程处理时，将所含的某些有毒成分随水流失或水解。例如雄黄中夹杂的三氧化二砷，通过水洗可以除去，可提高雄黄使用的安全性，又如附子等都是通过沸水炮制来减低其毒性的。③辅料去毒：某些中草药在炮制过程中往往与麦麸、米、醋、酒、蜜、盐水、姜汁、白矾等共制，使其所含某些有毒成分减少，从而达到降低毒副作用的目的。例如用姜汁给半夏去毒。生半夏先用水浸泡，换水后加入白矾浸泡，再煎煮至无白心，取出晾 7 成干，闷后，切片阴干（阴凉处晒干），加入鲜姜片一起煮，煮完之后进一步晾干，从而使得毒性大大降低。④净制去毒：是指通过直接除去有毒副作用的部位，从而达到降低毒性的炮制加工过程。净制处理可以采用挑选、筛选、风选、水选等方法，除去原药材非药用部分及杂质，选取药用部分，并达到净药材质量标准的方法。例如蕲蛇、乌梢蛇等多去除头部、鳞、骨，因其头部毒腺中含有大量出血性毒和溶血性毒，所以将其除之。陈嘉谟《本草蒙荃》中记载巴豆要摘取心膜，曰："不去膜则伤胃，不去心则作呕。"

二、改变或缓和中草药食品的性味

各种不同的药物各有其性，性味偏盛的中草药会带来副作用，中草药食品的性味主要是以寒、热、温、凉（即"四气"）和辛、甘、酸、苦、咸（即"五味"）来表示的。性味偏盛的中草药，临床应用时往往会给患者带来一定的副作用。如太寒伤阳、太热伤阴、过辛耗气、过甘生湿、过酸损齿、过苦伤胃、过咸生痰等。中草药经过炮制加工，可以改变或缓和中草药偏盛的性味。"缓和"的目的在于适应患者体质的需要，避免中草药副作用过大。"改变"的意义在于满足临床用药的需要、达到中草药的功效。如生甘草，性味甘平，常用于咽喉肿痛、痰热咳嗽、溃疡肿毒，具有清热解毒、清肺化痰的功效。如"四君子汤""炙甘草汤"中的甘草就使用炙甘草，取其甘平益气之功，以达补脾益气之功效。由此可见，甘草经炮制加工后，其功效由清泄转为温补，改变了原有的功效。又如生地黄，性寒，具清热、凉血、生津之功，常用于血热妄行引起的鼻出血、皮疹、热病口渴等症。经蒸制成熟地黄后，其药性变微温，能补血滋阴、养肝益肾。再如栀子其性偏寒，易伤胃气，对脾胃虚弱者不可用，经炮制加工后寒性缓和可用。唐代孙思邈在对孕妇使用桂枝时，为了防止"胎动"，特要求用"熬"法炮制加工后入药。明代罗周彦也曾提及有关枳壳的炮制加工，"消食去积滞用麸炒，不尔气刚，恐伤元气"也体现了通过炮制加工来改善中草药的功效。故而说：改变药性是为了满足实际需要，以适应新的病情。

三、改变或增强药物的作用趋向

《本草纲目》记载："升者引之以咸寒，则沉而直达下焦；沉者引之以酒，则浮而上至巅顶。"中草药的作用趋向是以升、降、浮、沉来表示的。中草药通过炮制加工，可以改变其升、降、浮、沉的特性。莱菔子"生能升，熟能降，升则吐风痰，散风寒，发疮疹；降则定痰喘咳嗽，调下痢后重，止内痛，皆是利气之效"。莱菔子味辛、甘，性平偏温，古人认为，该药能升能降。生莱菔子，升多于降，用于涌吐风痰；炒莱菔子，降多于升，用于降气化痰，消食除胀。现代研究表明，在离体家兔肠管试验中，莱菔子的炒制品对抗肾上腺素的作用强于生品。因此，临床应用莱菔子的炒制品来作消食药是有一定道理的。

炮制加工辅料对中草药食品作用趋向的影响至关重要。酒能升能散，宣行药势，是炮制中最常用的液体辅料之一，古人对其作用概括为"酒制升提"。如丹参具有活血祛瘀、通经止痛、清心除烦、凉血消痈的功效。但味苦、性微寒，生制只用于血热瘀滞所致的疮痛、产后瘀滞疼痛、经闭腹痛、心腹疼痛及肢体疼痛。但酒炙可缓和寒凉之性，增强活血祛瘀、调经止痛作用，可更多用于月经不调、血滞经闭、恶露不下、心胸疼痛、癥瘕积聚、风湿痹痛。再如酒制黄精，其比天然黄精的药性更温和，药用价值更高，且其抗氧化、抗疲劳的功效更高。

四、增强药物疗效

中草药要提高疗效一般不外乎通过配伍、制剂、炮制三个手段。炮制加工是增强药物疗效的有效途径和重要手段，归纳起来共有以下几个方面：①增加溶出，提高疗效。药物的药效成分能否较好地从组织细胞内溶解释放出来，这将直接关系到药效成分的溶出，从而影响疗效。许多中药经过炮制加工中的蒸、煮、炒、煅等热处理后，药材质地或组织结构发生改变，亦可增加某些药效成分的溶出率。古人强调"逢子必炒"，明代罗周彦《医宗粹言》中记载"决明子……凡药用子者俱要炒过，入药方得味出"，便是这个道理。这是因为多数种子类药材外有硬壳，疏水性强，在煎煮过程中影响溶剂的浸润和渗透，造成药效成分不易被煎出，经加热炒制后种皮爆裂，质地变疏松，有利于溶剂的浸润与渗透和成分的解吸与溶出。这可能是后人"逢子必炒"的依据和用意之一。中草药食品炮制加工后其药效成分溶出率往往高于原药材溶出率，这与其在炮制加工过程中产生变化有关，如细胞破损、比表面积增大等，可加快药效成分浸润与渗透、解吸与溶解、扩散等过程的速率。②减少损失，保存药效。某些含苷类成分的药物，如黄芩、杏仁等，适当加热能破坏或抑制其中与苷共存酶的活性，保存药物疗效，因为含苷类成分药物，通常有相应的专一分解酶，在一定温度下易被水解，降低疗效。③辅料协同，增强功效。如款冬花、紫菀等化痰止咳药经蜜炙后，增强了润肺止咳的作用，这是因为蜂蜜有甘缓益脾、润肺止咳之功，作为辅料被应用后与药物起协同作用，从而增强了疗效。又如五味子，经酒制后具有镇咳作用，是因为挥发油略有减少，而具有强壮作用的木脂素类成分含量比生品偏高。甘草制黄连可使黄连的抑菌效力提高数倍。由此可见，药物经炮制加工后可以从不同方面增强其疗效。

药物在炮制加工过程中可能产生新成分或者增加有效成分的含量，从而增强疗效。如槐花炒炭后鞣质含量增加，从而增强了止血作用。总而言之，通过炮制加工可使无药用价值的物质变成有治疗作用的药物，也可以使药物原有的性能发生改变，产生新的功效，扩大药用范围。

五、改变或矫正味道

中草药一般具有特殊的不良气味，不仅小孩厌恶服用，成年患者服用也易引起恶心、呕吐、心烦，例如某些动物类药材（僵蚕、海螵蛸等）、树脂类药材（乳香、没药等）以及其他具有特殊不良气味的药味，往往使患者不适，服后有恶心、呕吐、心烦等不良反应。所以为了便于服用，常用酒制、蜜制、水漂、麸炒、炒黄等方法进行炮制加工，以起到改善气味的效果，利于患者服用。如地龙具有腥臭气，经酒炙后可矫臭、矫味。乳香、没药生品的气味浓烈，通过清炒或醋炙，可以除去部分挥发油，从而缓和刺激性气味，达到利于服用的目的。

六、洁净药物，利于贮藏保管

药物在炮制加工过程中都经过干燥处理，使中草药含水量降低，避免霉烂变质，有利于贮存。加热干燥，或杀死虫卵，利于贮藏保管。加热处理，使其中与苷共存的酶失去活性，避免贮藏过程中被酶解而使疗效降低。某些动物类药物经蒸、炒等加热处理能杀死虫卵，防止孵化，便于贮存。植物种子类药物经过加热处理，如蒸、炒等，能终止种子发芽，便于贮存而不变质，如苏子、莱菔子等。

洁净药物则需要去除泥沙杂质及残留的非药用部位和霉败品等，以保证临床用药的卫生和剂量的准确；分离不同药用部位，保证药效准确发挥。某些含苷类物质经加热处理破坏酶的活性，避免有效成分被酶解而损失，以利久贮，如黄芩、杏仁等；将植物类药物切碎，便于煎煮；矿物类药物煅烧，便于研粉；有些海产品与动物类的药物需要漂去咸味及腥味等。

第二节
炮制加工对化学成分的影响

中草药食品经炮制加工后，由于经过加热、加辅料等处理，可以使某些中草药中的化学成分发生变化，有的成分被溶解出来，有的成分被分解或转化成新的成分，有的成分有量的增减，当炮制加工成饮片后，其化学成分、理化性质都可能发生很大的改变，从而影响药物的疗效，所以只有在搞清楚中草药食品在炮制加工过程中的化学成分变化及其机制的基础上，才能更好地了解炮制加工的目的，进而探讨炮制加工的真正意义，同时为制定合理的炮制加工工艺和质量标准提供科学依据。

中草药的化学成分是其发挥临床作用的物质基础。中草药的化学成分是相当复杂的，可以认为中草药的作用是综合性的。中草药在炮制加工过程中，由于温度、时间、溶剂及各种不同辅料的处理，使中草药的化学成分发生一系列变化。

一、炮制加工对糖类的影响

糖类成分对于植物体具有重要意义，它约占构成植物有机体物质的 85%～90%，是植物细胞与组织的重要营养物和支持物质。很多中草药含有的糖类物质过去不为人重视，随着科学研究的深入开展，糖类物质的生物活性愈来愈引起人们的注意。如柿霜，主要成分为甘露醇，是治疗小儿口疮的良药，并有轻微的致泻作用。近年来发现有七个分子以上单糖缩合成的高聚物多糖，如猪苓多糖、茯苓多糖、香菇多糖等成分表现出明显的提高机体免疫功能作用和抗癌活性。不同炮制加工方法对糖含量也有所影响，如酒炒当归中还原性糖类高于生当归，而其余炮制加工品中还原性糖类的含量均低于生当归。当然，不同炮制加工方法对多糖的溶出率也有影响。单糖及小分子寡糖易溶于水，在热水中溶解度更大，多糖难溶于水，但能被水解成寡糖、单糖，因此在炮制含糖类成分的药物时，要尽量少用水处理，必须用水泡时要少泡多润，尤其要注意与水共同加热的处理。如生地黄制成熟地黄后甜度增加；何首乌制后还原糖含量随之增加，这都与糖类成分变化有关；巴戟天在发酵后免疫活性得到了提高，可见炮制加工对于巴戟天多糖的免疫活性具有一定影响。

二、炮制加工对蛋白质的影响

蛋白质是生物体内所有化合物中最复杂的物质。蛋白质水解产生多种氨基酸，很多种氨基酸都是人体生命活动所不可缺少的。蛋白质是一类大分子物质，多数可溶于水，生成胶体溶液。一般煮沸后由于蛋白质凝固，不再溶于水。氨基酸大多数是无色结晶体，易溶于水。由于它们具有水溶性，故不宜长期浸泡于水中，以免损失有效成分，影响疗效。炮制加工时加热煮沸可使蛋白质凝固变性，某些氨基酸遇热不稳定，如雷丸、天花粉、蜂毒、蛇毒、蜂王浆等以生用为宜。此外，一些含有毒性蛋白质的中药可通过加热处理，使毒性蛋白质变性而消除毒性，如巴豆以果实入药，性热，味辛，其所含巴豆毒素，为一种毒性球蛋白，加热到110℃失活，毒性即可消失。因此，通过加热可以使其达到去毒的目的。另外，一些含苷类药物如黄芩、苦杏仁经沸水焯烫至可轻易搓开种皮，破坏酶的活性，也基于此种考虑。

蛋白质加热处理以后，往往还能产生一些新的物质，而取得一定的治疗作用。如鸡蛋黄、黑大豆等经过干馏处理，能得到含氮的吡啶类衍生物等而具有解毒、镇痉、止痒、抗菌、抗过敏的作用。

氨基酸还能在少量水分存在的条件下和单糖类产生化学变化，生成环状的杂环化合物，这是一类具有特异香味的类黑素。如缬氨酸和糖类能产生有香味的微褐色类黑素；亮氨酸和糖类能产生强烈的面包香味。所以麦芽、稻芽等炒后变香且具有健脾消食作用。

蛋白质能和许多蛋白质沉淀剂，如鞣酸、重金属盐产生沉淀，一般不宜和含鞣质类的中草药食品一起炮制加工。酸碱度对蛋白质和氨基酸的稳定性、活性影响很大，炮制加工时也应根据药物性质妥善处理。

三、炮制加工对挥发油的影响

挥发油是一些具有芳香气味的油状物，在常温下能挥发，并易随水蒸气蒸馏，所以叫挥发油或称精油。含挥发油的中草药，经过加热炮制加工后，可使所含挥发油显著减少。挥发油大多数比水轻，易溶于多种有机溶剂中，在70%以上的乙醇中能全溶，在水中的溶解度极小。很早之前，人们就知道在许多植物中含有挥发性的香气物质，并指出要尽量少加热或不加热。如《雷公炮炙论》中就对茵陈等注明"勿令犯火"。所以凡含有挥发性物质的中草药应及时加工处理，干燥的方式应当选用阴干，加水处理宜尽量地减少与水接触的时间，以免挥发油损失，对加热处理尤须注意。但也有些中草药需要通过炮制以减少或除去挥发油，以达到使用要求。如肉豆蔻在清代医者张德裕的《本草正义》中记载"除寒燥湿，解结行气，专理脾胃"，大量的文献研究表明了肉豆蔻具有抗菌、抗病毒、抗抑郁、抗氧化、保肝抗炎、壮阳、镇痛等药理作用，具有治愈多种疾病的潜力。肉豆蔻所含挥发油肉豆蔻醚和黄樟醚是其毒性成分，当达到一定的量时，可引起肝脏脂肪变性而致死，对胃肠道有刺激作用。所以肉豆蔻的炮制通常采用麸煨肉豆蔻，降低其毒性从而起到止泻作用。药物经炮制后，不仅使挥发油的含量发生变化，有的也发生了质的变化，如颜色加深、折射率增大，有的产生新的成分，有的还可改变药理作用。如荆芥炒炭后，挥发油产生 9 种生荆芥油所没有的成分，并且具有止血作用。有些药物如乳香，所含挥发油具有明显的毒性和强烈的刺激性，通过炮制加工后可除去大部分，有利于满足实际应用的需要。

挥发油在植物体内，多数是以游离状态存在的，有的则以结合状态存在。对以游离状态存在的薄荷、荆芥等宜在采收后或喷润后迅速加工切制，不宜带水堆积久放，以免发酵变质，影响质量；但对以结合状态存在的厚朴等需经堆积发酵后香气才能溢出，所以厚朴必须经过埋藏发酵后，才能生产出优质的饮片来。

四、炮制加工对油脂的影响

大多数油脂存在于植物的种子中，尤其以种子类中草药中含量最高，主要成分为长链脂肪酸的甘油酯。油脂通常具有润肠通便的作用，但部分油脂也有致泻作用。炮制加工过程中，经加热、压榨除去部分油脂类成分，以免滑肠致泻，保证中草药使用安全有效。如柏子仁去油制霜以降低或消除滑肠作用；千金子去油制霜以减小毒性，使药力缓和；瓜蒌子去油制霜以除令人恶心呕吐之弊，更适用于脾胃虚弱患者。蓖麻子中含有脂肪油，具消肿拔毒、泻下通滞作用，但种子中含有毒蛋白，炒熟后可使有毒蛋白变性，避免中毒。巴豆中的巴豆油既是有效成分，又是有毒成分，则应控制用量，使其用量适中。在医疗上，为了防止油脂润肠致泻的作用过猛，或者临床上根本不需要润泻，因此，对不同的药物要采取不同的方法进行炮制加工，以达到治疗的目的。例如：巴豆去油使其含油量不超过 10%，以减低毒性并缓和腹泻作用。

五、炮制加工对生物碱的影响

生物碱是一类来源于自然界的含氮有机化合物，大多数存在于植物体内，在动物体内也有发现，例如蟾蜍毒素和蛇毒。在植物体内，生物碱多以与有机酸成盐的形式存在，如柠檬酸盐、草酸盐、酒石酸盐、琥珀酸盐等。少数碱性极弱的生物碱以游离态存在，如酰胺类生物碱。生物碱的结构丰富，含有生物碱的植物通常能分离出一系列结构类似的生物碱，莲子肉和心中都含有多种生物碱。生物碱大多是含氮碱性有机化合物，可以与酸反应生成盐，但也有少数是非杂环的生物碱。按照氮原子的存在状态分类，可将生物碱分为仲胺类生物碱、叔胺类生物碱、季胺类生物碱。游离生物碱一般不溶或难溶于水，而易溶于乙醇、三氯甲烷等有机溶剂，而大多数生物碱盐类可溶于水，难溶或不溶于有机溶剂。

生物碱具有止痛、镇静、安神等作用，同时具有不同程度的毒性。生物碱作为有效活性成分存在于多种中草药中，例如贝母、常山、麻黄、黄连、延胡索、苦参、山豆根、防己等中。但中草药中生物碱含量较低，一般在 1% 以下，但也有例外，如黄连根茎中含生物碱 7%以上。有的中药材所含的生物碱具有毒性，例如附子、马钱子、川乌、草乌等，但生物碱大多对温度敏感，在高温下会被分解或者被氧化，因此在炮制加工过程中常用煮、蒸、炒、烫、煅、炙等方法改变生物碱结构，以达到去毒的目的，例如具有强烈毒性的马钱子常用砂烫、油炸等方法，将马钱子中的马钱子碱（士的宁）等生物碱转变为异士的宁碱或其氮氧化物等，降低其毒性后才可使用。如乌头，生品中的主要有效成分乌头碱毒性剧烈，口服 0.2 mg 乌头碱即可使人中毒。但在高温条件下乌头碱可水解成毒性较小的乌头次碱或乌头原碱，达到减毒的效果。

以生物碱作为主要有效活性成分的中草药，在进行热处理炮制加工时要根据生物碱的耐热程度，把握好恰当温度，以防"太过"或"不及"。例如，槟榔中含有多种生物碱类，其总生物碱含量为 0.3%～0.7%，被认为是槟榔药理的主要活性成分。在加热过程中，槟榔碱会出现挥发现象，加热时间越长槟榔碱挥发得越严重，故而炮制完成之后的槟榔制品中槟榔碱的含量有所下降，因此，不同的炮制方法会对槟榔中的活性成分槟榔碱的含量产生较大的影响。利用酒炙的方法炮制常山，有效成分常山碱和异常山碱的含量明显减少。再如，石榴皮、龙胆、山豆根中的生物碱遇热活性降低，在加工过程中应尽量避免加热，宜生用。

含生物碱的中药材在炮制加工过程中常会加入辅料，其中酒与醋最为常用，这是由生物碱的物理化学特性所决定的。游离生物碱或其盐类都较易溶于乙醇，所以药物经过酒制后可以提高生物碱的溶出率，从而提高药物的疗效，如黄连酒炙后，小檗碱及总生物碱的溶出率明显高于生品。

大部分游离生物碱不溶于水，加入醋炮制加工可以让中药材中生物碱转化成醋酸盐，增强水溶性，提升有效成分药用效果。植物体中含有的天然有机酸和无机酸会与生物碱结合生成复盐，如鞣酸盐、草酸盐等。这些复盐不溶于水，加入醋酸，可以取代上述复盐中的酸类而形成可溶于水的醋酸盐复盐，如柠檬酸盐、酒石酸盐、琥珀酸盐等，增加有效成分的溶出率。醋蒸和醋煮制川乌在一定程度上可促进双酯型生物碱的一级水解，抑制单酯型生物碱的二级水解，从而提高其单酯型生物碱含有量。

虽然大部分的生物碱不溶于水，但有的中药材中生物碱在游离态下也易溶于水，如槟榔的有效成分槟榔碱在水浸 10 天后损失 24.7%，又如常山中的有效成分常山碱和异常山碱均难溶于水，但常山药材水浸七天切成饮片，其常山碱和异常山碱损失 30%。因此在炮制中草药时，要遵循"抢水洗""少浸多润""药透水浸"的原则，尽量减少有效生物碱的损失，以免影响药材质量。

生物碱在植物体内多数集中分布于某一器官或某一部位，如金鸡纳生物碱主要分布在金鸡纳树皮中；麻黄生物碱在麻黄髓部含量高；黄柏生物碱主要集中在黄柏树皮中；三棵针生物碱主要集中在根部，尤以根皮中含量最高。

六、炮制加工对鞣质的影响

鞣质又称单宁、鞣酸，是一类结构复杂的多元酚类化合物，在植物中广泛分布，其中树皮中的含量较高，具有涩味和收敛性。鞣质在临床上常作为收敛剂，用于止血、止泻、抑菌和防止发炎，也可用于生物碱及重金属中毒的化学解毒剂。鞣质含有多元酚羟基，极性较强，易溶于水，尤其易溶于热水生成胶状溶液，也可溶于多种有机溶剂如甲醇、乙醇、丙酮、乙酸乙酯等，少量水可以增强鞣质在有机溶剂中的溶解度，使其具有还原性与酸性，水溶液可与蛋白质、生物碱、重金属盐等接触发生沉淀反应。

根据化学结构分类，鞣质可分为三大类，分别是可水解鞣质、缩合鞣质和复合鞣质。

其中，可水解鞣质可分为没食子酸鞣质和鞣花酸鞣质，其中鞣花酸鞣质亦称逆没食子酸鞣质，大多是由酚酸和多元醇通过苷键或者酯键连接而成，可被酸、碱、酶催化水解成小分子酚酸类化合物、糖或多元醇，其中五倍子和地榆的可水解鞣质的含量较高。

缩合鞣质，一般由儿茶素组成，是羟基黄烷类化合物通过碳碳键相连缩合而成，不能被水解。缩合鞣质长期暴露在空气中会进一步缩合成分子量更大、难溶于水的暗红色沉淀——鞣红，如槟榔和白芍的切片长时间暴露在空气中会使颜色变红。缩合鞣质与酸碱接触共热会进一步加快反应，因此在炮制含有缩合鞣质中药材时要更加注意。

复合鞣质同时具备可水解鞣质和缩合鞣质的结构与性质，常见的有黄烷-鞣花酸鞣质、原花青素-鞣花酸鞣质、黄酮-鞣花酸鞣质等。

鞣质的水溶特性使其在炮制时不可与水接触时间过长，应采取"少浸多润"的方法，控制温度，避免在热水中清洗，在切制后要及时烘干或者阴干，防止变色。同时，因其可溶于乙醇，在炮制加工鞣质含量高的中药材时可加入酒作为辅料，提高药效。

鞣质可耐高温，加热对其影响不大，如大黄酒炙、酒蒸后蒽醌含量显著减少，但鞣质无甚变化。但若温度过高，也会造成不同程度的破坏。随着炮制温度的不断提升，鞣质分子中具有的邻位酚羟基在加热过程中部分分解，鞣质含量减少。

鞣质与铁接触会发生氧化还原反应，生成墨绿色的鞣质铁盐沉淀，影响中药材的外观和药效，甚至会产生一定的毒副作用。因此在炮制加工含有鞣质成分中药材时，要用竹刀切，在木盆中清洗，使用砂锅煎药，避免与铁器接触。如何首乌、地榆、重楼、大黄、白芍、锁阳、五倍子、金樱子、石榴皮、诃子等含有鞣质的中药材在炮制加工时应避免使用铁器。

七、炮制加工对有机酸的影响

有机酸是指一些具有酸性的有机化合物。最常见的有机酸是羧酸（R—COOH），其酸性源于羧基（—COOH）。此外，有机酸还包括磺酸（R—SO$_3$H）、亚磺酸（R—SOOH）、硫羧酸（R—SH）等。有机酸分布广泛，在中草药食品中多分布在叶、根、果实中，尤其是在有酸味的果实中。

根据结构特点分类，中草药食品中有机酸可分为三大类，分别是脂肪族有机酸、芳香族有机酸和萜类有机酸。其中脂肪族有机酸包含：酒石酸、草酸、苹果酸、柠檬酸、当归酸、乌头酸、奎宁酸及大风子酸等。芳香族有机酸包含：苯甲酸、水杨酸、阿魏酸、绿原酸、桂皮酸及咖啡酸等。萜类有机酸包含：松香酸、齐墩果酸等。不同的化学结构使其具有多种功能活性，包括抗菌、抗炎、利胆、祛痰等。

有机酸具有羧酸的化学性质，可生成酯、酰胺等衍生物，与碱金属、碱土金属结合成盐，生成的一价金属盐均易溶于水，而二价或三价金属盐则较难溶于水。自然界中，有机酸除少数以游离状态存在外，一般会与碱金属离子如钾、钠、钙等离子结合成盐，有的与生物碱类结合成盐存在。脂肪酸多与甘油结合成酯或者与高级醇结合成蜡。有的有机酸是挥发油与树脂的组成成分。

低分子的有机酸大多能溶于水，若中草药食品的有效成分为可溶性有机酸，则应避免用水处理，要少浸多润，减少有机酸损失。有的有机酸具有毒性，如酢浆草中的可溶性草酸盐，在炮制时应先用水长时间浸泡，将其除去。

部分中草药食品中的有机酸与金属离子或者醇结合以盐或酯的形式存在，较难溶于水，常加入醋、酒等辅料进行炮制，使有机酸游离，发挥功效。如五倍子经过醋制后，有机酸的煎出量比生品显著增加。甘草经过蜜炙后，其甘草酸提取率有所提升。

炮制加工过程中温度升高可能会造成某些有机酸的损失，在炮制加工中草药食品时，要注意取舍。若有机酸酸性较弱且是有效成分，则应控制炮制加工温度或者避免加热，选择生用。有的有机酸酸性较强，对黏膜有一定的刺激性，若是长期直接服用可能会对口腔黏膜与胃黏膜造成一定的损伤，这类中草药食品在炮制加工过程中则应进行加热处理。在炮制含有机酸中药材时应根据临床药效决定炮制的温度与时间。山楂中的有机酸随着炮制时间的加长与温度的升高，含量逐渐下降；乌梅在炒炭时，有机酸含量随着炒炭及烘炭的温度升高而降低。如，生品山楂可消食化积、活血化瘀，经过炒炭炮制后，有机酸含量降低，减少了刺激性，可消食止泻；乌梅生用时苹果酸与柠檬酸含量较高，可生津止渴，但经过炒炭炮制加工后，有机酸含量下降，具涩肠止泻或止血药效。

第三节
中草药食品炮制加工常用辅料

一、辅料的概念

中草药食品炮制加工的目的是通过不同的炮制加工方法，使中草药食品达到使用要求，在炮制加工过程中，因目的不同，常需要加入一种或者多种辅料辅助炮制。辅料是指中草药食品炮制加工过程中除了原料以外，加入的起辅助作用的物料，其对原料的作用多样，包括增强药效、去除毒性、减轻副作用、缓和药性、改善主药理化性质、矫味矫臭等，也可作为加热介质，使主药在炮制加工过程中受热均匀。

中草药食品炮制加工是中医文化的重要组成部分，历史源远流长，在数千年的发展过程中，辅料成了传统中草药加工不可分割的一部分，并且逐渐形成了一套理论。酒制升提，引药上行，可增强温补肝肾、活血通络作用；醋制入肝，增强活血祛瘀、理气止痛作用；蜜制后，可明显增强润肺止咳作用。

中草药食品的成分复杂，根据炮制加工目的的不同，常加入不同类型的一种或者几种辅料共同炮制，辅料的种类多样，一般可分为固体辅料和液体辅料两大类。常用的固体辅料有：米、麦麸、白矾、豆腐、土、滑石粉、朱砂等；液体辅料一部分来自调味品，如酒、醋、食盐水、蜂蜜、麻油、吴茱萸汁、鳖血等，另一部分来自植物的汁液，如生姜汁、甘草汁、黑豆汁、胆汁、米泔水。

二、液体辅料

（一）酒

传统名称有：酝、盎、醇、醨、酎、醴、醅、醑、醍、清酒、美酒、粳酒等。用酒炮制加工中药材的历史悠久，可追溯到新石器时代，《神农本草经》中记载了有关酒制的内容。酒制的方法有：酒炙、酒蒸、酒煮、酒炖、酒浸等。用于炮制中草药的酒需符合国家质量标准规定，外观澄澈透明，无沉淀杂质，具有酒独特的芳香气味，无发酵、酸败等异味。酒精度、总糖、总酸、非糖固形物、氧化钙、苯甲酸等理化指标应在标准范围内。

现代中草药炮制加工制药的酒多为黄酒和白酒两大类，糯米酒在一些地方炮制加工方法中亦有出现。两种酒具有一定的差异，主要原因是原料、酿造、加工等条件不同。黄酒为棕黄色透明液体，具有独特的香醇气味，由米、麦、黍等用曲酿造而成，通常含 15%～20% 乙醇，同时含有少量糖类、酯类、氨基酸、矿物质等。白酒为无色透明清澈液体，具有较强的刺激性气味，但醇香特异，由米、麦、黍、薯类、高粱等用曲酿制并经蒸馏而成，通常含乙醇 50%～60%，其余为有机酸类、糖类、酯类、氨基酸、醛类等成分。

白酒多用于浸渍制成药酒，而炮炙药品多用黄酒。炮制加工作用：活血通络、祛风散寒、行药势、矫臭矫味。通常采用酒制方法的中草药有：当归、蕲蛇、蛤蚧、乌梢蛇、女贞子、肉苁蓉等。

中草药的一些有效成分，如生物碱、苷类、鞣质、挥发油、有机酸、盐类、糖类与部分色素等可溶于乙醇，酒制可以提升有效成分的溶出率，增强中草药的功效，如具有补益作用的中药材如女贞子、肉苁蓉等经过酒蒸后可增强补益作用。有一些动物药材质地坚硬，不易粉碎，有效成分难以溶出，炮制难度大，如蟾酥。在蟾酥炮制时需要先用白酒浸渍，不断搅拌至稠膏状，晒干后较易粉碎，有助于有效成分溶出，发挥功效，提高疗效。除此之外，一些活血化瘀、祛风通络的药物如当归、川芎等酒炙后可协同增效。酒制协同不同温度的炮制可使药物改性或者缓性，如大黄、黄芩、黄柏等性味苦寒的药材，经过酒炙后可缓和药性，引药上行。

酒制还可以矫味去腥，一些动物类药材，如乌梢蛇、蕲蛇等具有三甲胺、氨基戊醛等成分，感官上表现为具有腥膻味，酒制后可使这类成分随酒的挥发而除去，达到矫味的效果。

（二）醋

传统名称有：酢、醯、苦酒，习称米醋。利用醋炮制加工中药的记载最早可以追溯到春秋战国时期，《五十二病方》中记录了将米醋与中药材共同炮制加工的方法。醋以米、麦、高粱以及酒糟等酿制而成。其中，含有 4%～6% 醋酸、水、维生素类、高级醇类、有机酸类、醛类、还原糖类、浸膏质、灰分等。

按生产加工工艺不同，醋可分为酿造醋、合成醋、再造醋三大类，《本草纲目》中记载，"唯米醋二三年者入药"，现代利用醋炮制加工中药材多用米醋或者其他发酵食用醋，放置时间稍长的陈醋较为适宜，合成醋、再造醋不适宜用于炮制加工中药材。用于炮制加工中药材的食用醋应符合国家相关质量标准，外观应色泽清澈，可有少量沉淀，具有醋特殊的芳香气味且无其他异味，以乙酸（醋酸）计的总酸含量应≥35 mg/mL，不挥发酸（以乳酸计）≥5 mg/mL，不得使用由醋精或者硫酸、盐酸、硝酸等调配而成的"醋"炮制加工中药材。

醋制的方法有：醋炙、醋蒸、醋煮、醋浸等。中医认为米醋味酸、苦，性微温，具有散瘀止血、理气、止痛、解毒等功效，除此之外，醋还能引药入肝、活血祛瘀和杀菌防腐。常用醋制的中草药材有：柴胡、延胡索、甘遂、商陆、芫花、香附等。

醋呈酸性，可与中草药中的生物碱类成分结合，形成更易溶于水的盐类，有效成分更易被水煎出，提升了中草药的功效，如醋制的延胡索等。乳香、三棱经过醋炙后可引药入肝经，增强疗效，活血散瘀止痛效果更佳；香附在醋炙后的有效化学成分含量远远高于生品，促进了黄酮的溶出，增强了疏肝止痛效果；利用醋蒸的方法炮制五味子，可协同增强酸涩收敛的效果。

利用醋制中草药还可以达到减毒的效果，如甘遂、大戟、芫花等。有实验数据表明，利用醋炙的方法炮制甘遂，可降低其乙酸乙酯提取物对胃肠道的损伤。芫花具有利尿作用，但生品对胃肠道具有一定的刺激性，经过醋炙后，芫花毒性减弱，且利尿作用增强。一些动物类中草药，如龟甲、鳖甲等甲壳类，或者是矿物质中草药，质地坚硬，有效成分不易被水煎出，利用醋淬炼，可使这类药材改变质地，便于中草药的粉碎与煎煮，使有效成分发挥出更大作用。三甲胺类成分能与醋结合生成盐类，一些具有难闻腥臭气味的中草药可利用醋制的方法除去三甲胺类成分，达到矫味去腥的效果。需要注意的是，苷类物质与酸接触会发生水解，若临床无特殊要求，一般不用醋制。

（三）蜂蜜

蜂蜜是蜜蜂从植物中采得花蜜、分泌物或蜜露后酿制而成的天然物质，花粉在蜜蜂体内经过多种转化反应后被贮存到蜂巢中，以蜂蜡密封，经过 15 天左右，花粉中的多糖转化成葡萄糖和果糖等，同时，蜂蜜中还含有多种维生素、矿物质、氨基酸、有机酸等，另外还含有少量蔗糖、麦芽糖、酶。其中，葡萄糖和果糖含量约占 70%，水分≤25%。

炮制中草药所用的蜂蜜应外观半透明，不得含有蜂蜜肢体、幼虫、蜡屑等杂质，常温下为黏稠液体或含有结晶，具有特殊的滋味、气味，无发酵异味。蜂蜜种类多样，颜色与气味质量差别取决于花蜜来源。其中，蜂蜜的颜色是品质的重要指标之一，分为水白色、特白色、白色、特浅琥珀色、浅琥珀色、琥珀色及深琥珀色 7 个等级。蜂种、环境等也会对蜂蜜的化学成分造成影响。

按照原蜜的收获季节分类，蜂蜜可分为春蜜、夏蜜、秋蜜和冬蜜。秋蜜中的荞麦蜜颜色较深、味道偏酸、有臭味，质量较差。按照花蜜的植物来源分类，蜂蜜可分为单花蜜和杂花蜜（百花蜜），单花蜜即以某一种植物花蜜为主要成分的蜂蜜，如荔枝蜜、龙眼蜜、枇杷蜜、枣花蜜等。杂花蜜的花蜜来源于多种植物，没有单一含量较高的花蜜。由于部分蜜蜂在养殖时并未接受过特殊训练，养蜂场附近若是存在石楠科植物或杜鹃花、乌头花、夹竹桃花、山月桂花、山海棠花、雷公藤花等有毒植物，获得的蜂蜜含有毒性，服用这类蜂蜜会导致昏睡、恶心、腹痛，甚至是死亡。炮制加工时应注意避免使用带毒花蜜所产的蜂蜜。

根据《神农本草经》记载，蜂蜜生则性凉，熟则性温，故能补中。用于炮制加工中药材时常需先经过炼蜜。炼蜜是将蜂蜜置于锅内文火加热，不断搅拌同时除去浮沫和杂质，最后过滤去死蜂、杂质后再倒入锅内加热。根据炼制的温度和成品水分含量不同，炼蜜分为嫩蜜、中蜜、老蜜。嫩蜜适用于炮制加工黏性较强的药物制丸；中蜜用于炮制加工黏性适中的药物制丸；老蜜含水量最低，用于炮制加工黏性差的矿物或纤维较重的药物制丸。

蜂蜜的炮制加工方法有：蜜炙、蜜浸、蜜蒸、蜜煎、蜜焙、酥蜜。《中国药典》规定，蜜炙时，应将炼蜜加适量沸水稀释后，加入待炮炙品拌匀、闷透，置炒制容器内，用文火炒制至规定程度。常用蜜炙炮制加工的中药材有：甘草、麻黄、紫菀、百部、白前、枇杷叶、款冬花、百合、桂枝、桑白皮等。

蜜炙的作用多样，能够增强药效、缓和药物性能、解毒、矫味除臭。如百部、款冬花等止咳平喘的药物蜜炙后能够增强润肺止咳的作用；补气药材如甘草、黄芪等蜜炙后能够增强补脾益气作用；麻黄蜜炙后，起到缓和辛散之性的作用。中药材炮制加工目的有时候并不是单一的，如麻黄蜜炙后还可增强润肺止咳的作用。

储存蜂蜜时应注意：蜂蜜吸湿性大，同时易吸附气味，应低温保存或储存在干燥阴凉处，储存时应避免与其他味道大的物品共存，储存容器不应选择金属器皿。

（四）食盐水

中药材炮制加工所用的食盐水应是由食用盐加适量水融化后所得到的清澈、无色透明溶液，溶液无肉眼可见杂质，有咸味，无苦味、涩味和其他异味。食盐水的主要成分是水和氯化钠，受到加工精度的影响，食盐水会含有少量的氯化镁、硫酸镁、硫酸钙、硫酸钠、氯化钾、碘化钠等可溶性成分。

历史上用食盐水炮制加工中药材的记载最早可以追溯到《雷公炮炙论》，书中指出食盐性寒、味咸，具有清热凉血、润燥通便、补心、强健筋骨的作用，可引药入肾。现代利用食盐水进行中草药炮制加工，可引药下行、缓和药性、增强药效、矫味、防腐。杜仲经过盐制后，可提升阿魏醛、松脂素的含量；益智经过盐炙后，药效作用明显增强。

常用于盐制的炮制加工方法有：盐炙、盐煮、盐蒸。巴戟天、杜仲、知母、泽泻、黄柏、小茴香、菟丝子、车前子等药材常用盐制的方法炮制加工。

（五）生姜汁

《中国药典》中规定的姜炙，生姜汁应是将生姜捣烂后，加适量水榨取所得的汁液，具有姜特殊的香味。生姜汁的主要成分是姜辣素、挥发油、水，还含有二苯基庚烷类、淀粉、游离氨基酸和树脂状物质。生姜汁中水的含量较高，能达到 80%以上，不易贮存，应现配现用。

生姜汁药用的历史可追溯到汉代张仲景的《金匮玉函经》，到南北朝时期，《肘后备急方》与《本草经集注》提出用生姜汁炮制加工半夏可解毒。中医利用生姜汁炮制加工中药材的主要目的是引药归经、协同增效、消除药物的毒性或者副作用。生姜汁用于炮制加工中草药的方法主要有：姜炙、姜煮。

生姜味辛、性微温，升腾发散，能发表散寒、温中止呕、化痰、解毒。生厚朴对咽喉有刺激性，一般内服不选用生厚朴，经过姜炙后可消除副作用，同时，实验数据表明，厚朴经过姜炙后可提升其促进胃排空的效果；黄连、竹茹姜炙后可增强止呕作用；黄连姜炙还可缓和苦寒之性。半夏、南星、白附子等常用生姜、白矾复制以降低毒性，增强化痰作用。

常用姜制的药物有厚朴、竹茹、半夏、南星、黄连、栀子等。

（六）甘草汁

甘草汁是甘草饮片用水煎后过滤得到的黄棕色至深棕色的透明液体，具有甜味与特殊香气。主要成分为甘草甜素（甘草酸）及甘草苷，还含有还原糖、淀粉及胶类等物质。用于炮制加工中草药的甘草汁应现配现用，无沉淀、颜色正常、无酸败或发酵。常用的炮制加工方法为甘草煮。

《神农本草经》最早记载了甘草的解毒效果，现代的科学研究认为，甘草的解毒机制为甘草甜素对毒物具有吸附作用。甘草甜素水解成葡糖醛酸，与带有羟基或羧基的有毒物质结合，产物可随着尿液排出体外。甘草还能通过刺激肾上腺皮质激素分泌，达到增强肝脏的解毒效果的目的。甘草苷是一种表面活性剂，在炮制加工时加入甘草，可提升难溶于水的物质的溶解度，起到增强药效的目的。

甘草性味甘、平，具有补脾益气、清热解毒、祛痰止咳、缓急止痛作用。有毒的中药材，如半夏、附子等，采用甘草汁炮制加工可去毒，而远志、吴茱萸等药物经过甘草汁的炮制加工后药性得到了缓和。

常用甘草汁炮制加工的中药有：远志、吴茱萸、巴戟天、法半夏、淡附片等。

（七）黑豆汁

黑豆汁是黑豆加适量水煎制、过滤药渣得到的棕黑色或黑色浑浊液体，具有淡淡的甜味与香气。黑豆汁中含有蛋白质、脂肪、维生素、色素、淀粉、卵磷脂、异黄酮类等物质。"黑豆半斤同煮熟"，黑豆汁炮制加工的使用最早可在唐代的《仙授理伤续断秘方》中查到。

黑豆汁味甘、性平，能活血、利水、祛风、解毒、滋补肝肾，常用于对中药材进行黑豆汁蒸、黑豆汁炖、黑豆汁煮等炮制。中药材经过黑豆汁炮制加工后，可以达到增强药效、降低毒副作用的效果。如何首乌经过黑豆汁共煮炮制后有减毒的效果，这可能与顺式二苯乙烯苷有关。

（八）米泔水

米泔水为大米淘洗第二次过滤得到的灰白色浑浊液体，主要成分为水，含有少量淀粉、维生素和矿物质等，容易酸败腐败，应现配现用。现代生产中较难实现大批量生产制备，常用 100 kg 水加 2 kg 米粉配制而成。

现代常用米泔水炮制加工的中草药有：苍术、白术、藜芦、川芎等。常用的炮制加工方法为：米泔水浸、米泔水烫煮。

利用米泔水炮制加工中药的历史可追溯到南北朝时期的《雷公炮炙论》。米泔水味甘、性凉、无毒，能益气、除烦、止渴、解毒，用于炮制加工中草药可吸附油脂，降低中草药的辛燥性和滑肠作用，使中草药具有健脾、和中燥湿的作用。

苍术味辛、苦，性温，对胃有一定的刺激性，经过米泔水炮制加工后，苍术的挥发油含量减少，降低了药物本身的燥性。白术中多糖含量高，经过米泔水炮制加工后，多糖含量可下降 8.36%。米泔水炮制加工可使藜芦中的生物碱藜芦新碱的溶出率降低，减弱了毒性。

（九）胆汁

胆汁是来源于牛、猪、羊的新鲜胆汁，为绿褐色、微透明的液体，略有黏性，有特异腥臭气，味道极苦。主要成分为胆酸钠、胆色素、黏蛋白、脂类及无机盐类等。牛胆汁是用于炮制加工中草药较好的胆汁来源，现代大批量生产多用干燥的胆膏粉代替新鲜的胆汁。

胆汁味苦，性大寒。能清肝明目、利胆通肠、解毒消肿、润燥。中草药与胆汁共同炮制常用的方法有蒸、拌炒，能降低药物的毒性或燥性，增强疗效，如天南星的炮制。天南星经过胆汁炮制后变成胆南星，毒性减弱、燥性缓和，胆酸的含量增加 3 倍。

（十）麻油

麻油是由胡麻科植物脂麻（即芝麻）的干燥成熟种子，经冷压或热压法制得的植物油。主要成分为：油酸（约 50%）、亚油酸（约 38%）、软脂酸（约 8%）、硬脂酸（约 5%）及少量芝麻素、芝麻酚等。外观为橙黄色至棕红色的透明黏稠液体，具有特殊的芳香气味。用于炮制加工中药材的麻油应符合相关质量标准的要求。

常用的炮制加工方法有：麻油炸、麻油涂烤、麻油烘。常用于炮制蛤蚧、马钱子、三七及动物骨类等中草药。

麻油味甘，性微寒，具润燥通便、解毒生肌的作用。某些具有腥臭气味的动物类、质地坚硬、有毒的中草药，经过麻油的炮制加工，可以使质地变得酥脆，更利于中草药的破碎与发挥有效成分功效，降低毒性，达到矫味去腥的效果。三七经过麻油油炸炮制加工后，总皂苷的含量显著降低，并且随着油炸程度的加深而下降。

（十一）吴茱萸汁

吴茱萸汁是吴茱萸加水煎煮而成的水溶液，主要活性成分是吴茱萸碱、吴茱萸次碱、吴茱萸内酯。生品吴茱萸还含有生物碱、苦味素、挥发油、萜类、有机酸类等成分。

吴茱萸具有散寒止痛、降逆止呕、温中止泻的功效。吴茱萸汁作为辅料用于黄连的炮制加工，可减弱黄连的寒性，达到寒而不滞、清气分湿热、散肝胆郁火的目的。实验结果表明，黄连经过吴茱萸汁炮制加工后，在巴豆油致小鼠耳肿胀抗炎实验中虽然没有显著的抗炎效果，但是在一定程度上减轻了黄连的寒性。

（十二）鳖血

鳖血是中华鳖的血液，含有多种氨基酸以及人体所需的微量元素，如铁、锌等，所含乳酸脱氢酶是人体内的 24.8 倍。鳖血的产量低、易腐败变质、不易获取，不适用于大批量炮制加工中草药。

鳖血的使用历史悠久，《临证经应录》和《张聿青医案》均有记载使用鳖血炒拌炮制加工青蒿的办法。现代多使用鳖血炮制加工柴胡，具有滋阴填血、疏肝解郁功效。实验数据表明，利用鳖血与黄酒混合炮制加工柴胡，炮制加工品的总皂苷含量随着鳖血的不同比例而有一定程度的变化。

除了以上列举的液体辅料，临床上还会用到白萝卜汁、羊脂油、山羊血、石灰水及其他药汁等对中药材进行炮制加工。炮制加工辅料的不同，对中草药的药效影响极大，需根据临床实际需求选择。

三、固体辅料

（一）白矾

别名有石涅、矾石、羽涅、羽泽、涅石、理石、白君、明矾、雪矾、云母矾、生矾。白矾是一种含有结晶水的硫酸钾和硫酸铝的复盐，其水溶液呈酸性，在水中水解生成氢氧化铝胶状沉淀等。

白矾属于矿物质中草药，外用能解毒杀虫、燥湿止痒；内用止血、止泻、化痰。主治：中风、癫痫、喉痹、疥癣湿疮、痈疽肿毒、水火烫伤、口舌生疮、烂弦风眼、聍耳流脓、鼻中息肉、痔疮疼痛、崩漏、衄血、损伤出血、久泻久痢、带下阴痒、脱肛、子宫下垂等。白矾味酸、涩，性寒，有微毒，可少量食用。

《雷公炮炙论》中有记载：凡使白矾，须以瓷瓶盛，于火中煅，令内外通赤，用钳揭起盖，旋安石蜂窠于赤瓶之中，烧蜂窠尽为度，将钳夹出，放冷，敲碎，入钵中研如粉后，于屋下掘一坑，可深五寸，却，以纸裹，留坑中一宿，取出，再研。每修事十两，用石蜂窠六两，尽为度。

白矾与中草药共制后可以防止药物腐烂，降低毒性，增强疗效。常用以煮制或浸制毒性中草药。如白矾制郁金可以增强化痰、清心解郁功效。半夏加入姜、白矾制后，能降低毒性，并能增强半夏化痰之功效。天南星经矾制后能降低毒性。半夏、天南星都含有大量淀粉，水泡易发霉变质，如加入白矾可以去浊防腐，使成品光亮。

（二）食盐

别名为盐、咸鹾。食盐是海水或盐井、盐池、盐泉中的盐水经煎晒而成的结晶。主要成分为氯化钠；因来源、制法等的不同，以及夹杂物质的质与量的不同，都有所差异。普通常见的杂质有氯化镁、硫酸镁、硫酸钠、硫酸钙及不溶物质等。

食盐味咸，性寒。为药食两用品，可以涌吐、清火、凉血、解毒、杀虫、止痒。可以治疗食停上脘、心腹胀病、脑中痰癖、二便不通、齿龈出血、喉痛、牙痛、目翳、疮疡、毒虫蜇伤。在《本草纲目》中有记载：凡盐入药，须以水化，澄去脚滓，煎炼白色，乃良。

历代曾用盐制的药物有 70 余种。食盐与药物共制后，可以改变药物性能，增强疗效，能引药下行入肾，利小便，软坚。常用食盐制的药物有杜仲、巴戟天、小茴香、橘核、车前子、知母、黄柏、泽泻、益智、砂仁等。

（三）米

中草药食品炮制加工的过程中常用糯米、粳米做辅料。米的主要成分为淀粉、蛋白质、脂肪、矿物质，尚含少量 B 族维生素、多种无机盐及糖类。

糯米别名为稻米、江米、元米，为禾本科植物稻（糯稻）的去壳种仁。味甘、性温，归脾、胃、肺经，可以补中益气、健脾止泻、缩尿、敛汗、解毒。

粳米别名白米、大米、硬米，为禾本科植物稻（粳稻）的去壳种仁。其中约含 75%的淀粉、8%的蛋白质、0.5%～1%的脂肪。含有少量 B 族维生素，维生素的含量因稻子的种类和种植地点而异。另外还含有乙酸、延胡索酸、琥珀酸、甘醇酸、柠檬酸和苹果酸等多种有机酸及葡萄糖、果糖、麦芽糖等糖。

米味甘、性平，能补中益气、健脾和胃、除烦止渴、止泻痢。与药物同制可降低刺激性和毒性，或增强药物的补中益气作用。常用米制的中草药食品有党参等。

（四）麦麸

麦麸即麦皮，小麦籽粒的皮，小麦加工成面粉后的副产品，为麦黄色，片状或粉状。主要含膳食纤维、矿物质和大量 B 族维生素，味甘、性凉，可收敛汗液、和中益肺。

《本草纲目》中有记载："麸皮乃麦皮也，与浮同性，而止汗之功次于浮麦，盖浮麦有肉也。"《本草纲目》谓其"和面作饼，止泄痢，调中去热，健人。以醋拌蒸热，袋盛，熨腰脚伤折处，止痛散血"。

麦麸与药物共制能缓和药物的刺激性，降低其燥性或寒性，增强其健脾和中的作用。此外还有矫味、矫臭、赋色等作用。麦麸还能吸附油脂，也可作为煨制药物的辅料。常用麸制的药物有枳实、枳壳、苍术、白术、川楝子等。

（五）豆腐

为豆科植物大豆种子的加工制成品，一般将黄大豆用水浸约一天（夏季可较短），待豆浸胖后，带水磨碎，滤去渣滓，入锅煮沸，即成豆腐浆，再点以盐卤或石膏，即凝成豆腐花，然后用布包裹，榨去部分水分，即成。《本草求真》中有记载：豆腐，经豆磨烂，加以石膏或卤汁内入而成。

豆腐味甘、性凉，归脾、胃、大肠经，可益气和中、生津润燥、清热解毒。治赤眼、消渴、休息痢；解硫黄、烧酒毒。主要含有蛋白质、维生素、淀粉等物质。与药物共制可以降低药物的毒性，去除污物。常用豆腐作为辅料的药物有藤黄、珍珠、硫黄等。

（六）羊脂

别名绵羊脂，为牛科动物山羊或绵羊的脂肪油。含饱和脂肪酸，主要是棕榈酸及硬脂酸，也含少量的肉豆蔻；不饱和脂肪酸主要是油酸，也含少量的亚油酸。绵羊脂的脂肪酸组成为：肉豆蔻酸、棕榈酸、硬脂酸、六碳烯酸、油酸、十八碳二烯酸（亚油酸）、$C_{20} \sim C_{22}$ 不饱和脂肪酸。脂肪的不皂化物多在 1%以下。羊脂成分与牛脂相似，但羊脂比较坚硬，即含高级饱和脂酸甘油酯较多。

羊脂味甘、性温，归心、脾、肾经，可以补虚、润燥、祛风、化毒。治虚劳羸瘦、肌肤枯憔、久痢、丹毒、疮癣。熟脂主贼风痿痹、辟瘟气、止劳痢、润肌肤、杀虫、治疮癣。入膏药，透肌肉经络，彻风热毒气。与药物同制后能增强补虚助阳的作用。常用羊脂做辅料的药物有淫羊藿等。

（七）土

中草药炮制加工常用的是灶心土、黄土、赤石脂等。灶心土又名伏龙肝，呈焦土状，黑褐色或焦黄色，附有烟熏气。主要含有硅酸盐、钙盐及多种碱性氧化物。灶心土味辛，性微温。能温中和胃、止血、止呕、涩肠止泻等。需注意烧煤灶心土不得做伏龙肝药用，需使用久经柴草熏烧的灶心土。

黄土别名好土、好黄土。一般呈灰黄色。富含钙盐及钙质结核，疏松，有肉眼可见的大孔隙。干燥时较坚实，能保持直立陡壁，遇水浸润后易崩解，并发生沉陷。可以和中解毒，治疗中暑吐泻、痢疾以及损伤面较大、较深的疮疡肿毒和跌扑损伤。《本草经疏》中有记载："黄土，入药治泻痢冷热赤白，腹中热毒绞结痛者，取其味甘而气和，能安和脾胃，止下血及解百毒也。"

赤石脂别名赤符、红高岭、赤石土、红土。为硅酸盐类矿物多水高岭土的一种红色块状体。挖出后，选择红色滑腻如脂的块状体，拣去杂石、泥土。赤石脂的主要成分为水化硅酸铝，并含有较多的氧化铁等物质。味甘涩，性温，可以止腹泻、止血、收湿、生肌。

土与药物共制后可以降低药物的刺激性，有治疗精气耗散、腹泻不止等作用。常用土炒的药物有白术、山药等。

（八）滑石粉

又名画石粉，是滑石经精选净化、粉碎、干燥制成的白色或类白色、微细、无砂性的粉末。主要成分为含水硅酸镁。味甘、淡，性寒，归膀胱、肺、胃经。可以利尿通淋、清热解暑、祛湿敛疮。滑石粉一般作中药炮制的中间传热体来拌炒药物，使药物受热均匀。常用滑石粉炮制加工的药物有刺猬皮、鱼鳔胶、狗肾、象皮等。

（九）朱砂

别名丹砂、辰砂。为硫化物类矿物辰砂族辰砂，主含硫化汞（HgS）。采挖后，选取纯净者，用磁铁吸净含铁的杂质，再用水淘去杂石和泥沙。其中含硫化汞（HgS）不得少于96.0%。味甘，性微寒；归心经。可以清心镇惊、安神解毒。用于心悸易惊、失眠多梦、癫痫发狂、小儿惊风、视物昏花、口疮、喉痹、疮疡肿毒。

中药炮制加工的朱砂须水飞成细粉后备用。朱砂与药物同制后能与药物起协同作用，增强疗效。注意本品有毒，不宜大量服用，也不宜少量久服，肝肾功能不全者禁服。超量服用、服用方法不当或长久服用均可能引起汞中毒。所以在应用中应该注意朱砂的毒性。常用朱砂拌制的药物有麦冬、茯苓、茯神、远志等。

其他的固体辅料还有河砂、蛤粉、大豆等。可根据临床需要选用。

第三章
净选加工

第一节
净选加工的目的

  中草药食品与其他农产品和食品原料一样，在切制、炮制或调配前，均应选取规定的有效部位，除去杂质、霉变品、毒性部位、恶劣气味、虫蛀品、灰屑等，使其达到营养安全、用量准确、风味口感好的标准，该过程称之为净选。中草药食品都要通过净选加工，才可最大限度地发挥其自身的营养价值。

  净选加工的目的是将营养物质含量丰富的部位与毒性部位分开，如草果去皮、莲子去心、扁豆去皮，使之在食用时更加安全、营养、美味。除去在产地采集、加工、贮运过程中混入的泥沙杂质、虫蛀品及霉变品等。在实际操作中分离和清除杂质、除去非食用部位等加工方式往往是相互联系、相互渗透的，有的中草药食品在清除杂质的同时也能除去不可食用的部位。

第二节
清除杂质

  清除杂质的目的是使中草药食品洁净或便于进一步加工处理。依照杂质的清除要求，一般把中草药食品中混存的杂质规定为三类，一是来源与规定相同，但其性状或部位与规定不符的物质；二是来源与规定不同的物质；三是无机杂质。在实际操作过程中，根据中草药食品质地与性质的不同，清除杂质的方法也有所不同，一般可分为挑选、筛选、风选、水选和磁选等。

一、挑选

挑选是指手工挑拣混在中草药食品中的杂质及霉变品等，或将中草药食品按大小、粗细等分开以使其洁净或进一步加工处理。如莱菔子、桑螵蛸、石膏等含有木屑、砂石等杂质；紫苏叶、广藿香、淡竹叶、香薷等常夹有枯枝、腐叶及杂草等；枸杞子、百合等也常有霉变品混入，这些均须挑选除去。

传统操作方法：将中草药食品放在竹长匾内或摊放在桌上，用手挑出簸不出、筛不下、不可食用的部位，如核、柄、梗、骨、壳，变质失效的部分及虫蛀、霉变、走油部分，或分离不同的食用部位。半夏、山药、白术、大黄、木通等，须按大小、粗细分开，分别浸润或煮制，使其充分发挥功效。此外，在实际操作中往往将挑选与筛簸交替进行。如金银花中常带有碎叶片、灰屑或因包装时压得过紧，联结成团，故必须过筛，筛去灰屑，并用手轻搓使之散开，然后将筛过的金银花摊在竹匾或桌上，用手翻动拣去残碎叶片和草棒，使之纯净。对于个别细小中草药食品，须另用工具操作。例如麦冬拣选，需除去黑色油头等杂质。

颠簸中草药食品，用柳条或竹片制成的圆形或长方形簸子、竹匾，将中草药食品放入其中，使之上下左右振动，利用物料中杂质的不同比重与比例，借簸动时的风力，将杂质簸除、扬净，这种方法大多适用于植物类食品，用以簸去碎叶、皮屑等，以此达到纯净的目的。有些加工制成的成品也须经过簸的操作，如豆卷制成后，须簸去皮屑等。

目前，产业化生产时，可选用机械化输送挑选机，物料由上料传输机落至振动料斗，物料中的细粉及小颗粒在振动料斗中的筛网中过滤，其余物料均匀地送入输送带，在输送带的两侧由人工挑拣物料中的杂质，物料的进料量由物料输送机的大料斗控制调节，输送带的速度由变频器控制调节，从而实现自动上料、自动吸除轻质杂物，提高工作效率。

二、筛选

筛选是根据中草药食品和杂质的体积大小不同，选用不同规格的筛网除去与中草药食品体积大小相差悬殊的杂质，或将辅料筛去（如麦麸、河砂、滑石粉、蛤粉、米、土粉等）使其达到洁净。一般中草药食品均使用竹筛、铁丝筛、铜筛、麻筛、马尾筛、绢筛等进行筛选，但马尾筛、绢筛一般用于筛去细小种子或研粉需除净的中草药食品。

有些中草药食品形体大小不相同，需用不同孔径的筛子进行筛选，以便分别浸、漂和煮制。在加工生产中常用目数来区分不同筛选工具的规格，目数是指每平方厘米面积内的目孔数。目数越大，说明物料粒度越细；目数越小，说明物料粒度越大，如表 3-1 所示。

表 3-1 《中国药典》筛号、工业用筛目数与孔径的对应关系

《中国药典》筛号	工业用筛目数/mesh	孔径/mm
一号筛	10	2
二号筛	24	0.85
三号筛	50	0.355

续表

《中国药典》筛号	工业用筛目数/mesh	孔径/mm
四号筛	65	0.25
五号筛	80	0.2
六号筛	100	0.15
七号筛	120	0.125
八号筛	150	0.09
九号筛	200	0.074

有时候筛选一种物质会同时使用多个筛选设备。例如花椒的净选，将花椒倒在小眼筛里，先筛去灰屑，再换中眼筛筛去残柄细棒，如果有粗梗成串相连，则用大眼筛过筛，把净椒筛下，将串联在一起的粗梗分开，去棒即可。

传统方法是采用手工进行筛选，效率不高，劳动强度大，同时存在粉尘污染等问题，因此现代多用机械操作，主要有筛选机和振荡筛等。

筛选机主要按物料形态特性区分其筛选功能，由电机与传动机构带动床身做往复直线运动，使物料沿倾斜的筛面自高向低移动，经各层筛面分离后，达到分筛物料的工艺要求，可以调换不同孔径的筛面适应生产的需求。优点是操作简单，实用性强。

筛面是筛分机械的基本组成部分，其上有许多形状和尺寸一定的筛孔。在一个筛面上筛分物料时，穿过筛孔的物料为筛下产品，留在筛面上的物料为筛上产品。按筛面的结构形式，筛面可分为棒条筛面、板状筛面、编织筛面和波浪筛面等。

棒条筛面由平行排列的异形断面的钢棒组成。各种棒条的断面形状如图 3-1 所示，这种筛面多用在同定筛或重型振动筛上，适用于粒度大于 50 mm 的粗粒级物料的筛分。

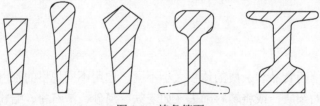

图 3-1　棒条筛面

板状筛面通常由厚度为 5～8 mm 的钢板组成，钢板的厚度一般不超过 12 mm。筛孔的形状有圆形、方形和长方形，如图 3-2 所示。孔径或边长应不小于 0.75 mm，孔与孔之间的间隙应大于或等于孔径的 0.9 倍。板筛的优点是磨损均匀，使用期限较长，筛孔不易堵塞；缺点是有效面积小。

编织筛面用直径 3～16 mm 的钢筋编成或焊成。方形筛孔的编织筛面如图 3-3 所示。编织筛面的优点是开孔率高、质量轻、制造方便；缺点是使用寿命较短。为了提高编织筛面的使用寿命，钢丝的材料应采用弹簧钢或不锈钢。编织筛面适用于中细级物料的筛分。

波浪筛面由压制成波浪形的筛条组成，如图 3-4 所示。其相邻的筛条构成筛孔。波浪筛面的筛孔尺寸大小由波浪波幅的大小决定。为了使物料下落方便，筛条的横断面制成倒梯形。

在工作中，每一根筛条都能产生一定的振动，一方面可减少物料堵塞的现象，另一方面可加剧筛面上物料的振动，提高物料的透筛率。

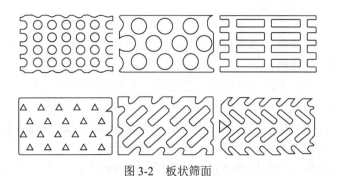

图 3-2　板状筛面

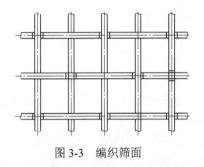

图 3-3　编织筛面

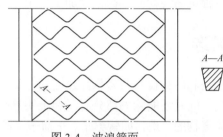

图 3-4　波浪筛面

　　振荡筛由立式振动电机轴中装有失衡的偏心重锤的上下两端产生激振。使筛选机参振部分在水平、垂直、倾斜方向做三次圆形运动（图3-5）。调节上部和下部重锤的相位角，可以改变物料在筛面上的运动轨迹，满足各种比重物料的最佳分离效果。调节上部和下部重锤的配重块，可以达到不同的激振力，以达到不同比重、不同目数物料的最佳筛分量。

　　筛选机械工作过程的基础是物料与筛面的相对运动。对于固定筛面，则需物料具有初始速度。对于大多数筛选机械而言，则需要借筛面运动的速度和加速度来产生物料与筛面的相对速度。根据筛面运动方式不同，将筛面划分为：静止筛面、往复运动筛面、垂直圆运动筛面、平面回转筛面、旋转筛面。

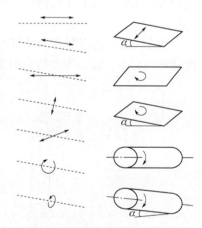

图 3-5　筛选设备筛面不同运动方式

　　静止筛面通常是倾斜筛面，通过改变筛面的倾角可以改变物料的速度和逗留时间。由于物料在筛面上的筛程较短，所以筛分效率不高。当筛面比较粗糙时，物料在运动过程中产生离析作用。这是最简单而原始的筛分装置。

　　往复运动筛面是作直线往复运动，物料沿筛面向正反两个方向作相对滑动。筛面的往复运动能促进物料的离析作用，且物料相对于筛面运动的总路程（筛程）较长，因此可以得到较好的筛分效率。当筛面的往复运动具有筛面的法向分量，而筛面法向运动的加速度等于或大于重力加速度时，物料可能跳离筛面跳跃前进。这种情况下，可以避免筛孔堵塞现象，对于某些筛分要求是十分有利的，例如当要求筛孔尺寸比较接近筛余级别的粒度时，常常需要清除筛孔堵塞现象，这种情况称为高频振动筛面。

垂直圆运动筛面是在其垂直平面内作频率较高的圆形或椭圆形运动，效果与高频率的往复运动筛面差不多。高频振动筛面可破坏物料颗粒的离析现象，使物料得到强烈的翻搅，适宜处理难筛粒含量多的物料。

平面回转筛面是在水平面内作圆形轨迹运动。物料也在筛面上作相应的圆形运动。平面回转筛面能促进物料的离析作用，物料在这种筛面上的相对运动路程最长，而且物料颗粒受到水平方向的惯性力在 360°的范围内周期地变化着方向，因此不易堵塞筛孔，筛分效率和生产率均较高。这种筛面常用于粉料和粒料的分级和除杂，特别适用于生产量较大的情况。

旋转筛面呈圆筒形或六角筒形绕水平轴或倾斜轴旋转，物料在筛筒内相对于筛面运动。这种筛面的利用率相对较小，在任何瞬间都只有小部分筛面接触到物料，生产率低，但常用于难筛粒含量高的物料，在粮食加工厂中常用来处理下脚物料。

三、风选

风选是利用物料与杂质悬浮速度的差别而借助风力除杂的方法。风选的目的是清除轻杂质和灰尘，同时还能除去部分石子和土块等较重的杂质。此方法适用于颗粒的形状和尺寸相近的固体废物的分选，如紫苏子、车前子、青葙子、莱菔子等。有些物料通过风选可将果柄、花梗、干瘪之物等非食用部位除去。有时也可先经破碎、筛选后，再进行风力分选。风力分选设备按工作气流的主流向分为水平、垂直和倾斜三种类型，其中以垂直气流风选机应用最为广泛。

垂直气流风选机即利用风机产生的气流，在管道内向上吹吸，改变其流动的速度，因而改变对物料混合物作用力的大小来清选物料。当物料沿筛面下滑时，受到气流的作用，轻物料和轻杂物的临界速度小于气流速度，便随气流一起做上升运动，到达气道上端，断面扩大，气流速度变小，轻物料和轻杂物落入沉积室中，而重量较大的物料则沿筛面下滑，从而起到分离的作用。图 3-6 为垂直气流分选示意图。

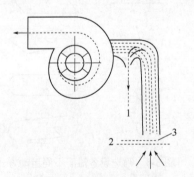

图 3-6　垂直气流分选示意图

1—轻杂质；2—筛网；3—重物料

现代工业中还有采用旋风分离器来实现风选的目的的。旋风分离器（图 3-7）是用于气固体系或液固体系分离的一种设备，工作原理是靠气流切向引入形成的旋转运动，使具有较大惯性离心力的固体颗粒或液滴甩向外壁面而分开。旋风分离器的主要特点是结构简单、操作弹性大、效率较高、管理维修方便、价格低廉，用于捕集直径在 5μm 以上的粉尘，广泛应用于食品加工工业中，特别适合粉尘颗粒较粗、含尘浓度较大的物料的分离。

气体和固体颗粒在旋风分离器中的运动非常复杂，在分离器内任一点都有切向、径向和轴向速度，且随旋转半径变化，在实际操作中应控制气速适当。实验表明，气速过小，分离效率不高；气速过大，易产生涡流和返混现象，同样会降低分离效率。

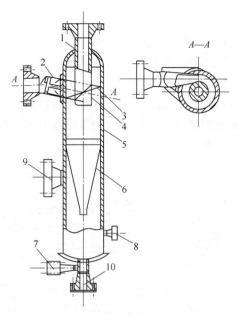

图 3-7 旋风分离器结构示意图

1—出口管；2—进口管；3—螺旋叶片；4—中心管；5—筒体；6—锥形管；
7—阀控排尘孔；8—注水孔；9—入孔；10—人工清灰孔

四、水选

用水冲洗去除杂质或利用中草药食品与杂质间水的浮力不同，分离出非食用部位。有些含盐的中草药食品，用筛选或风选不易除去，故用水选或漂的方法来除去杂质及其他部位，如海藻、罗布等；也可浮选中草药食品与非食用部位，如酸枣仁与核的分离。水洗同样适用于质地较轻的中草药食品，如蝉蜕、蛇蜕等。操作时，将中草药食品置于水中搅拌，使中草药食品中的杂质漂浮于水面或沉于水中而除去。水选时注意不可在水中浸泡过长时间，要及时干燥，防止霉变，避免降低其功效。根据物料的性质，水选可分为洗净、淘洗、浸漂三种方法。

洗净是用清水将中草药食品表面的泥土、灰尘、霉斑及其他不洁之物洗去。先将清洗中草药食品用的池子注入七成满的清水，倒入挑拣整理过的物料，搓揉干净，捞起，装入竹筐中，再用清水冲洗一遍，沥干水，干燥，加工。如牡蛎。

淘洗是用大量清水荡洗附在中草药食品表面的泥沙或杂质。即把中草药食品置于小盛器内，手握住盛器，一边倾斜潜入水中，轻轻搅动中草药食品，来回抖动小盛器，从而除去上浮的皮、壳杂质及下沉在小盛器的泥沙，然后取出中草药食品、干燥。如蝉蜕、蛇蜕等。

浸漂是将食品置于大量清水中浸泡较长时间，适当翻动，每次换水；或将食品用竹筐盛好，置于清洁的流水中漂洗较长时间，降低所含毒性物质、盐分或腥臭异味，然后取出，干燥，进一步加工，如海藻、罗布、盐苁蓉等漂去其盐分；天南星、半夏等漂去毒性物质；酸枣仁、蝉蜕等分离杂质。

中草药食品水选时，应严格掌握时间，对于其有效成分易溶于水的中草药食品，一般是将中草药食品投入清水中，快速洗涤，并及时取出。这种方法的洗涤速度快，缩短了中草药食品与水的接触时间，及时干燥，防止霉变。

在现代工业加工中，常常采用清洗设备进行水洗。这样能够更好地提高清洗效率，同时保证其清洗质量。由于中草药食品原料的性质、形状、大小等多种多样，洗涤方法和机械设备的型式也很复杂，但所采用的手段不外乎刷洗、喷洗和淋洗等。常见的水洗机械设备有：滚筒式清洗机、鼓风式清洗机、刷洗机。

滚筒式清洗机（图 3-8）的原理是滚筒转动使筒内的物料自身翻滚、互相摩擦及与筒壁发生摩擦作用，从而使表面污物剥离。滚筒一般为圆形筒但也可制成六角形筒。因此，这类清洗机需要与淋水、喷水浸泡配合。

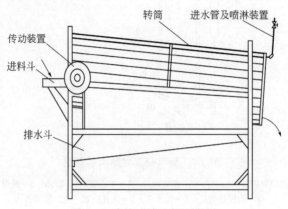

图 3-8　滚筒式清洗机示意图

鼓风式清洗机（图 3-9）是利用鼓风机把具有一定压头的空气送进洗槽中，使清洗原料的水产生剧烈翻动，对物料进行清洗。利用空气进行搅拌，可使原料在强烈翻动而不损伤的条件下，加速去除表面的污物，保持原料的完整性和美观。

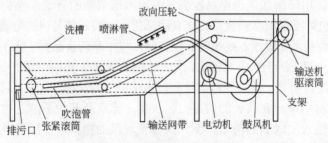

图 3-9　鼓风式清洗机示意图

刷洗机（图 3-10）的清洗原理是物料由进料口进入清洗槽内，先在两个转动刷辊产生的涡流中得以清洗，因两个刷辊间隙较窄，故其间的水流有较高的流速使其压力降低，被清洗物料在压力差和刷辊摩擦作用下通过刷辊进一步得到刷洗。而后，被清洗物料在出料翻斗中又经高压水得到进一步喷淋清洗。

五、磁选

磁选主要是利用强磁性材料吸附混合在物料中的磁性杂物，从而将物料与磁性杂物分离。磁选避免了物料在采收、储运、加工过程中可能混入的铁质杂物（如钉子、铁丝、铁屑等）

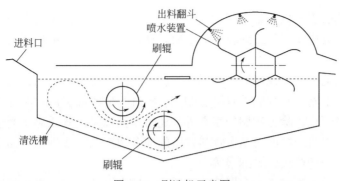

图 3-10 刷洗机示意图

对后续工序的影响，保护了粉碎机。磁选的工作原理是受到磁力和其他机械力（如重力、离心力、摩擦力、介质阻力等）的共同作用。磁性杂质所受磁力的大小与矿物本身磁性有关；非磁性杂质主要受机械力的作用。因此，两者沿不同路径运动，得到分选。一般来说，磁性颗粒在磁场中所受磁力的大小与磁场强度和梯度成正比。目前主要有带式和棒式磁选机，便于自动化流水作业，使铁性物质和磁性物质自动分离，生产效率高。用于半成品和成品中磁性物质与非磁性物质的分离。

此外，根据中草药食品质地与性质，传统的净制方法还采用摘、揉、擦、砻、刷、剪切、挖、剥等，现分别介绍如下：

（1）摘 是将根、茎、花、叶类食品放在竹匾内，用手或剪刀将其不入药的残基、叶柄、花蒂及须髭等摘除，使之纯净。如杜仲雄花、枸杞子除去梗柄等，即将少许杜仲雄花或枸杞子摊放在竹匾内，用手轻轻摘除连在物料上的细梗，同时拣去杂草残叶，留净药使用。在摘除杜仲雄花的枝梗时，因有茸毛飞散，操作人员应戴口罩。同时应轻轻地操作，以免把花瓣茸毛弄掉，只剩蕊蒂，影响美观和药效。

（2）揉 是将物料放在大眼篾筛上，用手轻轻揉搓致碎，再通过筛簸，除去筋膜杂质，如桑叶、鲜白茅根等。有些质软的丝状或花类中草药食品、因产地包装压缩过紧形成团块的中草药食品，只需放在竹筛上用手揉开，使其恢复为原来的形态，如菊花。注意在揉搓时，只能略略揉碎，不能用力多搓，若揉的力度过大，极易变成碎末。

（3）擦 是用两块木块，将物料放在中间反复摩擦，或放入石臼内用木棍轻轻擦动，以除去外皮和硬刺。如蔓荆子、苍耳子等，即将物料放入锅内，温火微炒，炒后取出摊放在竹匾内冷却、用木板推擦或放入石臼内用木棍轻轻擦动，使白衣或刺脱落，再放入竹匾内簸去白衣或刺屑。应当注意的是：在擦碾苍耳子去刺时，不能用力过猛，否则会导致苍耳子破碎，油质外渗，不适合食用。

（4）砻 是石磨（垫高磨芯）或竹木制成的推子。将物料放入穴中，推动磨，磨去杂质或不可食用的部位，而不将肉仁磨碎。如桃仁、苦杏仁、燕麦去皮，扁豆去衣，紫苏子去皮取果，香附去毛等。

在现代生产中主要使用机械设备进行去皮，大大提高了生产效率。机械去皮是利用物料与机械之间的相对运动去除果皮。机械去皮方法有三种，一种是利用旋皮机去皮，即物料在旋转刀具的作用下去除果皮。该方法通常先将物料定位，然后去皮，可实现单条生产线或多条生产线并排生产，提高了机械效率。第二种方法是利用物料与机械设备之间的摩擦，产生动态摩擦，使得物料表皮磨损，从而实现去皮；第三种方法是利用对辊装置，将物料皮从物料上剥离下来使其去皮。机械去皮大大提高了去皮效率，但存在果皮去净率不高和果蔬损伤等问题，因此机械去皮适用于质地较硬的物料。现在的加工工业中也逐渐出现了红外去皮技术和超声去皮技术。

（5）刷　是用毛刷或尼龙刷刷去物料外表面的灰尘、泥沙、茸毛或其他附着物。如枇杷叶食用时就需用刷子刷去叶片的毛茸附着物，再经过其他的加工后才能食用。一般认为，去毛不净会导致咳嗽不止。除上述刷的工具外，还可用丝瓜络，其效果比刷子好。

（6）剪切　是用剪刀剪或刀切去物料残留的非食用部位，或将食用部位用剪刀剪碎。如西洋参去芦，牛蒡子切芦头、去细根等。

（7）挖　是采用金属刀或非金属刀，如竹片，挖去果类中草药食品中的内瓤、毛核，以便药用。如金樱子挖去毛核，将金樱子加水浸泡至微软，顺切两半，挖尽毛和核，再洗一次，晒干。

（8）剥　是将果实类中草药食品的外壳剥除，但分离时需保持完整，如黑芝麻、红豆剥壳取子。

第三节

分离和清除非食用部位

净制是根据中草药食品的情况，并结合中医临床用药要求而进行的。按净制要求可分为：去根、去茎，去枝梗，去皮壳，去毛，去心，去核，去芦，去瓤，去头尾、皮骨、足、翅，去残肉，去杂质及霉败品等。

一、去根、去茎

（1）去根　使用茎或根茎的中草药食品须去残根，一般是指除去主根、支根、须根等部位。常用于荆芥、薄荷、芦根、马齿苋、马鞭草、泽兰等。

（2）去茎　使用根的中草药食品须去残茎，如丹参、续断、鲜芦根等。

另外，同一类植物的根、茎均能使用，但二者的作用不同，须分离。如麻黄根能止汗，茎能发汗解表，故需将其分开。一般采用剪切、搓揉、风选、挑选等方法去根去茎。

二、去枝梗

去枝梗是指除去某些果实、花、叶类中草药食品的非食用部位，如去除老茎枝、柄蒂（花柄、果柄），使其用量准确。现代常要求去枝梗的中草药食品有五味子、花椒、女贞子、栀子、青钱柳叶等。一般采用挑选、切除、摘等方法去枝梗。

三、去皮壳

早在汉代就有记载去皮壳的操作，如《金匮玉函经》中明确指出："大黄皆去黑皮。"南朝梁代《本草经集注》亦指出一些中草药食品需去皮,如肉桂、厚朴、杜仲等。去皮壳无疑是对物料的质量和疗效的一个提高。因为有些中草药食品的表皮(栓皮)及果皮、种皮属于非食用部位,或由于果皮与种子两者的作用不同,如苦杏仁、白扁豆等,故须除去或分离,以获得纯净的物料。有些外皮辛燥耗气,尤其是对于体弱的患者来说,过多食用生姜皮、橘皮等皮类食品会有耗气之虑。有些皮壳有毒,若其外皮剥除不完全,则会引起中毒,大伤元气。又如白首乌中含有毒金属元素,去皮后,有毒金属元素含量大大降低。

中草药食品的去皮包括几个方面,皮类食品去除其栓皮,根及根茎类食品去除其根皮,果实、种子类食品去除其果皮或种皮。去皮壳的作用主要有分开食用部位、除去非食用部位、便于加工生产等。

去皮壳的方法因中草药食品的不同而异,树皮类中草药食品,如厚朴、杜仲、肉桂等可用刀刮去栓皮、苔藓及其他不洁之物,如不除去,调配时称取会影响剂量的准确性。果实类中草药食品,如草果、益智、白果、榧子等,可砸破皮壳,去壳取仁。种子类中草药食品,如苦杏仁、桃仁等,可用燁法去皮,有些食品是在产地趁鲜去皮,如知母、桔梗等,若不趁鲜及时去皮,干后则很难除去。

四、去毛

有些食品表面或内部常着生许多茸毛,食用会刺激咽喉引起咳嗽或有其他有害作用,故须除去,消除其副作用。这些茸毛包括食品表面的细茸毛、鳞片以及根类的须根。一般采用刷除、砂烫、筛选、风选、挑拣等方法去除。根据不同的中草药食品,可分别采取下列方法。

(1)根茎类食品　某些根茎类中草药食品如骨碎补、香附、知母等表面有茸毛,传统方法是在敞口锅内将物料用受热均匀的河砂烫至鼓起、毛焦时,放凉装入布袋中,拉住两头来回不停地抽动,或用竹篓(放入少许瓷片)撞去茸毛,待表面茸毛在撞击中被擦净时,取出过筛。现在多用滚筒式炒药机砂烫,即在炒药机内投入适量河砂预热,再投入物料炒至鼓起,此时转锅带动河砂与物料快速均匀地摩擦,待茸毛被擦净,取出过筛。

(2)叶类食品　如枇杷叶,其下表面密被茸毛,传统方法是将枇杷叶逐张用棕刷刷除茸毛,洗净,润软,切丝,干燥。一般用于含少量茸毛的叶类食品。现大量生产,可将枇杷叶润软,切丝,放入筛箩内(约装大半箩),放置在水池中,加水至物料表面,先用光秃的竹扫帚用力清扫数分钟,再加水冲洗,同时仍用竹扫帚不停地搅拌清扫,如此反复几次至水面无茸毛漂起时,捞出,干燥。现代有人对去毛的枇杷叶及茸毛做了系统的成分分析,结果表明两者所含成分基本相同,唯茸毛中皂苷含量较叶中低。茸毛中并不含有会导致咳嗽或产生其他副作用的特异化学成分。也有研究发现,枇杷叶的茸毛在煎煮过程中不易脱落,即使有少量脱落也可以通过过滤除去,因此也有人主张枇杷叶不必刷去毛,这样既省工又省时。

(3)果实类食品　金樱子果实内部生有淡黄色茸毛,在产地加工时,纵剖二瓣,用手工挖净毛、核。现代可将金樱子用清水淘洗,润软,置切药机上切成 2 mm 厚片,筛去已脱落的毛和核,置于清水中淘洗,沉去种核,捞出干燥,或将晒至七八成干的金樱子置碾盘上,碾至花托全破开、瘦果外露时,置于筛孔直径为 0.8 cm 的筛子里进行筛选,这种操作可除去95%的茸毛和瘦果,然后晒干,再进行筛选即可。

其他类中草药食品,如鹿茸,先用瓷片或玻璃片将其表面茸毛基本刮净后,再用酒精燃火将剩余的毛燎焦,注意不能将鹿茸燎焦。

五、去心

"心"，一般是指根类食品的木质部或种子的胚芽。早在汉代《伤寒论》中就有麦冬、天冬去心的记载；南齐增加了远志去心，梁代增加了牡丹皮去心；宋代增加了巴戟天、贝母去心；明代增加了莲子去心；近代有地骨皮、五加皮等中草药食品去心。梁代陶弘景曰："凡使麦门冬，须用肥大者，汤浸，抽去心，不尔，令人烦。"清代《修事指南》谓："去心者免烦。"

关于去心的目的，从历代文献中，可归纳为以下几个方面。

（1）除去无功效部位　如百部、贝母、百合等，虽然食用不会产生副作用，但认识到"心"枯燥无津，无功效；且心木质纤维化，质地坚硬，粗糙，会影响物料的纯净度。某些根皮类食品，如牡丹皮、地骨皮、白鲜皮、五加皮、巴戟天等，由于木心所占比重较大，无功效，且木心坚硬，韧性强，多纤维，会影响使用的准确性，故要求除去。

（2）分离不同食用部位　莲子在中医临床上主要有莲子心和莲子肉 2 种，两者的作用不同。莲子心(胚芽)能清心热、除烦；莲子肉能补脾涩精，故须分别使用。去心的方法为，在产地加工时将莲子趁鲜用竹签插出莲子心，然后将其晒干或烘干，而莲子肉仍保持整粒出售。

（3）消除副作用　梁代陶弘景云：麦冬"汤浸，抽去心，不尔，令人烦"。《雷公炮炙论》载：远志"若不去心，服之令人闷"。以后的历代本草书目中均有类似的记载，说明古人在医疗实践中确实认识到个别中草药食品的心有不良的作用。然而，根据不同食用的需要，古文献记载也有连心用的，如麦冬，宋代《重修政和经史证类备用本草》载："温水去心用，不令心烦，唯伤寒科带心用。"清代《本草述钩元》载："通脉不去心。"现代研究发现牡丹皮中木心部(丹木)中所含的牡丹酚、芍药苷和氧化芍药苷与牡丹皮相似，但含量较低；同时，木心部占总重量的10%以上，在使用时须除去，以提高其品质。而麦冬肉(皮部)与麦冬心(木质部)所含的化学成分基本相似，且心占比较小，因此主张麦冬可以不去心，人们在食用时为促进其成分的浸出，应将其切碎或砸扁。

六、去核

有些果实类中草药食品，常用果肉而不用核（或种子），由于有的果核与果肉作用不同，故应除去或分别使用。古书中记录了一些需要去核的果实类中草药食品，如乌梅、山楂、吴茱萸、山茱萸、金樱子、枳壳、枳实等。

去核的原因在于核与原中草药食品的功效相反，必须除去，或者核为非食用部位，除去后可保证中草药食品发挥其自身的营养价值。《证类本草》中提出："凡汤中用完物，皆擘破。干枣、栀子、栝蒌之类是也。"中草药食品在短时间的煮制过程中，有效成分不易浸出，去核后有利于有效成分的浸出。如金樱子，《本草新编》提到："内多毛及子，必去之净，方能补肾涩精。其腹中之子，偏能滑精，煎膏不去其子，全无功效。"金樱子核、毛、肉，均含有柠檬酸、苹果酸、鞣质等营养物质，并且核的体积占比较大，但有效成分含量占比较少，因而要除去果核。

七、去芦

芦又称芦头，芦头一般指残留于根及根茎类中草药食品上的残茎、叶茎、根茎等部位。

炮制加工过程中去芦的目的在于：①芦头成分不能被充分吸收，导致胃胀痛不适、呕吐、呼吸困难等，因此须去除。②芦头为非食用部位，为了达到净制的要求，应予除去。

《杨氏家藏方》记述人参"去芦净"。人参用药在《本草纲目》及《中国药典》中规定需去芦，但《炮炙大法》却无规定。研究表明人参主根和芦头的皂苷类营养成分相近，其功效与主根相同。古书中记载人参芦头被食用后会出现呕吐现象，因而人参必须去芦，而如今人参芦头可用来制成催吐的中草药使用，还能用于治疗虚弱性疾病，如急性肠胃炎。

八、去瓤

对于中药去瓤的目的，《本草蒙筌》中有"剜去瓤免胀"的论述，因而瓤是由于其副作用而被除去。

枳壳去瓤净制法，如《本草纲目》采用"水浸去瓤"，《圣济总录》中"浆水浸一日瓤"。《内外伤辨惑论》枳术丸制法是指枳实去瓤免胀，可用于治痞消食。

青皮的有效成分是橙皮苷、左旋辛弗林乙酸盐、柠檬烯、天冬氨酸、胱氨酸、亮氨酸等，可用于疏肝破气、消积化滞。去瓤方法为：果皮纵剖至基部，成四瓣，除尽瓤瓣，晒干。又如臭橙去瓤得臭橙皮，水煎服制成臭橙饮，可用于治疗疝瘕偏坠、腰胁挛急。

九、去头尾、皮骨、足、翅

部分动物或昆虫类中药，其净制法主要是去头尾、皮骨、足、翅等非食用部位。由于部分动物的皮、足、翅带有毒性，除去会减少其毒性，故须除去。

如乌梢蛇饮片的炮制法：乌梢蛇去头尾，去鳞片，去皮骨，切寸段，可用于治疗风湿顽痹、麻木拘挛等。《伤寒论》中记载虻虫去足和翅后，水煎后可治太阳病、身黄、脉沉结。

十、去残肉

部分动物类中草药需要去残肉筋膜等非食用部位，令其洁净。传统的去除方法有：刀刮法、浸漂法、蒸煮法、浸泡发酵法。现代的方法有：热解法和酶解法。热解法主要是用蒸法、高压蒸法、水煮法、水煮闷法和砂炒法处理；酶解法则采用蛋白酶法、酵母菌法和猪胰脏法处理。

传统的水浸泡法主要用于去除筋膜皮肉，这种方法受季节气候影响很大，且在浸泡过程中，大量细菌会生长繁殖，导致中草药食品腐烂发臭，影响其功效。

《中国药典》规定龟甲去残肉蒸煮法：置蒸锅内，沸水蒸 45 min，取出，放入热水中，立即用硬刷除净皮肉，洗净，晒干。蛋白酶法炮制龟甲是应用胰蛋白酶制剂对龟甲进行水解，加快龟甲和龟肉分离。蛋白酶法具有工艺简单、生产周期短、不受季节限制等优点。酵母菌法处理龟甲，是将龟甲与卡氏罐酵母菌共存密闭 7 天后，取出洗净杂质。经分析表明，酵母菌法中游离氨基酸、水解后氨基酸、总氮量、水浸出物、乙醇浸出物和灰分含量均高于传统法，并且对人体有害的 As、Pb 含量低于传统法，去除效率高，效果好，十分适用于现代生产。

十一、去杂质及霉败品

一般是指去除土块、砂石、杂草及霉败品。常采用挑选、水选、筛选、风选和磁选等方法去杂质，如去除当归、牡蛎等中的杂质。采用洗净、挑选等方法去霉败品，如去除片姜黄、百合、葛根、山药等中的霉败品。

❮ 白扁豆花（药食同源）❯

【别名】南豆花

【使用部位】豆科扁豆属植物扁豆的花

【植物形态】

缠绕草质藤本。茎光滑，羽状三出复叶。顶生小叶宽三角状，侧生小叶斜卵形，托叶小，披针形。总状花序腋生，直立，花序轴粗壮。

【地理分布】

主要分布于我国辽宁、河北、山西、陕西、山东、江苏、安徽、浙江、江西、福建、台湾、河南、湖北、湖南、广东、海南、广西、四川、贵州、云南等地。

【药材性状】

干燥花呈扁平不规则三角形，长、宽约 1 cm。下部有绿褐色钟状的花萼，萼齿 5 齿，其中 2 齿合生，外被白色短茸毛。花瓣 5 瓣，皱缩，黄白、黄棕或紫棕色，未开放的花外为旗瓣包围，开放后，广卵圆形的旗瓣则向外反折；雄蕊 10 枚，其中 9 枚基部联合；内有一柱状雌蕊，弯曲。质软，体轻。

【性味归经】

性平，味甘、淡。入脾、胃、大肠经。

【功效与主治】

健脾和胃，消暑化湿。主治痢疾、腹泻、赤白带下。抗菌消炎、调节免疫功能。

【化学成分】

黄酮：木犀草素、大波斯菊苷、木犀草素-4′-O-葡糖苷、木犀草素-7-O-葡糖苷、野漆树苷。

多元醇：甘露醇。

其他成分：原花青苷、花青素、香豆精、芦丁。

【采收加工及炮制方法】

采收：7~8 月间采摘未完全开放的花。

加工：去柄，筛去泥土，拣去杂质及黑色花朵，及时干燥。

炮制：取原药材，除去杂质及枝梗，筛去灰屑。

【炮制方法历史沿革】

宋代有干末，米饮和服。明代有焙研服，作馄饨食，擂水饮。清代有捣敷。现行有打碎研粉、焙制、净制、切制等。

【质量要求】

以完整、未完全开放、色黄白者为佳。

【贮存】

置于通风干燥处，防潮，防蛀。

＜　代代花（药食同源）　＞

【别名】枳壳花、酸橙花、玳玳花

【使用部位】芸香科植物玳玳花的花蕾

【植物形态】

小乔木。小枝细长，短棘刺，嫩枝有棱角。叶椭圆形至卵状椭圆形，总状花序有花少数，常3~5枚结合。果实扁圆形，不芳香。

【地理分布】

分布于中国南部各地。主产地为浙江和江苏，广东、贵州等地也有栽培。

【药材性状】

干燥花蕾呈长卵圆形，长1.5~2 cm，直径6~8 mm。上部较膨大，基部具花柄。花萼绿色，皱缩不平，基部连合，裂片5片；花瓣5片，淡黄白色或灰黄色，顶端覆盖成覆瓦状，表面有纵纹。内有雄蕊数束，黄色。中心有雌蕊，呈棒状，子房呈倒卵形，暗绿色。质脆易碎。

【性味归经】

味甘、微苦、酸，性平。入肝、脾经。

【功效与主治】

调气疏肝，消食，化痰。治胸中痞闷、脘腹胀痛、恶心干呕。

【化学成分】

挥发油：萜烯类、倍半萜烯类、醇类、醛类、酮类、酯类等。

黄酮：柚皮苷、新橙皮苷、苦橙苷、酸橙黄酮。

生物碱：辛弗林、N-甲基酪胺。

其他成分：强心苷和非强心苷、维生素类、必需氨基酸、香豆素类。

【采收加工及炮制方法】

采收：5~6月间采摘花蕾。

加工：先用急火烘至七八成干，呈黄白色后，再用文火烘至全干，切勿烘焦。

炮制：取原药材，除去杂质及枝梗，筛去灰屑。

【炮制方法历史沿革】

清代有净制、切制、炒制。现行有净制、切制。

【质量要求】

以干燥、完整、色黄白、香气浓郁者为佳。

【贮存】

贮于干燥处，防蛀、防霉。

玫瑰花（普通食品）

【别名】徘徊花、笔头花、湖花、刺玫花

【使用部位】蔷薇科植物玫瑰的干燥花蕾

【植物形态】

直立灌木，高约 2 m。枝干粗壮，有皮刺和刺毛，小枝密生茸毛。羽状复叶，叶柄及叶轴上有茸毛及疏生小皮刺和刺毛。花单生或 3～6 朵聚生，花梗有茸毛和刺毛。

【地理分布】

玫瑰原产于亚洲东部地区。现在主要分布在我国华北、西北和西南地区，在其他许多国家也被广泛种植。其中保加利亚是世界上最大的玫瑰产地。

【药材性状】

玫瑰花花蕾呈卵形、半球形或不规则团块，直径 0.7～5 cm。花托壶形或半球形，与花萼基部相连。萼片 5 枚，披针形，黄棕色或棕绿色，其内表面被细茸毛，花 5 瓣或重瓣，广卵圆形，多皱缩，紫红色，少数黄棕色。雄蕊多数，黄褐色。体轻，质脆。

【性味归经】

味甘、微苦，性温。入肝、脾经。

【功效与主治】

行气解郁，活血调经，润肠通便，解郁安神，散瘀止痛。用于肝胃气痛，食少呕恶，月经不调。防治心脑血管疾病，抗氧化，抑菌，抗肿瘤。

【化学成分】

挥发油：醇类、酯类、萜类、醛类、酮类等。

黄酮：山柰酚，槲皮素，黄杉素-4′-甲基醚，(-)-表儿茶素，二氢染料木素。

其他成分：酚酸如没食子酸，咖啡酸，绿原酸，对羟基肉桂酸及阿魏酸；多糖如半乳糖醛酸，半乳糖和阿拉伯糖；色素，不饱和脂肪酸等。

【采收加工及炮制方法】

采收：4～6 月间，当花蕾将开放时分批采摘。

加工：用文火迅速烘干。烘时将花摊放成薄层，花冠向下，使其最先干燥，然后翻转烘干其余部分。

炮制：取原药材，除去杂质及枝梗，筛去灰屑。

【炮制方法历史沿革】

从清代至现代以切制、净制为主。

【质量要求】

根据《中国药典》（2020 版），水分不得过 12.0%。总灰分不得过 7.0%。

【贮存】

避光、防潮，置阴凉干燥处。

佛手（药食同源）

【别名】佛手香橼、蜜罗柑、福寿柑、五指柑

【使用部位】芸香科柑橘属植物佛手的干燥果实

【植物形态】

常绿灌木或小乔木。单叶互生，长椭圆形，有透明油点。花常数朵成束，其中雄花较多，部分为两性花，花冠五瓣，白色微带紫晕。成熟果实皮鲜黄色，皱而有光泽，顶端常张开如手指状。

【地理分布】

佛手在中国广东多种植在海拔 300～500 m 的丘陵平原开阔地带，而在四川则多分布于海拔 400～700 m 的丘陵地带，尤其在丘陵顶部较多。长江以南各地有栽种。南方各省区多栽培于庭院或果园中。广西、安徽、云南、福建等省区有栽培。

【药材性状】

佛手是呈类椭圆形或卵圆形的薄片，常皱缩或卷曲。长 6～10 cm，宽 3～7 cm，厚 0.2～0.4 cm。顶端稍宽，常有 3～5 个手指状的裂瓣，基部略窄，有的可见果梗痕。外皮黄绿色或橙黄色，有皱纹及油点。果肉浅黄白色，散有凹凸不平的线状或点状维管束。质硬而脆，受潮后柔韧。

【性味归经】

味辛、苦、酸，性温。入肝、脾、肺胃经。

【功效与主治】

疏肝理气，和胃止痛。用于胸胁胀痛、胃脘痞满、食少呕吐、咳嗽痰多。抗菌，抗肿瘤，免疫调节，抗疲劳。

【化学成分】

挥发油：单萜和倍半萜烯碳氢化合物和含氧衍生物，如芳樟醇、乙酸芳樟酯、橙花醛和香醇叶醇等。

黄酮：佛手中黄酮类化合物的含量最高，主要有香叶木素、香叶木苷、橙皮苷、新橙皮苷、甲基橙皮苷、橙皮素等。

多糖：多为水溶性多糖，由 D-木糖、D-甘露糖、D-半乳糖、D-葡萄糖和 L-鼠李糖等单糖组成。

其他成分：香豆素、氨基酸、无机元素和维生素、对羟基苯烯酸、柠檬烯琥珀酸、固醇等。

【采收加工及炮制方法】

采收：果实从 8 月起陆续成熟，当果皮由绿开始变浅黄绿色时，选晴天采收，到冬季采完为止。

加工：摘下后晾 3～5 天，待大部分水分蒸发，纵切 5～10 mm 厚的薄片，晒干或阴干，

或以低温烘干，密闭贮存，防止香气散失。

炮制：拣去杂质，用水喷润后，切碎，晒干。

【炮制方法历史沿革】

明代有焙制、蜜制。清代有蒸制、盐炙。现行有净制，蒸制。

【质量要求】

根据《中国药典》（2020版），水分不得过15.0%。本品按干燥品计算，含橙皮苷不得少于0.030%。

【贮存】

置阴凉干燥处，防霉，防蛀。

黑胡椒（药食同源）

【别名】黑川、黑古月

【使用部位】胡椒科植物胡椒的干燥近成熟或成熟果实

【植物形态】

常绿藤本。茎长达5 m，多节，节处略膨大，幼枝略带肉质。

【地理分布】

原产于东南亚，现广泛种植于热带地区。在我国福建、台湾、广东、海南、广西、云南等地均有栽培。

【药材性状】

呈球形，直径3.5～5 mm。表面黑褐色，具隆起网状皱纹，顶端有细小花柱残迹，基部有自果轴脱落的瘢痕。质硬，外果皮可剥离，内果皮灰白色或淡黄色。

【性味归经】

味辛，性热。入胃、大肠经。

【功效与主治】

具有温中散寒、下气、消痰的功能。用于胃寒呕吐、腹痛泄泻、食欲不振、癫痫痰多。抗惊厥，杀虫，抗癌。

【化学成分】

酰胺：胡椒酰胺、次胡椒酰胺、胡椒亭碱、胡椒油碱B、几内亚胡椒酰胺等。

【采收加工及炮制方法】

采收：果实开始变红时采收。

加工：将收回的果穗摊晒在晒场上3～4天，果皮皱缩时，打落果粒，除去果梗等杂物，充分晒干即成商品黑胡椒。

炮制：拣净杂质，筛去灰屑。用时打碎，或研成细粉。炮制后保证药物净度，细粉利于吸收。

【炮制方法历史沿革】

宋代有捣碎、拍碎及炒法等。明代有茴香炒，石槽中研末用，醋浸、晒干、为末法等。清代有炒焦，厚朴蒸汤浸过晒干法。现行有研粉法。

【质量要求】

根据《中国药典》（2020 版），黑胡椒的水分不得超过 14.0%，含胡椒碱（$C_{17}H_{19}NO_3$）不得少于 3.3%。

【贮存】

置阴凉干燥处，密闭保存。

布渣叶（药食同源）

【别名】蓑衣子、破布叶、麻布叶、烂布渣、破布树

【使用部位】椴树科破布叶属植物破布叶的叶

【植物形态】

单叶互生，短柄，纸质，卵状矩圆形至倒卵圆形，长 8～18 cm，宽 4～8 cm，顶端渐尖或急尖，基部圆形或稍偏斜，两面仅在脉上有疏毛，边缘有疏细齿；叶柄长 7～12 mm，被星状毛。

【地理分布】

分布于非洲、印度、马来西亚等。我国产 2 种，为破布叶和海南破布叶。主要分布于广东、广西、海南、云南等地。尤以广东省分布广，产量大，资源丰富。

【药材性状】

完整叶片纸质，黄绿色、枯黄色或淡黄棕色，质脆，易破碎。

【性味归经】

味酸，性凉。归脾、胃经。

【功效与主治】

清暑，消食化滞。用于中暑、食滞、消化不良、腹泻。

【化学成分】

黄酮：异牡荆苷、牡荆苷、山奈酚-3-O-β-D-葡糖苷、异鼠李素 3-O-β-D-芸香糖、异鼠李素 3-O-β-D-葡糖苷。

生物碱：哌啶类生物碱、布渣叶碱Ⅰ、布渣叶碱Ⅱ、布渣叶碱Ⅲ、布渣叶碱Ⅳ。

甾体：豆固醇和 β-谷固醇。

挥发油：大多为脂肪酸和烃类化合物。

有机酸：异香草酸、对香豆酸、阿魏酸、脱落酸、香草酸、丁香酸、咖啡酸甲酯。

【采收加工及炮制方法】

采收：夏、秋季采收。

加工：摘取叶片，阴干或晒干。

炮制：除去枝梗及杂质，整理洁净。

【炮制方法历史沿革】

民间习惯用该品煎茶，以作为夏季饮料。

【质量要求】

根据《中国药典》（2020 版），杂质不得超过 2%，水分不得超过 12.0%，总灰分不得超过 8.0%。

【贮存】

捆压成把，外加蒲席封固，存放于干燥处。

肉桂（药食同源）

【别名】牡桂、紫桂、大桂、桂皮、玉桂

【使用部位】樟科植物肉桂的干皮及枝皮

【植物形态】

肉桂系常绿乔木，一般在成熟后高至 6～10 m，树皮呈灰褐色，老树皮厚约 1.3 cm，叶与树皮均有肉桂特有的香气，幼枝略呈 4 棱形，被褐色黄毛，可开花结果。

【地理分布】

肉桂原产自我国，广东和广西是肉桂的主产区，海南、福建南部、云南南部和四川也有少量栽培。越南、印度、斯里兰卡等地也有种植。

【药材性状】

肉桂呈槽状或卷筒状，长 30～40 cm，宽或直径达 3～10 cm，厚 0.2～0.8 cm。外表面灰棕色，稍粗糙，有不规则的细皱纹及横向突起的皮孔，有的可见灰白色的斑纹。质硬而脆，易折断。

【性味归经】

味辛、甘，性大热。入肾、脾、心、肝经。

【功效】

具有补火助阳、散寒止痛、活血通经的功能。可调节中枢神经，具有降血压、促消化、杀菌作用。

【化学成分】

挥发性成分：挥发油（桂皮油）1%～2%，主要成分为桂皮醛，占全油的 75%～85%，其他尚含有邻甲氧基肉桂醛、肉桂醇、肉桂酸、乙酸苯丙酯、龙脑、苯甲醛、香芹酚和香豆素等。

多糖：由 L-阿拉伯糖和 D-木糖（4∶3）组成的肉桂多糖。

倍半萜、二萜及其糖苷：桂皮醇、桂皮醇葡糖苷、肉桂苷、锡兰肉桂宁、锡兰肉桂醇、肉桂醇 A 及其葡糖苷、肉桂醇 B 及其葡糖苷、肉桂醇 C_1、肉桂醇 C_1 葡糖苷、肉桂醇 C_2、肉桂醇 C_3、脱水锡兰肉桂宁、脱水锡兰肉桂醇、肉桂醇 D_1 及其葡糖苷等。

黄烷醇及其多聚体：表儿茶精、表儿茶精-3-O-β-D-吡喃葡糖苷、丙氰定 B-2、丙氰定 B-2,8-C-β-D-吡喃葡糖苷、丙氰定 B-2,6-C-β-D-吡喃葡糖苷、表儿茶精-6-C-β-D-葡糖苷、表儿茶精-8-C-β-D-葡糖苷、肉桂鞣质 A_2、肉桂鞣质 A_3、肉桂鞣质 A_4 等黄酮类化合物。

元素：Ca、Mg、Fe、Si、Na、Al、Ba、Ti 等。

【采收加工及炮制方法】

采收：当树龄达到 10 年以上，韧皮部已积成油层时即可采剥，春秋季均可剥皮，以秋季 8～9 月采剥的品质为优。

加工：①官桂：剥取栽培了 5～6 年的幼树干皮和粗枝皮，晒 1～2 天后，卷成圆筒状，阴干。②企边桂：剥取十余年生的干皮，两端削齐，夹在木制的凸凹板内，晒干。③板桂：

剥取老年桂树的干皮，在离地 30 cm 处作环状割口，将皮剥离，夹在桂夹内晒至九成干时取出，纵横堆叠，加压，约 1 个月后即完全干燥。

【炮制方法历史沿革】

汉代有"削去皮，用里黑润有味者为佳，不见火"的记载。唐有去粗皮法。宋代有捣为末，生姜汁涂炙，烧存性，酒洗法。明代有炒法。清代有童便酒炒熟，炒焦法。近代炮制方法还有炒黄、炒焦、炒炭、焙制等。现行有净制，打碎研粉，炒炭法等。

【质量要求】

根据《中国药典》(2020 版)，水分不得过 15.0%，总灰分不得过 5.0%。本品按干燥品计算，含桂皮醛不得少于 1.5%。

【贮存】

肉桂商品均适宜贮藏在干燥阴凉处，或贮藏在锡盒内，密闭保存。

◀ 枇杷花（新食品原料）▶

【别名】土冬花

【使用部位】蔷薇科植物枇杷的花

【植物形态】

常绿小乔木，高约 10 m。小枝粗壮，黄褐色，密生锈色或灰棕色茸毛。叶柄短或几乎无柄，有灰棕色茸毛。圆锥花序顶生，总花梗和花梗密生锈色茸毛。果实球形或长圆形。

【地理分布】

浙江杭州市（塘栖软条白沙枇杷）、江苏苏州市（照种白沙枇杷和青种枇杷）和福建莆田市（宝坑解放钟枇杷）为中国三大枇杷产地。

【药材性状】

圆锥花序，密被茸毛。苞片凿状，有褐色茸毛。花瓣 5，黄白色，倒卵形，内面近基部有毛。气微清香。

【性味归经】

味淡，性温。入肺经。

【功效与主治】

疏风止咳，通鼻窍。治感冒咳嗽，鼻塞流涕，虚劳久嗽，痰中带血。

【化学成分】

三萜：三萜类化合物是枇杷花主要活性成分之一。主要有齐墩果酸、熊果酸、山楂酸、科罗索酸等。

黄酮和酚：槲皮素-3-O-β-D-半乳糖苷、异槲皮苷、槲皮苷、槲皮素、绿原酸。

挥发油：包括小分子醇、醛、酸及酯等。相对含量最高的是苯乙醇，其他依次为苯甲醛、大茴香醛、乙酸、4-甲氧基苯甲酸甲酯和辛酸。

类胡萝卜素：β-胡萝卜素、β-隐黄质、9-顺-堇菜黄质、黄体黄质、新黄质、堇菜黄质和叶黄质。

其他成分：蛋白质，如苯丙氨酸、苏氨酸和赖氨酸等 7 种人体必需氨基酸。无机元素如铁、锰、锌、铜等。还含有苦杏仁苷。

【采收加工及炮制方法】

采收：冬、春季采花。

加工：及时干燥，除去枝、梗及杂质。

炮制：将原药材拣去杂质，筛去灰屑。

【炮制方法历史沿革】

明代有研末，酒制。近代有净制，蜜炒。现行有净制，切制。

【质量要求】

不含其他杂质。

【贮存】

置阴凉干燥处，防潮，防蛀。

＜ 青钱柳叶（新食品原料）＞

【别名】摇钱树叶、甜叶树叶、甜茶树叶、山化树叶、青钱李叶

【使用部位】胡桃科植物青钱柳的叶

【植物形态】

落叶乔木，高10~30 m。生长于海拔500~2500 m的山谷河岸或湿润的森林中。树皮厚，灰色，深纵裂。

【地理分布】

青钱柳为乔木，是我国特有的速生树种，广泛分布于我国广西、贵州、湖南、安徽、江西、浙江、福建、云南、四川、江苏、湖北、广东、陕西及台湾等地。

【药材性状】

小叶片多破碎，完整者宽披针形，长5~14 cm，宽2~6 cm，先端渐尖，基部偏斜，边缘有锯齿，上面灰绿色，下面黄绿色或褐色。

【性味归经】

味辛、微苦，性平。

【功效】

祛风止痒，杀虫。降血糖，降血脂，降血压。

【化学成分】

一般营养物质：矿物质、维生素C、维生素E、氨基酸。

生物活性成分：多糖，黄酮醇、槲皮素、山奈酚等黄酮类及苷类化合物，萜类及甾体类化合物，有机酸类化合物。

【采收加工及炮制方法】

采收加工：春、夏季采收，洗净，鲜用或干燥。

炮制：除去杂质及残留枝条，使药物纯净。

【质量要求】

以叶多、色绿、气清香者为佳。

【贮存】

贮于干燥容器内，密闭，置通风干燥处。

显齿蛇葡萄叶（新食品原料）

【别名】酸藤叶、爬山虎叶、蛇白蔹叶

【使用部位】葡萄科植物蛇葡萄的茎叶

【植物形态】

木质藤本。枝条粗壮，嫩枝具茸毛。叶长 6~14 cm，宽 5~12 cm，先端渐尖，基部心形，叶柄长 3~7 cm。花多数细小，呈绿黄色。浆果近球形或肾形，宽 6~7mm，由深绿色变蓝黑色。

【地理分布】

显齿蛇葡萄叶长于海拔 300~1200 m 的山谷疏林或灌丛中。主要分布于我国江苏、安徽、浙江、江西、福建、台湾等地。

【药材性状】

本品茎略呈圆柱形，直径 0.5~3 mm。表面黄绿色至黄棕色，具纵棱。质脆，易折断，断面略显纤维性。

叶多皱缩卷曲，表面暗灰绿色，背有淡黄白色颗粒状物；完整叶片展开后呈长椭圆形、狭菱形、菱状卵形或披针形，长 2~5 cm，宽 1~2 cm，边缘有锯齿，基部楔形。

【性味归经】

味苦、性凉。归心、肝、肾经。

【功效与主治】

用于风湿性关节炎、呕吐、腹泻、溃疡病；外用治跌打损伤、肿痛、疮疡肿毒、外伤出血、烧烫伤。具有降血脂、调节血糖、护肝、提高免疫力、抗衰老、预防心脑血管疾病、排毒、抗菌、抗肿瘤功效。

【化学成分】

含鞣质、固醇类、三萜、强心苷。

【采收加工及炮制方法】

采收：春、秋季采收。

加工：去木心，切段晒干或鲜用。

炮制：除去杂质，切段。

【炮制方法历史沿革】

现代有净制、切制、焙制。

【质量要求】

水分不得超过 14.0%。总灰分不得超过 12.0%。酸不溶性灰分不得超过 5.0%。浸出物不得少于 5.0%。

【贮存】

置通风干燥处。

明日叶（新食品原料）

【别名】长寿草、明日草、八丈草、咸草、神仙草

【使用部位】伞形科当归属植物明日叶的茎、叶

【植物形态】

多年生草本植物。株高80~120 cm，茎叶内含黄色液汁，茎直立，多分枝。依植株外形，可分成青茎种、红茎种与混合种三个品种。果实长椭圆形，稍扁平。

【地理分布】

分布于日本、韩国和中国等地区。目前，我国明日叶种植产区主要分布于云南、广西、贵州及台湾等南方地区。

【药材性状】

叶呈狭披针形，长7.5~16 cm，宽1~2 cm，先端渐尖，基部钝形，叶柄长约5 mm，质薄而较脆。茎干粗大，具有独特的清香味。

【性味归经】

味甘，性温。归肝、肾、脾、胃经。

【功效】

抗肿瘤，降糖，降血压，降血脂，抗氧化，改善神经系统功能。

【化学成分】

黄酮：芹菜素、木犀草素、槲皮黄素和山柰酚。

香豆素：明日叶中的香豆素类化合物主要有北美芹素、花椒毒内酯、丝立尼亭、香柑内酯、7-去甲基软木花椒素、4'-异戊烯酰-消旋凯诺内酯、蝉翼素、补骨脂素、异雷塞匹亭、异虎耳草素、雷塞匹亭、前胡内酯、当归素。

其他成分：明日叶含有赖氨酸、亮氨酸等8种人体必需氨基酸，维生素C、维生素B_2、维生素B_{12}等维生素，铁、钾、钙、镁等10余种矿物质元素。

【采收加工及炮制方法】

采收：明日叶栽植成活新叶萌出，当新叶长达30 cm时，即可剪下叶柄及新叶食用，采摘时要留2~3片老叶。从根茎部采摘时要留存5 cm的基部，切忌连根割。适当摘叶及控制好根系，其寿命可维持4~5年。

加工：明日叶可炒食、凉拌、榨汁、油炸、涮火锅、烧汤、炖肉或做成茶汁。

炮制：采摘后，除去杂质，筛去灰屑，干燥。

【炮制方法历史沿革】

明日叶具有独特的芳香味，可解鱼和肉的腥膻味；茎叶水煮后会变得柔软可口，作蔬菜时，可炒食、炸食、凉拌，也可氽汤或做成茶汁，亦可用来泡酒饮用。

【质量要求】

不含其他杂质。

【贮存】

明日叶需低温保存。

第四章

切　制

　　切制指将净选软化后的物料切成一定规格的片、块、丁、节、丝等形状，供食用制作备用的方法。

　　切制的目的：

　　（1）便于营养成分渗出　按食品的质地不同，采取"质地坚硬的切成薄块""质地疏松的切成厚块"的切制原则，以利于食品中的营养成分渗出，进而更好地发挥其营养价值。

　　（2）利于进一步的加工炮制　切制后，有利于进一步加工生产并提高功效。

　　（3）利于调配　切制后，体积适中，方便与原辅料调配。

　　（4）便于鉴别　对性状相似的中草药食品，将其切制成一定规格的片型，显露出组织结构，有利于区别不同的中草药食品，从而防止混淆。

　　（5）利于贮存　中草药食品切制后，含水量下降，减少了霉变、虫蛀等因素，利于贮存。

第一节

趁鲜切制

　　趁鲜切制是在中草药食品产地初加工时，将新鲜的中草药食品清洗干净，经适当干燥后切制、干燥，制成饮片。通过趁鲜切制，不仅可以省去干的中草药食品再浸润软化的工艺，还可以减少有效成分的损失，改善饮片的质量，提高产地加工机械化、规模化程度，有利于工业化生产，同时减少了重复环节。对于有可能趁鲜切制的中草药食品，提倡趁鲜切制，以达到优化生产环节、便于贮藏运输、降低成本、提升饮片质量的目的。

一、适宜趁鲜切制的中草药食品

　　富含水分的食品：如白茅根、芦根、青蒿、薄荷、益母草等，适宜半干切制。将这类中草药食品水洗后，晒成半干，再进行切制，既可避免食品中的汁液挤出，也不会使之破碎和掉叶。

　　质地坚硬的块根、块茎类食品：如乌药，干后质地坚硬，难以软化、切制，多采用产地趁鲜切制。

果实种子类食品：如枳实、枳壳等。这类食品自古就有趁鲜切制的记载。由于该类食品产地大多集中在气候阴湿的南方，物料易发霉变质，故需采用产地趁鲜切制的方法。

有效成分易溶于水的中草药食品：槟榔、苦参、何首乌、甘草、黄芪。

含角质的中草药食品：人参、天麻、北沙参、郁金、延胡索。此类食品，不但个体较大，而且断面角质坚硬，不易切制，故宜在产地加工时切成饮片。

坚硬难浸润的食品：泽泻、葛根、茯苓、猪苓、天花粉、乌药。

淀粉极难浸润的食品：山药、浙贝母等。

二、趁鲜切制的相关研究

古人很早就有直接趁鲜食用中草药食品的习惯。而后随着对中草药食品认识的不断丰富，人们在使用中草药食品时，为了便于服用，就相应地产生了对新鲜中草药食品切片或切块等最简单的加工方法，即将中草药食品在产地时就趁鲜切成片或块，便于食用。许多古籍有对根茎类、果实类、皮类等中草药食品趁鲜切制的记载。我国最早的中药炮制专著《雷公炮炙论》就有对中草药食品趁鲜加工的记载。

对于鲜切品种，应开展深入细致的调查研究工作，首先将趁鲜加工的与中草药食品二次加工的饮片进行有效成分、药理学、药效学的比较。其次鲜切后贮藏半年、一年甚至两年的饮片与传统切制同时期贮藏的饮片进行对比分析，若趁鲜切制的饮片品质较优，则可采用趁鲜切制法制备饮片，实现食品产地加工规范化与饮片生产一体化。如在植物类食品中，富含水分的根茎类、块根类、根皮类、枝藤类及少量的果实、菌核类食品都可以进行相关的实验研究。

在对大黄、白附子、茯苓、薄荷等中草药食品进行的趁鲜切制研究中，通过对大黄的 5 个游离蒽醌和对应的结合蒽醌的化学成分进行综合评价，并结合饮片性状、干燥时间、闷润时间和次数等指标来综合对比发现，大黄趁鲜加工较传统加工，其工艺更加简便高效，宜采用产地趁鲜加工。以草酸钙针晶含量、水溶性浸出物含量和铝离子残留量作为工艺优化指标，考察白附子趁鲜切制工艺，经过比较得出，白附子趁鲜切制后再加入白矾进一步炮制，可使白矾渗透到鲜白附子组织内部，破坏其草酸钙针晶，从而降低它的刺激性。测定茯苓多糖、总糖和水分的含量，也可对茯苓趁鲜切制工艺进行质量控制和优选，从而保证趁鲜切制的茯苓饮片质量。对于薄荷，研究认为薄荷一旦运输包装不当，就会断枝落叶，成为"光杆"，再加上应用前的浸润软化、切制、高温干燥等处理，会使其外观色泽灰暗，气味散失，因此薄荷应趁鲜切制。

总之，产地趁鲜切制的中草药食品饮片有利于保存其活性成分，并且趁鲜切制能够简化加工步骤，降低劳动强度，也能够使饮片的规格更加整齐、色泽美观，有效改善了中药饮片的质量。但是对于不宜趁鲜切制的中草药食品，则要注意保留传统的切制方法，以最大限度地保证中草药食品的食用价值，提高其加工品质。

与此同时，应当注意趁鲜切制应按饮片的生产管理，在通过 GMP（生产质量管理规范）认证的企业内进行生产。

❮ 鲜芦根（药食同源）❯

【别名】鲜芦茅根、鲜苇根

【使用部位】禾本科植物芦苇的新鲜或干燥根茎

【植物形态】

多年生高大草本，具有葡匐状地下茎，粗壮，横走，节间中空，每节上具芽。茎高 2～5 m，节下通常具白粉。

【地理分布】

全国大部分地区均有分布。

【药材性状】

呈长圆柱形或扁圆柱形，长短不一，直径约 1.5 cm。表面黄白色，有光泽，先端尖形似竹笋，绿色或黄绿色。全体有节，节间长 10～17 cm，节上有残留的须根及芽痕。质轻而韧，不易折断。横切面黄白色，中空，壁厚约 1.5 mm，可见排列成环的细孔，外皮疏松，可以剥离。

【性味归经】

味甘，性寒。归肺、胃经。

【功效】

清热泻火，生津止渴，除烦，止呕。

【化学成分】

多糖：鲜芦根中多糖含量高，约为 51%，主要由阿拉伯糖、木糖和葡萄糖组成。

维生素：芦根中含有维生素 B_1、维生素 B_2、维生素 C。

黄酮：小麦黄素。

小分子：对羟基苯甲醛，丁香醛，松柏醛，香草酸，阿魏酸，对香豆酸。

其他成分：含薏苡素，香树脂醇，蒲公英赛醇，蒲公英赛酮。

【采收加工及炮制方法】

采收：栽后 2 年即可采挖。一般在夏、秋季挖起地下茎。

加工：除掉泥土，剪去须根，切段。

炮制：除去杂质，洗净，切段，使药物洁净，便于调剂和制剂。

【炮制方法历史沿革】

汉代有捣汁。南北朝刘宋时代有去节须法。唐代有切法。明代有去赤黄皮。现行有净制、切制法。

【质量要求】

根据《中国药典》（2020 版），鲜芦根水分不得超过 12.0%，总灰分不得超过 11.0%，酸不溶性灰分不得超过 8.0%，芦根依照水溶性浸出物测定法下的热浸法测定不得少于 12.0%。

【贮存】

鲜芦根埋于湿沙中。

◂ 木姜叶柯（新食品原料）▸

【别名】甜茶、甜叶子树、胖稠、甜味菜、大叶稠子

【使用部位】壳斗科柯属植物木姜叶柯的嫩叶（芽）

【植物形态】

木姜叶柯是壳斗科柯属乔木，高可达 20 m，枝、叶无毛，叶片纸质至近革质，坚果为顶端锥尖的宽圆锥形或近圆球形，栗褐色或红褐色。

【地理分布】

以野生状态分布于我国长江以南各省区海拔 500～2500 m 以上的低山密林中，尤以江西、广西、湖南等省资源丰富，广东、云南、四川、福建等省次之。印度、泰国等国也有分布。

【药材性状】

叶革质，多皱缩卷曲，破碎，展平后呈倒卵状椭圆形。质脆。

【性味归经】

味甘、苦，性平。归肝经。

【功效】

具有润肺止咳、解困醒酒、降血糖、抗过敏、抗氧化、改善记忆力的作用。治疗湿热痢疾、皮肤瘙痒。

【化学成分】

黄酮：二氢查尔酮葡糖苷、根皮苷、三叶苷和3-羟基根皮苷为木姜叶柯甜茶的主要甜味成分。另外还含有槲皮素类和木犀草素类黄酮等成分。

三萜：主要为齐墩果烷、达玛烷、环菠萝蜜烷等类物质。

【采收加工及炮制方法】

采收：每年春、秋可摘 2～3 次嫩叶（芽）。

加工：嫩叶（芽）采收后，鲜用或晒干。

炮制：木姜叶柯嫩叶（芽）采摘后，通过揉捏、发酵以及烘干后包装成木姜叶柯甜茶的方式售卖。

【炮制方法历史沿革】

南北朝刘宋景平年间有采摘嫩叶（芽）烘焙制茶的炮制方法，唐朝的《清水岩志》《茶经》《中国茶道》记载"以嫩芽制之冲泡后味道甚甜，故称甜茶"。现行的炮制方法为净制干燥。

【质量要求】

木姜叶柯水分不得超过 9.0%，总灰分不得超过 6.5%。浸出物不得少于 25.0%。

【贮存】

置阴凉干燥处。

第二节

切制前的软化处理

切制包括中草药食品的浸润与切制。干燥的中草药食品切制前须经过润泡等软化处理，使其软硬适度，便于切制，同时除去泥沙杂质，使其洁净，降低某些中草药食品的毒副作用。软化处理包括水处理和特殊软化处理。其中大部分中草药食品可以采用常规水软化处理方法，部分特殊中草药食品采用特殊软化处理方法。

常规水软化处理中草药食品的物理过程分三个阶段，即浸润、溶解和扩散。在浸润和溶解两个过程中，质地由硬变软，而在扩散过程中，有效成分开始由细胞内向浸泡中草药食品的水溶液中转移，最终导致有效成分的流失。因此，以水软化处理中草药食品的原则为"少泡多润，能润不泡，药透水尽"，尽量减少中草药食品与水接触的时间，以保持中草药食品原有的成分。在水处理过程中，要适当控制用水量、浸润时间和温度，防止扩散现象的发生，避免有效成分的损失。

一、常用的软化处理方法

常规水软化处理方法包括淋法、洗法、泡法、漂法、润法等，现代常用真空加温、减压浸渍和气相置换设备进行快速软化。

（1）淋法　是用清水喷淋或浇淋中草药食品的方法。操作时，将中草药食品整齐堆放，用清水均匀喷淋，喷淋的次数根据中草药食品质地而异，一般为2~3次。均需稍润，以适合切制。本法多适用于气味芳香、质地疏松的全草类、叶类、果皮类和有效成分易随水流失的中草药食品，如薄荷、荆芥、枇杷叶、陈皮、甘草等。淋法处理后仍不能软化的部分，可结合其他方法，如润法，进行再处理。

（2）洗法　是用清水淘洗或快速洗涤中草药食品的方法。操作时，将中草药食品投入清水中，经淘洗或快速洗涤后，及时取出，稍润即可进行切制。适用于质地松软、水分易渗入及有效成分易溶于水的中草药食品，如五加皮、瓜蒌皮、合欢皮、石斛、陈皮等。大多数中草药食品洗一次即可，但有些中草药食品附着泥沙或其他杂质，则需用水洗数遍，以洁净为度。每次用水量不宜太多，如蒲公英等。洗法在保证中草药食品洁净和易于切制的前提下，要求操作迅速，避免含水分过多影响中草药食品质量，同时避免造成有效成分流失。

目前工厂生产中多采用洗药机洗涤中草药食品。洗药机的工作原理为：将待洗中草药食品从滚筒口送入后，启动机器，打开开关放水。在滚筒转动时，喷水不断冲洗中草药食品。冲洗水再经水泵打起进行第二次冲洗。洗净后，打开滚筒尾部，放出中草药食品，停机。此种洗药机的特点是利用导轮作用，故噪声及振动很小，应用水泵反复冲洗，可以节约用水。

（3）泡法　是将中草药食品用清水泡一定时间，使其吸入适量水分的方法。操作时，先将中草药食品洗净，再注入清水至淹没中草药食品，放置一定时间，根据中草药食品的质地、大小和季节、水温等灵活掌握，中间不换水，一般浸泡至一定程度，捞起，润软，再切制。适用于质地坚硬、水分较难渗入的中草药食品，如天花粉、木香、乌药、土茯苓、泽泻、姜黄等。一般来说，体积粗大、质地坚实者，泡的时间宜长些；体积细小，质轻者，泡的时间宜短些。春、冬季节浸泡的时间相对宜长些；夏、秋季节浸泡的时间则宜短。质轻遇水漂浮的中草药食品，如枳壳、青皮等，在浸泡时，要压重物，使其泡入水中。本着"少泡多润"的原则，以软硬适度便于切制为准。

另外，动物类中草药食品也可采取泡法，即将中草药食品置于缸内，放水淹过药面，加盖泡之，中间不换水。由于微生物繁殖，造成筋膜等腐烂，可除去附着的筋、肉、膜、皮等，而留下需要的骨质，随后洗净，干燥。如龟甲、鳖甲、鹿角等。

（4）漂法　是将中草药食品用大量水多次漂洗的方法。操作时，将中草药食品放入大量的清水中，每日换水2~3次，漂去有毒成分、盐分及腥臭异味。本法适用于毒性中草药食品、用盐腌制过的中草药食品及具腥臭异常气味的中草药食品，如肉苁蓉、昆布、海藻等。漂的时间根据中草药食品的质地、季节、水温灵活掌握，以去除其刺激性、咸味及腥臭气味为度。

（5）润法　是把泡、洗、淋过的中草药食品，用适当器具盛装，随后可采用湿物遮盖，置于润药台上，或者采用持续喷洒清水的方法，使中草药食品内外湿度一致以保证中草药食品处于湿润状态，利于切制。该法适用于质地较坚硬的中草药食品。润法得当，既保证质量，又可减少有效成分损耗，有"七分润工，三分切工"之说，可见润工是切制前的关键工艺。润法的优点在于有效成分损失少，饮片颜色鲜艳，水分均匀，饮片平坦整齐，润后很少出现因贮存过久而外皱内裂（炸心），以及翘片、掉边、碎片等现象。润的方法具体有浸润、伏润、露润等。浸润是以定量水或其他溶液浸泡中草药食品，经常翻动，使溶液缓缓渗入内部。如黄连（酒浸）、木香、郁金（水浸）、枳壳、枳实等。而伏润又称闷润。经过水洗、浸泡或采用其他辅料处理过的中草药食品，用容器在基本密闭条件下闷润，使中草药食品内外软硬一致，利于切制，如郁金、白术、白芍、山药等。露润是采用吸潮回润的方法，将中草药食品摊放于湿润而垫有篾席的土地上，使其自然吸潮回润，如当归、玄参、牛膝等。

润法注意事项：①润法时间长短应视中草药食品质地和季节而定，如质地坚硬的需浸润3～4天或10天以上；质地较软的1～2天即可。夏、秋宜短，冬、春宜长；②质地特别坚硬的中草药食品。一次不易润透，需反复闷润才能软化。如何首乌、泽泻等。③在夏季润药时，由于环境温度高，要防止中草药食品霉变。对含淀粉多的中草药食品，如山药、天花粉等，要防止发黏、变红、发霉、变味现象出现。一经发现，要立即以清水快速洗涤，晾晒后再适当闷润。

二、特殊软化处理方法

（1）湿热软化　有些不适宜采用上述方法处理的中草药食品，还可采用蒸润、蒸汽喷雾润、减压饮润等方法。如黄芩要蒸润后趁热切片。使其断面呈现黄色，若用冷水浸润后切片，断面则变为绿色，中草药食品就发生了质变，疗效降低或丧失。木瓜蒸后呈棕红色，趁热切片；鹿茸刮去茸毛，加酒稍润，边蒸边切，这样既保证了质量又利于切片。为了缩短切制工艺生产周期，提高饮片质量，国内有关单位还采用了"真空加温润药法"和"减压冷浸润法"，收到了较好的效果。

真空加温润药法的原理是将中草药食品置高密封的高真空箱内，使中草药食品皮部的微孔产生真空状，利用负压和气体极强的穿透力使水蒸气充满中草药食品内部的微孔，完成"汽充"置换，从而快速软化中草药食品。

减压冷浸法的原理是利用减压抽真空的方法，抽出中草药食品组织间隙的气体。使之接近真空，维持原真空度不变，将水注入罐内至浸没中草药食品，再恢复常压，使水迅速进入中草药食品组织内部，达到与传统浸润方法相似的持水量，将中草药食品润至可切，以此提高软化效率。

（2）砂润软化　将待软化的中草药食品埋入含水充分的砂中，利用渗透的原理，使砂中的水分逐渐渗入中草药食品组织内部达到软化的方法，称为砂润法。该法的优点是设备简单，操作方便，润药过程中不易伤水、发霉。主要操作方法为：取一个下部漏空的容器，装上三、四成的中粗河砂，并用水浸湿。将大小分档后的中草药食品埋没在湿砂中，使其缓缓吸收水分，每天淋水1次，至漏水口有水滴出为度，如大黄等可用砂润法软化。

（3）火润法　该法适用于怀牛膝、续断、党参等中草药食品，在切制前作软化处理。具体方法是将中草药食品均匀地摊置于炭火上或电热箱、烘房内的网架中，用70℃(±5℃)温度烘烤3~5 min，立即进行切制。

◂ 白芷（药食同源）▸

【别名】薜芷、芳香、泽芬、白茝、香白芷

【使用部位】伞形科植物白芷或杭白芷的根

【植物形态】

多年生高大草本。根圆柱形，皮孔横生，有浓烈气味。茎上部叶2~3回羽状分裂，叶片轮廓为卵形至三角形；叶鞘囊状。双悬果长圆形，侧棱翅状。

【地理分布】

主要分布于我国的东北地区以及俄罗斯的远东地区、朝鲜半岛和日本。其变种杭白芷主产于四川、浙江。另一变种祁白芷主产于河北安国，禹白芷主产于河南长葛、禹州。北方的一些省区有栽培，多自产自销，少数调往省外。

【药材性状】

白芷呈长圆锥形，长10~25 cm，直径1.5~2.5 cm。表面灰棕色或黄棕色，根头部钝四棱形或近圆形，顶端有凹陷的茎痕。质坚实，断面白色或灰白色，粉性，形成棕色层环，近方形或近圆形，皮部散有多数棕色油点。

【性味归经】

味辛，性温。入大肠、脾、胃经。

【功效】

祛风止痛，燥湿止带，解表散寒。

【化学成分】

（1）杭白芷根

香豆素：欧前胡内酯、异欧前胡内酯、别异欧前胡内酯、别欧前胡内酯、香柑内酯、氧化前胡素、异氧化前胡素、水合氧化前胡素、白当归素、白当归脑、新白当归脑、珊瑚菜素、花椒毒酚、5-甲氧基-8-羟基补骨脂素、补骨脂素、栓翅芹烯醇。

元素：钙、铜、铁、锌、锰、钠、磷、镍、镁、钴、铬、钼。

（2）祁白芷根

香豆素：欧前胡内酯、异欧前胡内酯、氧化前胡内酯、水合氧化前胡内酯、珊瑚菜素、白当归素、叔-O-甲基白当归素。

香豆精葡糖苷：紫花前胡苷、白当归素-叔-O-β-D-吡喃葡糖苷、白当归素-仲-O-β-D-吡喃葡糖苷、东莨菪苷、茵芋苷。

【采收加工及炮制方法】

采收：夏秋间采挖。

加工：除去须根及泥沙，按大小个分开，浸泡至六七成透，晾润至透，切厚片，干燥。

炮制：拣去须根及泥沙洗净，冬春季用热水浸泡2~3 h，夏秋季用温水浸泡1~2 h，捞起滤干水分，投入缸内，闷润，每天翻动 2 次，使全部浸透后取出切成半分厚横片，或刨成 2 cm 厚直片，晒干。

【质量要求】

根据《中国药典》（2020 版），白芷水分不得超过 14.0%，总灰分不得超过 6.0%，稀乙醇浸出物不得少于 15.0%，按干燥品计算，含欧前胡素不得少于 0.08%。白芷饮片总灰分不得超过 5.0%。

【贮存】

装箱内加盖，到 4～8 月放硫黄箱内保存。置于阴凉干燥处，防蛀。

高良姜（药食同源）

【别名】膏凉姜、良姜、佛手根、小良姜、海良姜

【使用部位】姜科植物高良姜的根茎

【植物形态】

多年生草本，高 30～80 cm。根茎圆柱状，横走，棕红色或紫红色，有节，节处具环形膜质鳞片，节上生根。种子具假种皮，有钝棱角，棕色。花期 4～10 月。

【地理分布】

生长在路边、山坡的草地或灌木丛中。分布于我国广东、海南、广西、云南、台湾等地。

【药材性状】

干燥根茎呈圆柱形，多弯曲，有分枝，长 5～9 cm，直径 1～1.5 cm，表面暗红棕色，有纵皱纹与灰棕色波状环节，节间长 0.5～1 cm，下侧面有圆形的细根残痕。质坚韧，不易折断，断面灰棕色或红棕色，较粗糙。气芳香，味辛辣。以粗壮、坚实、红棕色为佳。

【性味归经】

味辛，性热。入脾、胃经。

【功效】

散寒止痛，温胃止呕。

【化学成分】

挥发油：1,8-桉叶素、桂皮酸甲酯、丁香油酚、蒎烯。

黄酮：高良姜素、山柰素、山柰酚、槲皮素、异鼠李素、高良姜酚。

【采收加工及炮制方法】

采收：夏、秋季采挖。

加工：将收获的根茎，除去地上部分、泥土、须根及鳞片，选取老根茎截成 5～6 cm 长的小段，洗净，切段置烈日下晒干。在晒至六七成干时，堆在一起闷放 2～3 天，再晒至全干，则皮皱肉凸，表皮红棕色，质量更佳。

炮制：去杂质洗净，冬、春季用温水浸 2 h，夏、秋季用冷水浸 1 h，捞入筐内，加盖湿布，润透取出，切横片或直片，晒干。

【炮制方法历史沿革】

唐代有火炙令焦香、酒煮法。宋代有炒，微炒，炒令黑色；麻油炒；斑蝥制；油炒；壁

土炒；炮法。元代有炒成灰法。明代有沸汤泡焙、米醋煮、煨制、黄土炒，用新壁土、斑蝥、巴豆仁、陈仓米四制，青盐炒，用吴茱萸、东壁土炒，同蓬术、三棱醋煮法。清代有煅黑，用猪胆汁浸，东壁土炒，醋泡，酒炒法等。现行有净制、切制法。

【质量要求】

按干燥品计算，含高良姜素不得少于 0.70%。

【贮存】

置阴凉干燥处。

桔梗（药食同源）

【别名】苦梗、苦桔梗、大药

【使用部位】桔梗科植物桔梗的根

【植物形态】

多年生草本，高 30~90 cm，全株光滑无毛。根肉质，圆柱形，或有分枝。茎直立，单一或分枝。

【地理分布】

野生于山坡草丛中。我国大部分地区均有分布。主产于安徽、河南、湖北、辽宁、吉林、河北、内蒙古等地。

【药材性状】

干燥根呈长纺锤形或长圆柱形。全长 7~20 cm，直径 0.7~2 cm。表面淡黄色至黄色，皱缩，上部有横纹。气无，味微甘而后苦。以条粗均匀，坚实、洁白、味苦者为佳。条不均匀，折断中空，色灰白者质次。

【性味归经】

味苦、辛，性平。入肺经。

【功效】

宣肺，利咽，祛痰，排脓。治外感咳嗽、咽喉肿痛、肺痈吐脓、胸满胁痛、痢疾腹痛。具有降血糖、抑菌作用。

【化学成分】

多糖：葡萄糖、α-菠菜甾醇-β-D-葡糖苷、菊糖、桔梗聚糖。

醇：菠菜甾醇、Δ7-豆甾烯醇、白桦脂醇。

皂苷：桔梗皂苷元等。

有机酸：远志酸。

三萜烯：桔梗酸 A、桔梗酸 B 及桔梗酸 C。

【采收加工及炮制方法】

采收：春、秋两季采收，而以秋采者体重质实，质量较佳。

加工：挖取后去净苗叶，洗净泥土，即浸水中，刮去外皮，晒干。如遇阴雨天应即烘干。

炮制：拣净杂质，除去芦头，洗净捞出，润透后切片，晒干。

【质量要求】

根据《中国药典》（2020 版），桔梗的水分含量不得超过 15%，总灰分不得超过 6.0%。含桔梗皂苷 D 不得少于 0.10%，水溶性浸出物不得少于 49.0%。醇溶性浸出物不得少于 17.0%。

【贮存】

置通风干燥处，防蛀。

第三节
饮片类型及切制原则

一、饮片类型

饮片的形态取决于中草药食品的特点、质地、形态和各种不同的需要，如炮制、鉴别、用药要求的不同等。将常见的饮片类型分述如下：

极薄片：厚度为 0.5 mm 以下，木质类中草药食品及动物骨、角质类，根据需要，可在入药时制成极薄片。如羚羊角、降香、松节、鹿角等。

薄片：厚度为 1～2 mm，适宜质地致密坚实、不易破碎的中草药食品。如白芍、天麻、三棱、乌药、木通、当归等。

厚片：厚度为 2～4 mm，适合质地松泡、黏性大、切薄片易破碎的中草药食品，如茯苓、泽泻、南沙参、山药、丹参等。

斜片：厚度为 2～4 mm，适宜为长条形且纤维性强的中草药食品。将斜片倾斜度小的称瓜子片，如桂枝、桑枝；而倾斜稍大且体粗者称马蹄片，如大黄；倾斜度更大而中草药食品较细者，称柳叶片，如甘草、黄芪、川牛膝、银柴胡等。

直片（顺片）：厚度为 2～4 mm，适宜形状肥大、组织致密、色泽鲜艳和需突出其鉴别特征的中草药食品。如大黄、附子、何首乌、白术、防己、升麻等。

丝：包括细丝和宽丝。细丝 2～3 mm，宽丝 5～10 mm。适宜皮类、叶类和较薄果皮类中草药食品。如厚朴、桑白皮、秦皮、陈皮等均切细丝；荷叶、枇杷叶、淫羊藿、冬瓜皮、瓜蒌皮等均切宽丝。

段：长为 10～15 mm，长段又称"节"，短段称"咀"。适宜全草类和形态细长，内含成分易于煎出的中草药食品。如香薷、党参、青蒿、石斛、大蓟、薄荷、荆芥、怀牛膝、藿香、木贼、小蓟等。

块：又称丁，一般为 8～12 mm³ 的立方块。对于某些易糊化、需要进一步炮制的中草药食品，则需切成不等的块状，如阿胶丁等。

二、饮片切制原则

① 质地致密、坚实者，宜切薄片。如当归、白芍等。

② 质地松泡、粉性大者，宜切厚片。如山药、茯苓、黄芪、甘草等。

③ 为了方便切制操作，视不同情况，选择直片、斜片等。如大黄、何首乌、山药、黄芪、桂枝、桑枝等。

④ 为了对中草药食品进行炮制（如酒蒸），切制时，可选择一定规格的块或片。如大黄、何首乌等。

⑤ 凡中草药食品形态细长，内含成分又易煎出的，可切制一定长度的段。如益母草、木贼、薄荷等。

⑥ 皮类中草药食品和宽大的叶类中草药食品，可切制成一定宽度的丝。如陈皮、黄柏、荷叶、枇杷叶等。

第四节
饮片切制方法

饮片切制在不影响药效，便于调配、制剂的前提下，基本上采用机械化生产，并逐步向联动化生产过渡。目前，由于机器切制还不能完全满足某些饮片类型的切制要求，故在某些环节手工切制仍在使用。

一、机器切制

机器切制的主要优点是生产能力大，速度快，节约时间，减轻劳动强度，提高生产效率。目前工厂三种主要的切药机简介如下：

（1）剁刀式切药机　使用传送带输送，一般根、根茎、全草类中草药食品均可切制，不宜切颗粒状中草药食品。

（2）旋转式切药机　推顶式送药，可以进行颗粒类中草药食品的切制，全草类中草药食品则不宜切制。

（3）多功能切药机　采用填入式、无机械输送。这种切药机主要适用于根茎、块状及果实类中草药食品，可采用圆片、直片，以及多种规格斜形饮片的加工切制。

二、手工切制

手工切制的主要优点是切制的片型美观、齐整、规格齐全，但是生产效率低，劳动强度大。手工切制用的切药刀，全国各地不甚相同，但切制方法相似。主要的机械是切药刀、片刀、蟹爪钳。刀磨的好坏直接影响到饮片的质量。

磨刀应注意以下几点：磨刀姿势斜向站；铡刀只磨右面铁；贴石磨板斜磨口；片刀平板背落空；远近左右力不同；出口剔角用力功；粗石薄口釉起锋；起锋后去翻口铁。其优点在于切制饮片时，既省力省时，又可提高饮片质量，增强其疗效。

三、其他切制与加工

对于木质及动物骨、角类等中草药食品，用上述工具切制较难，应根据不同情况，选择适宜工具，以利于操作。

（1）镑片　镑是切制方法之一，即用特制的镑刀或镑片机将软化好的动物角质类药材刮成薄屑的方法。质地坚硬的动物角质类药材一般也难以正常软化切片，所以多用此法制备极薄的片屑或丝。如镑羚羊角、镑水牛角等。

（2）刨　适宜用于木质类中草药食品，如檀香、松节、苏木等。操作时，将中草药食品固定，用刨刀刨成薄片即可。若利用机械刨刀，则原料需预先进行水处理。

（3）锉　有些中草药食品，习惯上用其粉末。但由于用量小，一般不事先准备，而是随处方加工，如水牛角、羚羊角等。调配时，用钢锉将其锉为末，或再加工继续研细即可。

（4）劈　利用斧类工具将动物骨骼类或木质类中草药食品劈成块或厚片。如降香、松节等。

四、护色

色泽是检查中草药食品饮片的主要质量标志之一，各种中草药食品或饮片都有其固有的色泽，色泽的改变往往意味着中草药食品效用的改变。饮片变色，多因中草药食品中的不稳定的色素类成分在不当的环境条件下受到破坏所造成，如高湿度、氧气、日照、高温、低温、酶、铁等环境因素均有可能造成饮片的变色，因此，在饮片的炮制、贮藏过程中可采取干燥、避光、包装、灭酶或添加护色剂等措施来达到饮片护色的效果。

香橼（药食同源）

【别名】枸橼、香圆

【使用部位】芸香科植物枸橼或香圆的干燥成熟果实

【植物形态】

香橼根据形态的不同可分为枸橼和香圆两类。

①枸橼：常绿小乔木或灌木。枝有短硬棘刺，嫩枝光滑，带紫红色。叶互生；具短柄，无叶翼或略有痕迹，叶片间无明显关节；叶片长圆形或倒卵状长圆形。

②香圆：常绿乔木，高9～11 m。全株无毛，有短刺。叶互生；叶柄有倒心形宽翅，长约为叶片的1/4～1/3；叶片革质，椭圆形或长圆形。

【地理分布】

我国江苏、浙江、福建、台湾、湖北、湖南、广东、广西、四川、云南等地皆有栽培。

【药材性状】

枸橼为圆形或长圆形片，直径4～10 cm，厚2～5 mm。横切面边缘略呈波状，外果皮黄绿色或浅橙黄色，散有凹入的油点；中果皮厚1～3 cm，黄白色，较粗糙，有不规则的网状突起的维管束。质柔韧。以片色黄白、香气浓者为佳。

香圆为类球形或圆片，直径4～7 cm。表面黑绿色或黄棕色，较粗糙。质坚硬，横切面边缘油点明显，中果皮厚约0.5 cm，瓤囊9～11室，棕色或淡红棕色，间有黄白色种子。以个大、皮粗、色黑绿、香气浓者为佳。

【性味归经】

味辛、苦、酸，性温。入肝、肺、脾经。

【功效】

疏肝理气，宽中。用于抗炎，抗病毒，预防冻伤。

【化学成分】

胡萝卜素：董黄质、叶黄素环氧化物、新黄质、β-阿扑-8-胡萝卜醛、β-胡萝卜素氧化物、η-胡萝卜素、异董黄质、黄体呋喃素、玉米黄质、隐黄素、六氢番茄烃。

生物碱：辛弗林、N-甲基酪胺、黄柏酮。

挥发油：γ-松油烯、对聚伞花素、柠檬烯、橙花醛、月桂烯、α-水芹烯、罗勒烯、异松油烯、香茅醛、壬酸、α-松油醇、牻牛儿醛、橙花醇、乙酸牻牛儿醇酯、牻牛儿醇、衣兰烯、丁香烯、樟烯、3-蒈烯、辛醛、庚醛、右旋柠檬烯、柠檬醛、水芹烯、柠檬油素。

其他成分：果胶、鞣质、橙皮苷、枸橼酸、苹果酸、琥珀酸、胡萝卜苷、β-谷固醇等。

【采收加工及炮制方法】

采收：秋季果实成熟时采收，趁鲜切片，晒干或低温干燥。

加工：拣去杂质，用水洗净，去瓤。

炮制：未切片者，打成小块；切片者润透，切丝，晾干。

【炮制方法历史沿革】

清代有去白炒，煅存性，去核切片，又有与酒同入砂罐内煮令熟烂，自黄昏至五更为度，用蜜拌匀法等。现行有炒、麸炒、盐制法等。

【质量要求】

本品按干燥品计算，含柚皮苷（$C_{27}H_{32}O_{14}$）不得少于2.5%。

【贮存】

置阴凉干燥处，防霉，防蛀。

灵芝（试点药食同源）

【别名】赤芝、红芝、菌灵芝、万年蕈、木芝、紫芝

【使用部位】多孔菌科真菌赤芝或紫芝的干燥子实体

【植物形态】

灵芝根据形态不同可分为赤芝和紫芝两类。

① 赤芝：外形呈伞状，菌盖肾形、半圆形或近圆形，直径10～18 cm，厚1～2 cm。皮壳坚硬，黄褐色至红褐色，有光泽。菌肉白色至淡棕色。菌柄圆柱形，长7～15 cm，直径1～3.5 cm，红褐色至紫褐色，光亮。孢子细小，黄褐色。气微香，味苦涩。

② 紫芝：皮壳紫黑色，有漆样光泽。菌肉锈褐色。菌柄长17～23 cm。

【地理分布】

我国普遍分布，但以长江以南为多。主要分布于长江以南高温多雨地带。

【药材性状】

栽培品：子实体较粗壮、肥厚，直径12～22 cm，厚1.5～4 cm。皮壳外常被有大量粉尘样的黄褐色孢子。

【性味归经】

味甘，性平。归心、肺、肝、肾经。

【功效与主治】

益气血，安心神，健脾胃。主虚劳、心悸、失眠、头晕、神疲乏力、久咳气喘、冠心病、肿瘤。抗动脉粥样硬化，保护血管内皮细胞，提高免疫力，清除自由基，抗肿瘤，降低血糖、血脂，保护肝脏，改善睡眠，抗病毒，延缓衰老。

【化学成分】

多糖：由 L-阿拉伯糖、L-岩藻糖、L-鼠李糖、D-葡萄糖、D-半乳糖、D-甘露糖、D-木糖和 D-葡聚糖等单糖组成。

三萜：灵芝酸、赤芝酸、灵芝内酯等。

固醇：麦角甾醇、谷固醇、麦角甾醇棕榈酸酯等。

氨基酸：甘氨酸、丙氨酸、缬氨酸、亮氨酸、异亮氨酸等。

生物碱：甜菜碱、灵芝碱甲、灵芝碱乙。

【采收加工及炮制方法】

采收：野生者全年可采收；人工培养者在子实体成熟时采收。

加工：采集子实体，除去杂质，阴干或晒干；或晾至八成干，隔水蒸 1 h，晒干，以防虫蛀。

炮制：现有净制、切制法。净制：将原药洗去杂质。切制：润软，切厚片，干燥，筛去灰屑，切块。用时切厚片或研粉。炮制可提高药物的洁净度，便于调剂和制剂。

【炮制方法历史沿革】

明代有水洗，碾碎为末用法。现有净制、切制法。

【质量要求】

根据《中国药典》（2020 版），水分不得超过 17.0%，总灰分不得超过 3.2%。

【贮存】

贮于干燥容器内，密闭，置阴凉干燥处。

湖北海棠（茶海棠）叶（新食品原料）

【别名】野海棠叶、野花红叶、花红茶叶、楸子叶

【使用部位】蔷薇科苹果属植物湖北海棠的嫩叶

【植物形态】

湖北海棠，乔木，高达 8 m。小枝紫色至紫褐色，初有短茸毛，后脱落。

【地理分布】

生长于海拔 50～900 m 的山坡或山谷丛林中。广泛分布于黄河以南的湖北、四川、江西等地，其中湖北鄂西地区较为集中，有大面积天然原生湖北海棠林存在。

【药材性状】

叶片卵形或卵状椭圆形，长 5～10 cm，宽 2.5～4 cm，先端急尖或渐尖，基部圆形或宽楔形，边缘有细锐锯齿，齿端具腺点，主脉下面具沟，幼叶被细毛，托叶 2，披针形。叶革质。

【性味归经】

味酸，性平。归肝、胃经。

【功效】

具有降血糖及降血脂功效。具有消积化滞、和胃健脾的功效。

【化学成分】

黄酮及其苷：3-羟基根皮苷、槲皮素、根皮苷、β-胡萝卜苷、β-谷固醇、刺槐素、根皮素、白杨素、扁蓄苷等。

挥发性成分：主要包括烷烃类、酯类、醇类、酮类、烯类、醛类等。

元素：铁、锌、锰、锶、铜、铬、钴、硒等。

其他成分：原儿茶酸、隐绿原酸、新绿原酸、咖啡酸、对羟基苯丙酸、3-O-对香豆酰基奎宁酸、顺式香豆酸、间苯三酚、3,4′-二羟基-3′-甲氧基苯丙酮等。

【采收加工及炮制方法】

采收：夏、秋季采叶，鲜用。

加工：除去杂质，切丝。

炮制：可高温条件下短时杀青，破坏鲜叶中氧化酶活性，防止根皮苷含量降低；杀青后的海棠叶，烘制 160 min，即可生产水分小于 10% 的干海棠叶茶。

【质量要求】

水分不得超过 12.0%；总灰分不得超过 8.0%；酸不溶性灰分不得超过 1.5%；浸出物用稀乙醇作溶剂，不得少于 25.0%。

【贮存】

置通风干燥处，防蛀。

＜ 莼菜（新食品原料-莼菜多糖营养液） ＞

【别名】露葵、茆、缺盆草、锦带、水芹

【使用部位】莼菜科莼菜的茎、叶

【植物形态】

多年生草本。根茎横行泥中。茎细，长达 1 m 以上，沉浸水中。

【地理分布】

生长于池塘湖沼，主要分布在云南、四川、湖南、湖北、江西、浙江和江苏七省，在北纬 30° 以南地区分布广泛。

【药材性状】

茎横生且细，长达 1 m 以上。叶互生，叶柄细长；叶片卵形至椭圆形，下面暗紫色，叶脉放射状。花梗由叶腋抽出，梗长约 10 cm，有茸毛。

【性味归经】

味甘，性寒。入肝、脾经。

【功效】

具有清热解毒，利水消肿的功效。

【化学成分】

酸性多糖：由 D-半乳糖、D-甘露糖、L-石藻糖、L-鼠李糖、D-木糖、L-阿拉伯糖和 D-葡萄糖等单糖组成。

氨基酸：天冬氨酸、丝氨酸、谷氨酸、甘氨酸、丙氨酸等。

元素：硒、铜、铁、锌、钙等。

【采收加工及炮制方法】

采收：5~7月采收。

加工：洗净，煎汤或作羹。

炮制：取原药材，除去杂质及枝梗，筛去灰屑。

【炮制方法历史沿革】

明代有切制，研末。清代有酒制，净制。现行有切制，净制。

【质量要求】

新鲜洁净即可。

【贮存】

鲜品冷藏。

第五节

饮片的干燥

《本草蒙筌》曰："凡药藏贮宜提防，倘阴干、曝干、烘干未尽其湿，则蛀蚀霉垢朽烂不免为殃。"这反映了干燥是采收后中草药最普遍和最关键的加工步骤。干燥过程是影响中草药质量和经济价值的重要环节，干燥效果直接影响产品的使用、质量和外观。干燥方式分为自然干燥和人工干燥。

一、自然干燥

中草药食品通常选用自然干燥。自然干燥是指把切制好的饮片置日光下晒干或置阴凉通风处阴干。早在《神农本草经》序录中就有"阴干曝干，采造时月，生熟土地所出，真伪陈新，并各有法"。而自然干燥通常选用晒干法。晒干法是指将中草药薄薄地摊开在室外，利用太阳能和户外流动的空气对中草药进行干燥的方法。它的优点是简便易行，成本低、效果好，且干燥的中草药的量不受限制。对中草药进行产地干燥加工最为适宜。一般饮片均采用晒干法。

二、人工干燥

人工干燥技术根据中草药食品性状的不同，选用也不尽相同。通常包含以下几种。

（1）微波干燥　微波是波长为 1~1000 mm，频率为 300~300000 MHz 并具有穿透性的电磁辐射波。微波加热的物料其内部外表一起加热，但由于表面比较容易散热，常常是内部的温度高于表面温度。温度场的梯度和水分的梯度方向相同，并且传热与传质的方向也一致，使内部水分快速蒸发，产生内部的压力梯度，水分则迅速地扩散到表面挥发掉，使干燥物料的时间大大缩短。近年来，微波干燥已经广泛用于粮食、果蔬等，但用于中草药食品的干燥灭菌尚处于尝试阶段。

（2）远红外干燥　远红外干燥是利用红外线辐射器发出的远红外线为被加热的物质所吸收，直接转变为热能，从而改变分子的振动和运动状态，分子由摩擦和运动而生热，产生自发热效应，使水分和其他溶剂分子蒸发，从而达到加热和干燥的目的。目前，远红外干燥在中草药干燥方面的应用已日益成熟，常用于百合、人参、陈皮、天花粉、莪术、白芍、板蓝根、大黄、防风、丹参、桔梗、甘草、当归等中草药的干燥。

（3）热泵干燥　热泵干燥是利用热空气加热湿物料并吸收物料的蒸发水分以使物料干燥的方法，与常规热风干燥的干燥介质和基本原理基本相同。热泵干燥主要使空气中水分冷凝来降低其湿度，而空气在干燥室与热泵干燥机之间是闭式循环，两者基本上不排气。热泵干燥技术由于其干燥温度较低，能够节约能源，另外也使干燥物料品质好，干燥参数易于控制且可调范围宽。

（4）真空冷冻干燥　真空冷冻干燥是真空干燥技术与冷冻干燥技术的结合。此技术采用了在低温低压的条件下的传热传质机制，将需要干燥的物料在低于物料的共晶点温度下的低温环境中先进行冻结，后将物料置于高真空的环境中，使物料中的水分以冰晶的状态直接升华为气体，从而除去物料中的水分。真空冷冻干燥技术能够较大程度保留营养成分，使物料品质较高。另外其脱水效率高，适用于长期保存和长途运输。

三、干燥方法的选择

为了保证中草药质量，应详细研究药效变质情况和其起因，针对不同的中草药选用不同的干燥方法和干燥条件。

（1）黏性类饮片干燥　麦冬、玉竹等黏性类中草药食品含糖量较高，比较不容易干燥，而且容易发黏，如果采用小火慢慢烘焙，会使含黏液较多的中草药食品原汁外渗，导致中草药食品质量下降，甚至丧失中草药食品的有效成分，因此宜采用中火进行快速烘烤，使得中草药食品外皮组织细胞由于高温而迅速脱水硬结，内部汁液被封闭在中草药食品内部。

（2）芳香类饮片干燥　薄荷、紫苏、荆芥等气味芳香的中草药食品主要含有大量挥发油，加热处理会加速挥发油的挥发，要想在中草药食品干燥时既能使饮片干燥又保持香味，不因损失大量挥发性活性成分从而使药效降低，则宜采用低温干燥处理。可以将饮片平摊开薄薄的一层，置于遮光的阴凉通风处；也可以选择阳光不是十分强烈的晴天，置于室外晾干，但是切忌暴晒；也可以采用烘箱低温干燥的办法烘干饮片，但是烘烤温度应控制在50℃以内。

（3）粉质类饮片干燥　山药、贝母、葛根等含有大量淀粉的中草药食品，比较容易吸收空气中的水分，而导致饮片表面变滑、发黏甚至发霉变质，因此及时干燥粉质类饮片十分必要。由于此类中草药食品含淀粉较多，饮片质地大多比较松泡，在摊晾的过程中要注意轻轻翻动，动作轻柔，否则容易导致饮片破碎。如果室外自然干燥，也不适合暴晒，会影响饮片外观颜色。如果需要烘箱干燥，适合低温烘干，温度过高会使淀粉物理性质发生变化，从而导致饮片颜色发黄。另外，此类中草药食品干燥后要及时收贮，避免因潮湿而发生吸潮返软的情况。

（4）含油脂类饮片干燥　柏子仁、当归、桃仁等含有大量脂肪油的中草药食品常会因为受热而导致饮片内部油脂溢到表面，而导致发黏、返软等现象。另外，温度高还会导致油脂被水解为游离脂肪酸，脂肪酸又透过中草药食品的组织和细胞溢到表面，脂肪酸再进一步氧化和分解，使中草药食品出现酸败气味。因此，含油脂的饮片在干燥时一定要控制好温度，干燥温度过高就会导致中草药食品出现泛油现象，中草药食品本身颜色也会随之变黄。如果烘干火力过大，还会出现中草药食品先出油、再变干的现象，严重影响饮片质量。含油脂多的饮片最适宜在阳光不强的晴天晒干，若遇到阴雨连绵、空气湿度过大的情况，也可以烘干，但一定要用微火，要勤翻动，防止中草药食品焦化发黑。

（5）色泽类饮片干燥　每种中草药食品都有其固有色泽，颜色是控制饮片质量的中草药食品指标。一旦中草药食品颜色发生改变，往往提示饮片内在质量的下降。由于干燥或储存不当，有的饮片颜色越变越深，如槟榔；有的颜色越来越浅，如黄柏；有的由鲜艳变得暗淡，如枸杞子。导致色泽类饮片颜色发生改变的原因很多，例如储存方法不当、干燥方法不当、虫蛀、发霉、日晒等。其中，干燥方法不当是导致变色的主要原因。中草药食品饮片本身性质各异，对应的干燥方法也不尽相同，例如，颜色发白的桔梗和浙贝母，就比较适合日晒干燥，越晒中草药食品颜色会越白。而本身颜色发黄的黄芪，如果用日晒的方法干燥，黄芪的颜色就会变得暗淡，造成毁色，所以黄芪适合用木炭火微火烘烤，这样不但可以使黄芪的颜色能够保持黄色，还能够增加黄芪的香味，但是如果采用大火烘烤，黄芪会因被烤焦而变色。

（6）须根类饮片干燥　紫菀、龙胆、白薇等须根类中草药食品由于较细的须根众多又多缠绕在一起，因而饮片往往容易缠绕成团不透气，一旦温度、湿度适宜，此类中草药食品极易发霉腐烂。在干燥须根类中草药食品时，可以将缠绕成团的饮片先进行切制，或者将缠绕的须根分开捋顺，薄薄地摊开晾晒，要勤翻动使饮片充分通风，彻底晒干中草药食品内部水分，防止饮片干燥不均而霉变。如果遇到连雨天气，可以用烘箱采用中火烘焙，加快干燥速度，但一定要有专人看管，定时勤翻，否则会导致饮片由于集中受热而自燃。

（7）皮类和根皮类饮片干燥　肉桂、杜仲、厚朴等皮类中草药食品，或者地骨皮、牡丹皮等根皮类中草药食品一般不易霉变，干燥方法相对简单多样，但是在干燥的过程中也不能麻痹大意，日晒过久或者烘干时间过长，也会导致中草药食品有效成分的损失，例如牡丹皮主要含牡丹酚类成分，牡丹酚遇热易挥发，长时间高温干燥，会使牡丹酚含量减少，从而影响牡丹皮的疗效。如果遇到连续的阴雨天，空气湿度大的时候，不可将中草药食品长时间堆放，而需要低温烘干处理。

（8）草叶类饮片干燥　淡竹叶、桑叶、紫花地丁等草叶类中草药食品一般叶多枝梗较少，饮片采集时容易造成叶片间粘连成块，或者结成饼。这样一来，草叶类中草药食品结块部分比较容易发霉腐烂，因此在干燥时，宜将结成块或饼状的部分用手撕开，将叶梗叶片分开，然后薄薄地摊开晾晒，必要时可以暴晒快干，勤翻动即可。但是草叶类饮片不适合用火烘干，容易引起燃烧，可以采用烘箱低温烘干，但也要注意勤翻动，翻动时动作要轻柔，防止草叶类饮片破碎。

木瓜（药食同源）

【别名】贴梗海棠、铁脚梨、皱皮木瓜、宣木瓜

【使用部位】蔷薇科植物贴梗海棠的干燥近成熟果实

【植物形态】

落叶灌木，高达 2 m，具枝刺；小枝圆柱形，开展，粗壮，嫩时紫褐色，无毛，老时暗褐色。花 2~6 朵簇生于 2 年生枝上，花瓣近圆形或倒卵形，具短爪。

【地理分布】

原产于我国西南地区，现在南北各地多有栽培。缅甸亦有分布。

【药材性状】

木瓜为干燥果实，呈长圆形，纵剖为卵状半球形，长 4~9 cm，宽 2~5 cm，厚 1~2.5 mm。外皮棕红色或紫红色，微有光泽，常有褶皱，边缘向内卷曲。质坚硬，剖开面呈棕红色；种子三角形，红棕色。以个大、皮皱、紫红色者为佳。

【性味归经】

味酸，性温。入肝、脾经。

【功效】

具有舒筋活络、和胃化湿的功效。具有保肝，抗菌，抗癌作用。

【化学成分】

三萜：齐墩果酸、熊果酸。

苯丙素：绿原酸、肉桂酸、咖啡酸。

黄酮及其苷：芦丁、槲皮素、金丝桃苷。

有机酸：原儿茶酸、莽草酸、柠檬酸、没食子酸。

氨基酸：天冬氨酸、谷氨酸、丝氨酸、甘氨酸等。

油脂：9-Z-十六碳烯酸甲酯、棕榈酸甲酯、9-Z-十七碳烯酸甲酯、9-Z-十八碳烯酸（油酸）甲酯、16-甲基十七烷酸甲酯、11-Z-二十碳烯酸甲酯、二十烷酸甲酯、二十二烷酸甲酯、20-甲基二十一烷酸甲酯等。

【采收加工及炮制方法】

采收：夏、秋两季果实为绿黄色时采收。

加工：置沸水中烫至外皮灰白色，对半纵剖，晒干。

炮制：取原料，除去杂质，洗净，润透或蒸透后切薄片，晒干。

【炮制方法历史沿革】

隋唐时期有薄切、黄牛乳蒸。宋代有蒸熟、酒浸焙干。明代有酒洗、炒等法。清代有酒炒、姜汁炒等法。现在主要的炮制方法有蒸切等。

【质量要求】

木瓜饮片水分不得超过 15.0%，总灰分不得超过 5.0%，pH 值应为 3~4。

【贮存】

置阴凉干燥处，防潮，防蛀。

胖大海（药食同源）

【别名】安南子、大洞果、胡大海、通大海、大海子

【使用部位】梧桐科植物胖大海的干燥成熟种子

【植物形态】

落叶乔木，高 30～40 m。树皮粗糙而略具条纹。

【地理分布】

主产于越南、泰国、印度尼西亚、马来西亚等地。

【药材性状】

干燥种子呈纺锤形或椭圆形，状似橄榄，先端钝圆，基部略尖，长 2～3 cm，直径 1～1.5 cm。表面棕色或暗棕色，微有光泽。外种皮质轻而疏松，易剥落，遇水膨大成海绵状。内层种皮红棕色至棕黑色，先端有一黄白色的圆斑。剥去内层种皮后，内有 2 片肥厚胚乳，暗棕色或灰棕色。无特殊气味，久嚼有黏性。以个大、棕色、表面皱纹细、不碎裂者为佳。

【性味归经】

味甘，性寒。归肺、大肠经。

【功效】

清热润肺，润肠通便，利咽开音。

【化学成分】

多糖：由半乳糖、阿拉伯糖、鼠李糖单糖形成的多糖。

脂肪酸：亚油酸、软脂酸、油酸、硬脂酸。

挥发性成分：草蒿脑、4-萜烯醇、樟脑、大根香叶烯、石竹烯、壬醛、癸醛等。

其他成分：正己醇、正辛醇、棕榈酸、棕榈酸乙酯。

【采收加工及炮制方法】

采收：胖大海果熟时就要及时采收，否则外种皮遇水即膨胀发芽。

加工：果实采摘后，晒干即可。

炮制：除去杂质，筛去泥沙即可。不能用水洗。炮制后保证药物净度。

【质量要求】

根据《中国药典》（2020 版），胖大海的水分不得超过 16.0%。本品每 1 kg 含黄曲霉毒素 B_1 不得超过 5 μg，黄曲霉毒素 G_2、黄曲霉毒素 G_1、黄曲霉毒素 B_2 和黄曲霉毒素 B_1 的总量不得超过 10 μg。

【贮存】

置于干燥处，防霉，防蛀。

桑葚（药食同源）

【别名】葚、桑实、乌椹、文武实、桑枣

【使用部位】桑科植物桑的干燥果穗

【植物形态】

桑葚树高 2～15 m，叶柄长 1.0～2.5 cm，叶片呈宽卵形或卵形。桑葚呈暗紫色、棕红色或黄棕色，也有少量呈乳白色，并具有短果梗。桑葚的味道甜而微酸。

【地理分布】

我国大部分地区均产。主产于江苏、浙江、湖南、四川、河北等地。

【药材性状】

干燥果穗呈长圆形，长1~2 cm，直径5~18 mm。基部具柄，长1~1.5 cm。表面紫红色或紫黑色。果穗由30~60个瘦果聚合而成；小瘦果卵圆形，稍扁，长2~5 mm，外具肉质花被片4枚。质油润，富有糖性。以个大、肉厚、紫红色、糖性大者为佳。

【性味归经】

味甘、酸，性寒。入心、肝、肾经。

【功效】

滋阴补血，生津润燥。

【化学成分】

脂肪酸：亚油酸、硬脂酸、油酸。

花色苷：矢车菊素、飞燕草色素、牵牛花色素、芍药色素。

黄酮：芦丁、异槲皮苷、异槲皮素、山奈酚葡糖苷等。

酚酸：原儿茶酸、新绿原酸、绿原酸、隐绿原酸、咖啡酸、对羟基苯甲酸。

【采收加工及炮制方法】

采收：4~6月当桑葚呈紫红色时采收。

加工：晒干或略蒸后晒干。

炮制：用水洗净，拣去杂质，摘除长柄，晒干。

【炮制方法历史沿革】

清代有蒸熟晒干为末，熬膏，酒蒸、熟地汁拌蒸，酒炒法等。现行有蒸制法。

【质量要求】

根据《中国药典》（2020版），水分含量不得超过18.0%。总灰分不得超过12.0%。

【贮存】

置通风干燥处，防蛀。

‹ 沙棘（药食同源） ›

【别名】沙枣、醋柳果、醋柳、黄酸刺、酸刺柳

【使用部位】胡颓子科植物沙棘的干燥成熟果实

【植物形态】

落叶灌木或乔木，高5~10 m，具粗壮棘刺。枝幼时密被褐锈色鳞片。

【地理分布】

分布于我国河北、内蒙古、山西、陕西、甘肃、青海、四川西部。常生长于海拔800~3600 m温带地区向阳的山脊、谷地、干涸河床地或山坡，多砾石、沙质土壤或黄土上。在我国黄土高原极为普遍。

【药材性状】

果实呈类球形或扁球形，单个或数个粘连，单个直径5~8 mm。表面棕红色或橙黄色，皱缩，多具短小果柄；果肉油润，质柔软。种子扁卵形，长2.5~4 mm，宽约2 mm；表面褐色，种脐位于狭端，另一端有珠孔，两侧各有一条纵沟；种皮较硬，击破后，子叶乳白色，油性。以粒大、肉厚、油润者为佳。

【性味归经】

味酸、涩，性温。归脾、胃、肺、心经。

【功效】

健脾消食，止咳祛痰，活血散瘀，降血脂，防治动脉粥样硬化，增强心脏功能。

【化学成分】

黄酮：异鼠李素、异鼠李素-3-O-β-D-葡糖苷、异鼠李素-3-O-β-芸香糖苷、芸香苷、紫云英苷、槲皮素、山柰酚、去氢抗坏血酸、叶酸、胡萝卜素、类胡萝卜素、儿茶精、花色素等。

脂肪酸：棕榈酸、硬脂酸、油酸、亚油酸、亚麻酸。

其他成分：蜀泰黄质、隐黄质、谷固醇、β-谷固醇-β-D-葡糖苷、磷脂、5-羟色胺、葡欧鼠李苷、维生素C、氯化血红素。

【采收加工及炮制方法】

采收：沙棘果的成熟期，以特有的颜色和果实大小为标志，并依此决定采收期。在通常情况下在8月初即可成熟。

加工：去除杂质后，根据不同部位进行炒制、晒干、浸提等。

炮制：除去杂质、晒干。

【质量要求】

杂质不得超过4%；水分不得超过15.0%；总灰分不得超过6.0%，其中酸不溶性灰分不得超过3.0%。

【贮存】

置通风干燥处，防霉，防蛀。

‹ 枳椇子（药食同源） ›

【别名】木蜜、树蜜、鸡橘子、枳枣、万字果

【使用部位】鼠李科植物枳椇的带有肉质果柄的果实或种子

【植物形态】

枳椇子根据形态的不同可分为北枳椇、枳椇和果枳椇三类。

北枳椇：落叶灌木，高约10m。小枝红褐色。

枳椇：落叶乔木，高达10m。树皮灰褐色，浅纵裂，不剥落。种子扁圆形，暗褐色，有光泽。

果枳椇：高大落叶乔木，高达18m。小枝褐色或黑紫色，无毛，有明显的皮孔。

【地理分布】

北枳椇生长于海拔200～1400m的次生林中，分布于我国华北、西北、华东、中南、西南及台湾。

枳椇生长于海拔2100m以下阳光充足的山坡、沟谷及路边，也常栽培于庭园内，分布于华北、华东、中南、西南及陕西、甘肃等地。

果枳椇生长于海拔600～300m的山地林中，分布于浙江、江西、湖北、湖南、广东及贵州。

【药材性状】

北枳椇种子扁平圆形，背面稍隆起，旗面较平坦，直径5 mm，厚1~1.5 mm。表面红棕色、棕黑色或绿棕色，有光泽。种皮坚硬，胚乳白色，子叶淡黄色，肥厚，均富油质。枳椇种子暗褐色或黑紫色，直径3.2~4.5 mm。果枳椇种子黑色、黑紫色或棕色，近圆形，直径4~5.5 mm。

【性味归经】

味甘、酸，性平。归心、脾、肺经。

【功效】

利尿，解酒保肝，抗疲劳，降糖，抗肿瘤。

【化学成分】

黄酮：山柰酚、槲皮素、杨梅素、枳碱A、枳碱B、枳碱C、枳碱D、落叶黄素、双氢山柰酚、根皮素-3′,5′-二-C-β-D-葡萄糖、异牡荆素 2′-O-β-D-葡糖苷、杨梅素-3-O-β-D-葡糖苷等。

皂苷：北枳椇皂苷A_1、北枳椇皂苷B_1、北拐枣皂苷Ⅲ。

生物碱：黑麦草碱、异欧鼠李碱。

脂肪酸：亚油酸、油酸。

其他成分：鼠李糖、阿拉伯糖、岩藻糖、木糖、甘露糖、葡萄糖、半乳糖、色氨酸、五倍子酸、没食子儿茶素、咖啡乙酸、表儿茶素、香草醛等。

【采收加工及炮制方法】

采收：10~11月果实成熟时采收。

加工：将果实连果柄一并摘下，晒干，或碾碎果壳，筛出种子，晒干。

炮制：原料除去杂质，筛去灰屑，抢水洗净，干燥，用时捣碎。

【炮制方法历史沿革】

明代有捣碎法。现行有净制、捣碎法。

【质量要求】

以颜色饱满、有光泽为佳。杂质（果壳、果柄等）不得超过3%。

【贮存】

置通风干燥处贮存。

松花粉（新食品原料）

【别名】松花、松黄

【使用部位】松科植物马尾松、油松或同属数种植物的干燥花粉

【植物形态】

松花粉可来源于多种植物：马尾松和油松等。

马尾松是松科松属乔木，高可达45 m；树皮红褐色，枝平展或斜展，树冠宽塔形或伞形，枝条每年生长一轮（广东两轮）。

油松乔木，高达25 m。叶二针一束，粗硬。木材较硬，富含松脂。是中国北方山区重要的造林树种。

【地理分布】

马尾松在我国分布极广，北自河南及山东南部，南至两广、湖南、台湾，东自沿海，西至四川中部及贵州，遍布于华中、华南各地。广东各地均有分布马尾松，其中主要种植地位于粤北及粤东北的山地丘陵，如韶关市、英德市、河源市、梅州市等。

油松为中国特有树种，产于吉林南部、辽宁、河北、河南、山东、山西、陕西、甘肃、宁夏、青海及四川等省区。广东地区分布较少。

【药材性状】

干燥松花粉为淡黄色的细粉末，用放大镜观察，呈均匀的小圆粒。质轻，易飞扬，手捻有滑润感，不沉于水。

【性味归经】

味甘，性温。归肝、脾经。

【功效主治】

收敛止血，燥湿敛疮。治眩晕，创伤出血。具备抗疲劳、降血糖、抗衰老、免疫调节作用。

【化学成分】

一般营养成分：18 种氨基酸、蛋白质、脂肪、糖类、视黄醇、维生素 E、维生素 C、磷脂、葡萄糖氧化酶、微量元素等。

黄酮：主要为黄酮和黄酮醇类，其次是二氢黄酮醇类，另外还有少量黄烷醇类的花青素。

【采收加工及炮制方法】

采收：4~5 月开花时，将雄球花摘下。

加工：晒干，搓下花粉，除去杂质。

炮制：取原药材，除去杂质，晒干或烘干。药材经炮制后，可使药物洁净，利于药效成分溶出，便于调剂与制剂。

【炮制方法历史沿革】

古有蒸切，炒黑，焙。现行：取原药材，除去杂质，略烘，过箩。

【质量要求】

以黄色、细腻、无杂质、流动性较强者为佳。含水分不得超过 13.0%。总灰分不得超过 8.0%。

【贮存】

置干燥处，防潮。

丁香（药食同源）

【别名】丁子香、鸡舌香、支解香、雄丁香、公丁香

【使用部位】桃金娘科植物丁香的花蕾

【植物形态】

常绿乔木或灌木；嫩枝通常无毛，有时有 2~4 棱。叶对生，少数轮生，叶片革质，羽状脉常较密，少数为疏脉，种皮多少与果皮黏合；胚直，有时为多胚，子叶不黏合。

【地理分布】

分布于马来群岛及非洲，中国广东、广西等地有栽培。药材主产于坦桑尼亚、马来西亚、印度尼西亚等地。中国广东有少量出产。

【药材性状】

花蕾略呈研棒状，长 1～2 cm。花冠圆球形，直径 0.3～0.5 cm。花瓣 4，棕褐色或黄褐色。质坚，富油性。气芳香浓烈，味辛辣，有麻舌感。

【性味归经】

味辛，性温。归胃、脾、肺、肾经。

【功效】

具有温中降逆、补肾助阳的功效。抗病原微生物，驱虫，止痛，抗菌。

【化学成分】

挥发油：即丁香油，油中主要为丁香油酚、乙酰丁香油酚及少量 α-丁香烃与 β-丁香烃；其次为葎草烯、胡椒酚、α-衣兰烯。

黄酮：花蕾中含有 4 种黄酮衍生物，皆为黄酮苷元，其中两种为鼠李素及山柰酚；另有齐墩果酸、番樱桃素、番樱桃素亭、异番樱桃素亭等。

其他成分：丁香色原酮、甲基丁香色原酮等。

【采收加工及炮制方法】

采收加工：采下后除去花梗，晒干。

炮制：取原药材，除去杂质，筛去灰屑，用时捣碎。炮制后可洁净药材，便于调剂。

【炮制方法历史沿革】

古代："若欲使雄，须去丁。""捣碎。""去顶上小泡及枝梗。""切作细条。""去蒂及子。""研末。"

【质量要求】

以个大粗壮、鲜紫棕色、香气浓郁、富有油性者为佳。杂质不得超过 4%。水分不得超过 12.0%。

【贮存】

置阴凉干燥处。

夏枯草（药食同源）

【别名】夕句、燕面、铁色草、棒柱头花、棒槌草

【使用部位】唇形科植物夏枯草的果穗

【植物形态】

多年生草本。茎方形，基部匍匐，高约 30 cm，全株密生细毛。

【地理分布】

主要分布在陕西、甘肃、新疆、河南、湖北、湖南、江西、浙江、福建、台湾、广东、广西、贵州、四川及云南等省区。

【药材性状】

呈圆柱状，略扁，长 1.5～8 cm，直径 0.8～1.5 cm，淡棕色至棕红色。全穗由数轮至 10 数轮宿萼与苞片组成，每轮有对生苞片 2 片，呈扇形，先端尖尾状，脉纹明显，外表面有白毛。每一苞片内有花 3 朵，花冠多已脱落，宿萼二唇形，内有小坚果 4 枚，卵圆形，棕色，

尖端有白色突起。体轻。

【性味归经】

味辛、苦，性寒。归肝、胆经。

【功效与主治】

清肝泻火，散结消肿，明目。治乳痈、目珠夜痛、羞明流泪、头目眩晕、口眼歪斜、筋骨疼痛、肺结核、急性黄疸型传染性肝炎、血崩、带下。降压，抗菌。

【化学成分】

三萜及其皂苷：三萜类成分主要以齐墩果烷型、羽扇烷型、乌索烷型为主；夏枯草特有的乌索烷型三萜皂苷，即夏枯草苷A和夏枯草苷B。

固醇：主要有β-谷固醇、豆固醇、菠甾醇、7-豆固醇，以及游离态固醇化合物Sitosterol、豆固醇-7-烯醇、Spinasterol。

黄酮：木犀草素、异荭草素和木犀草苷，以及槲皮素、槲皮素-3-O-β-D-半乳糖苷、槲皮素-3-O-β-D-葡糖苷、山柰酚-3-O-β-D-葡糖苷等成分。

香豆素：为伞形酮，包括莨菪亭和七叶苷元。

苯丙素：有香豆素、顺式和反式咖啡酸、迷迭香酸，甲基迷迭香宁、乙基迷迭香宁、丁基迷迭香宁、3,4,α-三羟基-甲基-丙酸苯酯、3,4,α-三羟基-丁基-苯基丙酸酯等。

长链脂肪酸：如软脂酸、软脂酸乙葡酯、二十四烷酸、硬脂酸、6,9-十八碳二烯酸、3,6,17-二十碳三烯酸、油酸、花生油酸、辣木子油酸、月桂酸、肉豆蔻酸、亚麻酸、棕榈酸、十四烷酸、亚油酸。

挥发油：包括1,8-桉油精、β-蒎烯、月桂烯、乙酸芳樟酯、α-水芹烯、芳樟醇等。

其他成分：夏枯草中还含有糖类、少量生物碱、无机盐、维生素、树脂、苦味质、鞣质等成分。

【采收加工及炮制方法】

采收加工：在每年5~6月，当花穗变成棕红色时，选晴天，割起全草，捆成小把，或剪下花穗，晒干或鲜用。

炮制：取原药，除去较长的穗梗等杂质。筛去灰屑即得。

【炮制方法历史沿革】

古有水煎的传统炮制方法，现有高能处理的炮制方法。

【质量要求】

以色紫褐、穗大者为佳。水分不得超过14.0%。总灰分不得超过12.0%。酸不溶性灰分不得超过4.0%。含迷迭香酸（$C_{18}H_{16}O_8$）不得少于0.20%。

【贮存】

置干燥处。

荜茇（药食同源）

【别名】荜拨、阿梨诃吔、椹圣、蛤蒌、鼠尾

【使用部位】胡椒科植物荜茇的果穗

【植物形态】

荜茇为攀援藤本，长达数米。叶纸质，有密细腺点，下部为卵圆形或几为肾形，向上渐次为卵形至卵状长圆形，长 6～12 cm，宽 3～12 cm。花单性，雌雄异株，聚集成与叶对生的穗状花序。浆果下部嵌生于花序轴中并与其合生，上部圆，顶端有脐状凸起，无毛，直径约 2 mm。

【地理分布】

生长于海拔约 600 m 的疏林中。分布于云南东南至西南部，福建、广东和广西有栽培。原产于热带，喜高温潮湿气候，我国主产地为云南省盈江县。

【药材性状】

果穗圆柱形，稍弯曲，由多数小浆果集合而成，长 1.5～3.5 cm，直径 0.3～0.5 cm。表面黑褐色或棕色，有斜向排列整齐的小突起，基部有果穗梗残余或脱落痕；质硬而脆，易折断，断面不整齐，颗粒状。小浆果球形，直径约 1 mm。有特异香气，味辛辣。以肥大、饱满、坚实、色黑褐、气味浓者为佳。

【性味归经】

味辛，性温。入脾、胃经。

【功效】

抗菌，保护中枢神经系统，保护心血管系统。

【化学成分】

酰胺：胡椒酰胺、几内亚胡椒酰胺、N-异丁基十八碳-2,4-二烯酰胺、N-异丁基二十碳-2,4-二烯酰胺、N-异丁基二十碳-2,4,8-三烯酰胺、N-异丁基癸二烯-反-2-反-4-酰胺。

黄酮：芝麻素、双异桉脂素。

其他成分：十一碳-1-烯-3,4-亚甲基二氧苯、荜茇壬二烯哌啶、荜茇十一碳三烯哌啶、荜茇明宁碱、二氢荜茇明宁碱、荜茇壬三烯哌啶、长柄胡椒碱、荜茇明碱。

【采收加工及炮制方法】

采收：9～10 月间，果实由黄变黑时摘下。

加工：晒干即可。

炮制：拣除杂质，去柄，筛净灰屑，用时捣碎，炮制后使原料洁净，保证质量。

【炮制方法历史沿革】

南北朝："凡使，先去挺用头，醋浸一宿，焙干。以刀刮去皮粟子，令净乃用，免伤人肺，令人上气。"宋代：炒，为末。元代：盐炒。

【质量要求】

含杂质不得超过 3%。水分不得超过 11.0%。总灰分不得超过 5.0%。按干燥品计算，含胡椒碱不得少于 2.5%。

【贮存】

包装后放阴凉干燥处，注意防止霉变或虫蛀。

◁ 橘皮（药食同源）▷

【别名】贵老、黄橘皮、红皮、陈皮

【使用部位】芸香科植物福橘或朱橘等多种橘类的果皮

【植物形态】

橘属常绿小乔木或灌木，果实呈橙色，果皮光滑。

【地理分布】

栽培于丘陵、低山地带、江河湖泊沿岸或平原。分布于长江以南各地区，如湖北、湖南、江西、贵州、云南、四川等地。

【药材性状】

完整的果皮常剖成4瓣，每瓣多呈椭圆形，在果柄处连在一起。有时破碎分离，或呈不规则形的碎片状。片厚1~2 mm，通常向内卷曲。外表面鲜橙红色、黄棕色至棕褐色，有无数细小而凹入的油室。内表面淡黄白色，海绵状，并有短线状的维管束痕，果蒂处较密。质柔软，干燥后质脆，易折断，断面不平。

【性味归经】

味辛、苦，性温。归脾、肺经。

【功效】

理气健脾，燥湿化痰。改善呼吸、缓解腹部不适，调节脾胃。

【化学成分】

挥发性成分：异丙烯基甲苯、δ-榄香烯、α-葎草烯、β-葎草烯、β-倍半水芹烯、乙酸-α-葎草烯醇酯、乙酸孟二烯-1,8-醇-10-酯、柠檬烯。

其他成分：橙皮苷、胡萝卜素、隐黄素、维生素C、维生素B$_1$、果胶。

【采收加工及炮制方法】

采收：10~12月间采挖。

加工：剥取果皮，晒干或低温干燥。采摘后先是剥皮，晾干，而后密封贮藏。只有贮藏了3年以上的才能称为陈皮。

炮制：刷去泥土，拣净杂质，喷淋清水，闷润后切丝或切片，晾干。

【炮制方法历史沿革】

净制除去杂质；切制喷淋水，润透，切丝，阴干。炮制（制炭）：取净陈皮丝，置锅内，用中火加热，炒至黑褐色，喷淋清水少许，灭尽火星，取出，晾干。

【质量要求】

橘皮以色红日久者、皮薄、片大、油润、香气浓者为佳。

【贮存】

置阴凉干燥处，防霉，防蛀。

柳叶蜡梅（新食品原料）

【别名】柳叶腊梅、毛山茶、秋蜡梅、山蜡梅、香风茶

【使用部位】蜡梅科蜡梅属植物柳叶蜡梅的茎叶

【植物形态】

半常绿灌木。老枝被微毛。叶近革质，线状披针形、长卵状披针形或长椭圆形。

【地理分布】

柳叶蜡梅是中国特有种，仅分布于安徽、江西及浙江一带，已被列为安徽省省级珍稀濒危保护植物。野生柳叶蜡梅分布范围较小，仅分布于安徽黄山市及浙江、江西两省的部分地区。

【药材性状】

本品叶面粗糙，无毛，叶背浅绿色，微苦、回味甘醇。茎为棕褐色，常与叶子一起使用。

【性味归经】

茎味辛、性温；叶味辛、凉。

【功效与主治】

具有抗肿瘤、降脂等活性。主治暑热头晕、呕吐、气郁胸闷、麻疹、烫伤、火伤、中耳炎、哮喘、劳伤咳嗽、胃痛、腹痛、风湿痹痛、疔疮肿毒、跌打创伤等。

【化学成分】

柳叶蜡梅含挥发油，油中有龙脑、桉油精、芳樟醇、洋蜡梅碱、异洋蜡梅碱、蜡梅苷、α-胡萝卜素、亚油酸、油酸等化学成分，叶中含蜡梅碱、洋蜡梅碱、异洋蜡梅碱。种子含脂肪油、脂肪酸、亚油酸、亚麻酸等成分。

【采收加工及炮制方法】

采收：夏、秋二季采收。

加工：取原料，去除杂质，干燥。可制成山蜡梅叶颗粒、山蜡梅叶片、山蜡梅叶胶囊、山蜡梅清感茶。

炮制：柳叶蜡梅叶经特殊加工后可炒制成香气清醇的食凉茶，又称香风茶或黄金茶。柳叶蜡梅茎叶蒸馏所得的油经开发研制出畲族新药——脾胃舒。炮制后使药物洁净，保证用药质量，利于药效成分溶出，提高药性。

【质量要求】

柳叶蜡梅茶水分不超过8.5%，总灰分不超过6.5%。

【贮存】

置于干燥阴凉处。防热。

玉米须（普通商品）

【别名】玉麦须、棒子毛

【使用部位】禾本科玉蜀黍属植物玉米的花柱和花头

【植物形态】

玉蜀黍，高大一年生栽培植物。秆粗壮，直立。

【地理分布】

全国大部分地区均产。

【药材性状】

常集结成疏松团簇，花柱线状或须状，完整者长至30 mm，直径约0.5 mm，淡绿色、黄绿色至棕红色，有光泽，略透明，柱头2裂，叉开，长至3 mm，质柔软。

【性味归经】

味甘、淡，性平。归肾、膀胱、胃、肝、胆经。

【功效与主治】

利水消肿。现代用于治疗高血压病、黄疸性肝炎、胆囊炎、胆结石、糖尿病等。

【化学成分】

黄酮及其苷：木犀草素、芹菜素、黄酮碳苷。

元素：钾、钴、锌、铜、铁。

有机酸：甲酸、乙酸、乳酸、丁二酸、软脂酸、硬脂酸、山嵛酸、油酸和亚油酸。

糖：多种单糖、低聚糖和多糖，如：葡萄糖、甘露糖、半乳糖、木糖、L-阿拉伯糖、鼠李糖和戊聚糖。

挥发性成分：十六酸乙酯、邻苯二甲酸二丁酯和9,12-十八碳二烯酸乙酯。

其他成分：生物碱、肌醇、维生素C、维生素K、尿囊素等。

【采收加工及炮制方法】

采收：夏、秋果实成熟时收集，除去杂质。

加工：鲜用或晒干生用。

炮制：将原药除去杂质、衣壳（总苞片）及灰屑，晒干或烘干即得；使药物洁净，便于调剂、制剂。

【炮制方法历史沿革】

《本草纲目》云："可炸炒食之。炒拆白花，如炒拆糯谷之状。"《植物名实图考》也云："玉蜀黍，山农之粮，视其丰歉，酿酒磨粉，用均米麦；瓤煮以饲豕，秆干以供炊，无弃物。"

【质量要求】

以柔软、有光泽者为佳。

【贮存】

置阴凉干燥处，防霉，防潮。

‹ 酸角（普通商品）›

【别名】酸饺、酸梅、曼姆、通血香

【使用部位】豆科植物酸豆的果实

【植物形态】

常绿乔木，高达6~20 m。树皮暗灰色，呈不规则裂开。

【地理分布】

酸角是非洲大陆热带稀树草原的固有种，现在广泛分布于热带和亚热带地区。非洲各国以及中国南方、印度、泰国、缅甸等国家和地区是酸角种质资源富集区。我国云南、四川、海南等地均有酸角的野生林和人工林分布。云南、四川两省的金沙江干热河谷是国内的酸角主产区。

【药材性状】

果实长圆形，长3~6 cm，直径约1.5 cm。表面深褐色，果皮较厚，质坚硬，内含种子3~

10枚。种子条圆形或近圆形，表面红褐色，平滑有光泽。

【性味归经】

味甘、酸，性凉。归心、胃经。

【功效】

清热解暑，和胃消积。具有抗菌、抗氧化、降血脂、降血糖、抗炎、镇痛、护肝作用。

【化学成分】

糖：葡萄糖、D-甘露糖、D-麦芽糖、D-阿拉伯糖。

有机酸：酒石酸、枸橼酸、草酸、琥珀酸。

氨基酸：丝氨酸、脯氨酸、丙氨酸、2-哌啶酸、苯丙氨酸、亮氨酸。

其他成分：维生素B$_1$、维生素C、植酸、果胶及5-羟基-2-氧代-3,5-己二烯醛。

【采收加工及炮制方法】

采收：8～12月为结实期，第二年2月果实开始成熟，5月下旬以前陆续采收完毕。

加工：洗净、除去杂质，晒干。

炮制：取原材料，洗净、除去杂质，晒干，煎汤或熬膏。

【贮存】

置阴凉干燥处，防潮防霉。

玫瑰茄（普通食品）

【别名】洛神花、山茄、洛济葵、洛神葵

【使用部位】锦葵科植物玫瑰茄的根、种子

【植物形态】

玫瑰茄植株高1.5～2m，茎淡紫色，直立，主干多分枝。叶互生。花在夏秋间开放，花期长。每当开花季节，红、绿、黄相间，十分美丽，有"植物红宝石"的美誉。

【地理分布】

广布于热带和亚热带地区，原产于西非、印度，目前在我国的广东、广西、福建、云南等地均有栽培。

【药材性状】

略呈圆锥状或不规则形，长2.5～4cm，直径约2cm，花萼紫红色至紫黑色。花冠黄棕色，外表面有线状条纹，内表面基部黄褐色，偶见稀疏的粗毛。体轻，质脆。气微清香，味酸。

【性味归经】

味酸，性凉。入肾经。

【功效】

抗痉挛，保护心肌细胞，降血压。

【化学成分】

花青素：包括飞燕草素-3-接骨木二糖苷、矢车菊素-3-接骨木二糖苷、飞燕草素-3-葡萄糖苷、矢车菊素-3-葡糖苷等。

元素：钠、钾、钙、镁、锌、铁、锰、铜等。

固醇：生育酚、β-谷固醇、菜油甾醇、δ-5-燕麦甾醇、胆固醇和颊桐甾醇。

其他成分：原儿茶酸、谷固醇-β-D-半乳糖苷、蛋白质、木槿酸、还原糖、维生素、天然红色素、氨基酸等。

【采收加工及炮制方法】

采收：11月中、下旬采收。

加工：叶黄籽黑时，将果枝剪下，摘取花萼连同果实，晒一天，待缩水后脱出花萼，置干净草席或竹箩上晒干。

炮制方法：除去杂质，鲜用或晒干。

【贮存】

置干燥处避光保存。

＜ 青果（药食同源） ＞

【别名】橄榄、白榄、甘榄、青子、谏果

【使用部位】橄榄科植物橄榄的干燥成熟果实

【植物形态】

常绿乔木，高10～20 m。羽状复叶互生。

【地理分布】

原产于中国南方，分布于越南北部至中部。日本（长崎、冲绳）及马来半岛有栽培。中国分布以福建省最多，四川、浙江、台湾等部分地区也有分布。

【药材性状】

本品呈纺锤形，两端钝尖，长2.5～4 cm，直径1～1.5 cm。表面棕黄色或黑褐色，有不规则皱纹。果肉灰棕色或棕褐色，质硬。果核梭形，暗红棕色。无臭，果肉味涩，久嚼微甜。

【性味归经】

味甘、酸，性平。归肺、胃经。

【功效与主治】

具有清热生津、解毒涩肠、杀虫的功能。用于治疗肺炎、痢疾、扁桃体炎、咽喉炎、阴虚白喉及解乌头毒。

【化学成分】

果实含蛋白质，脂肪，碳水化合物，维生素C及钙、磷、铁等元素。种子含挥发油及香树脂醇等。种子油中含己酸、辛酸、癸酸、月桂酸、肉豆蔻酸、硬脂酸、棕榈酸、油酸、亚麻酸等多种脂肪酸。

【采收加工及炮制方法】

采收：秋季果实成熟后采摘。

加工：可采用晒干、阴干，或用盐水浸渍后晒干。

炮制：除去杂质，洗净，干燥。用时打碎。炮制后保证药物净度。

【炮制方法历史沿革】

宋代有烧灰，烧存性法。明代有烧灰为末，又增加了去核法。清代有连皮带核，火中煅过存性法。现行有打碎、煅法。

【质量要求】

根据《中国药典》(2020版)，水分含量不得超过12.0%，总灰分不得超过6.0%。

【贮存】

置通风干燥处，防蛀。

余甘子（药食同源）

【别名】余甘、庵摩落迦果、土橄榄、望果、油甘子

【使用部位】大戟科植物余甘子的干燥成熟果实

【植物形态】

乔木，高度可达23 m；树皮浅褐色；枝条具纵细条纹，被黄褐色短茸毛。叶片纸质至革质，二列，线状长圆形。可开花结果，果实呈核果状，圆球形，直径1～1.3 cm，外果皮肉质，绿白色或淡黄白色。

【地理分布】

在世界各大洲均有分布，从地理位置上看，北至我国四川南部，南至印度尼西亚，分布在北纬1°～29°的热带、亚热带地区。中国南部、东南亚大部分地区、古巴、特立尼达和多巴哥共和国、巴拿马、肯尼亚、南非等国家和地区均有分布。我国主产区分布在南方诸省，如云南、四川、贵州、广西、广东、福建、海南、台湾，其中以福建、云南两省的产量最多。

【药材性状】

本品呈球形或扁球形，直径1.2～2 cm。表面棕褐色或墨绿色，有浅黄色颗粒状突起。中果皮厚1～4 mm，质硬而脆。内果皮黄白色，硬核样，表面略具6棱，背缝线偏上部有数条维管束，干后可裂成6瓣。种子6颗，近三棱形，棕色。气微，味酸涩，回甜。

【性味归经】

味甘、酸、涩，性凉。入脾、胃经。

【功效】

抗炎，抗菌，抗癌，护肝，防治心脑血管疾病。

【化学成分】

鞣质：葡糖没食子鞣苷、没食子酸、并没食子酸、鞣料云实精、原诃子酸、诃黎勒酸、诃子酸、诃子次酸。

糖类：半乳糖、阿拉伯糖、葡萄糖、果糖。

脂肪酸：亚麻酸、亚油酸、油酸、硬脂酸、棕榈酸、肉豆蔻酸。

【采收加工及炮制方法】

采收：冬季至次春果实成熟时采收。

加工：晒干即可。

炮制：洗净除去杂质，滤干后干燥。

【炮制方法历史沿革】

现行有生品、醋炙、酒炙、盐炙、蜜炙。维吾尔医药常常采用牛奶浸渍法炮制余甘子。

【质量要求】

水分不得超过 13.0%，总灰分不得超过 5.0%。按干燥品计算，没食子酸（$C_7H_6O_5$）不得少于 1.2%。

【贮存】

置阴凉干燥处。

罗汉果（药食同源）

【别名】拉汗果、假苦瓜

【使用部位】葫芦科植物罗汉果的干燥果实

【植物形态】

多年生草质藤本，生长于海拔 400~1400 m 的山区，长达 5 m。茎纤细，暗紫色。

【地理分布】

罗汉果分布在中国南方的广西、广东、湖南等省。

【药材性状】

本品呈卵形、椭圆形或球形，长 4.5~8.5 cm，直径 3.5~6 cm。表面褐色、黄褐色或绿褐色，有深色斑块和黄色茸毛。体轻，质脆，果皮薄，易破。果瓤海绵状，浅棕色。种子扁圆形，多数，长约 1.5 cm，宽约 1.2 cm。

【性味归经】

味甘，性凉。入肺、大肠经。

【功效】

止咳，调节肠道，防治急性肾功能衰竭病。

【化学成分】

三萜苷：罗汉果苷 V、罗汉果苷 IV。

元素：锰、铁、镍、硒、锡、碘、钼等。

脂肪酸：亚油酸、油酸、棕榈酸、硬脂酸、棕榈油酸、肉豆蔻酸、月桂酸、癸酸。

【采收加工及炮制方法】

采收：秋季果实由嫩绿色变深绿色时采收。

加工：晾数天后，低温干燥。

炮制：净制除去杂质。

【炮制方法历史沿革】

现行有净制、切制法。

【质量要求】

水分不得超过 15.0%，总灰分不得超过 5.0%。

【贮存】

置干燥处，防霉，防蛀。

第六节
不良因素影响饮片质量的现象

一、中草药食品因素

（1）基源差异　中草药食品饮片的基源差异会导致同一中草药食品的作用强度与内在质量存在差异，如《中国药典》收录的党参的基源种有：党参、素花党参、川党参的干燥根。主要分布在我国的东北、华北、西南和西北等地。党参均具有不同程度的健脾益肺、养血生津的功效，主要用于脾肺气虚、咳嗽虚喘、气血不足等症。通过对不同基源党参中4种主要药效成分的含量测定，结果发现不同基源党参中4种成分含量差异较大。这一定程度上会影响其药效。可见，同一中草药食品，由于基源品种不同，其作用强度与内在质量存在差异。

（2）产地差异　中草药食品讲究道地性，具有明显的地域特点，其质量与道地产区的气候、土壤、光照、生物分布等密切相关，如吉林的人参、云南的三七、河南的山药。由于中草药食品供需矛盾的出现，一些经营企业盲目引种，使得中草药食品道地性逐渐丧失，中草药食品饮片质量下降。

（3）采收时间差异　中草药食品大多来源于植物，内部有效成分的含量、功效强弱与生长年限、生长周期、采收季节等关系密切。我国现有的中草药食品采收期以固定日期居多，但在植物的生长过程中，形态和内部成分随气候表现出不同的规律，中草药食品的采收时间应适时调整。

二、炮制因素

（1）净制方法简单、粗糙　净制是提高中草药食品纯净度、保证中草药食品剂量准确的重要因素。《中国药典》明确规定了食用部位，要求进一步炮制加工前应去除杂质和非食用部位。但实际调研发现，中草药食品仍存在掺杂霉变、非药用部位等净选不精的现象，如存在花椒混有果柄，山楂、山茱萸留有果核，远志、连翘不去心等现象。

（2）炮制工艺落后　中草药食品炮制研究的核心是工艺研究。当前，各炮制流程普遍缺少具体的工艺技术参数，炮制机理不清，炮制方法落后，且现有的炮制设备无论在性能、自动化程度还是生产能力等方面，远远不能适应中草药食品规模化生产的需要，这也制约了中草药食品现代化发展进程。

三、变质现象

变质现象可根据形态分为以下几种。

（1）翘片　饮片软化时含水过多，切制后饮片边缘卷翘不平整。如白芍等。

（2）败片　同种中草药食品因操作技术欠佳，致饮片规格和类型不一致，饮片破碎或不符合切制要求。

（3）走油 某些含油中草药食品因贮藏不当，油质泛于中草药食品表面；以及某些含糖中草药食品在受潮、变色、变质后，表面呈现油样物质的变化，统称"走油"或"泛油"。

（4）走味 干燥后的饮片失去了中草药食品原有的气味，原因在于中草药食品软化的时间太长、切制后的饮片干燥不及时、干燥方法选用不当或贮藏不当等。

（5）变色 变色是指中草药食品饮片的色泽起了变化，如由浅变深或由鲜变暗等。各种中草药食品都有其固有的色泽，而色泽也是中草药食品的主要质量标志之一。饮片变色，是由于所含色素受到外界影响（如酶作用、发热、霉变等）使饮片失去了其原有的色泽，从而使其变质失效。某些中草药食品的颜色会由浅变深，如泽泻、白芷、山药、天花粉等；而有些中草药食品会由深变浅，如黄芪、黄柏等；有些中草药食品由鲜艳变暗淡，如红花、菊花、金银花、蜡梅花等。

（6）发霉 中草药食品受潮后，在其表面或内部会寄生和繁殖霉菌，对其贮藏危害极大。在常用的饮片中，易发生霉变的主要有全蝎、生白术、白果等。

（7）虫蛀 中草药食品饮片中含淀粉、糖、脂肪、蛋白质等成分，都是有利于害虫生长繁殖的"营养"。尤其以党参、白芷、北沙参、桑螵蛸等最易生虫。

（8）风化 某些含结晶水的盐类中草药食品，因长期与干燥空气接触而逐渐失去结晶水，变为非结晶状的无水物质，其质量和药性也会随之发生改变，如硼砂、芒硝等。

（9）潮解 部分矿物类中草药食品容易吸收潮湿空气中的水分，使其表面慢慢溶化成液体状态，如青盐、芒硝等中草药食品。

（10）粘连 树脂类及胶类中草药食品容易因受热发黏而联结在一起，使其原来的形态发生改变，如没药、阿胶、乳香、鹿角胶、龟甲胶等。

（11）腐烂 部分新鲜饮片容易受温度和湿度的影响，使饮片中的微生物过度繁殖而导致其腐烂变质，如鲜生姜、鲜生地黄、鲜芦根、鲜石斛等。

第五章

炒　法

炒法是将净制或切制后的中草药食品进行加热的炮制方法。中草药食品筛去灰屑，按规格分档，置于炒制容器内，加辅料或不加辅料，用不同火力连续加热，并不断搅拌或翻动至一定程度。

炒法历史悠久，早在医方书《五十二病方》中就有关于"炒"的记载。汉代《神农本草经》《金匮玉函经》《汤液本草》都有对"炒"的意义解释。炒法在唐代以后广泛地用于中草药食品的炮制，并对不同中草药食品提出不同火候要求，有微炒、炒出汗、炒香、炒黄、炒熟、炒焦、炒黑之分。宋代以后加辅料炒得到广泛应用。

根据炒法操作时加辅料与否，可分为清炒法（单炒法）和加辅料炒法（合炒法）。清炒法又根据加热程度不同而分为炒黄、炒焦和炒炭。加辅料炒法根据所加辅料的不同而分为麸炒、米炒、土炒、砂炒、蛤粉炒和滑石粉炒等法。

炒制的目的是增强功效，降低毒性或减少刺激，去除异臭味，利于贮藏和制剂。其过程中的两个关键因素是火力和火候。根据临床需要和中草药食品自身性质的不同，所控制的火力和火候标准不同。火力是指中草药食品炮制过程中所用热源释放出的热量大小、火的强弱或温度的高低。火力可分为文火、中火、武火。先文火后武火，或文火和武火交替使用的为文武火。炒法最初用火都是柴火，有柳木火、桑木火、炭火等。后来逐渐发展用煤、煤气、电、电磁和微波等。火力是影响炒制品质量的重要因素，可根据炒制要求，选用不同的火力。火候是指中草药食品炮制的温度、时间和程度，可根据中草药食品内外特征的变化和附加的方法进行判断。

炒法可分为手工炒和机器炒。手工炒的用具有铁锅、铁铲、刷子、簸箕等。操作程序一般分为四个步骤：预热、投料、翻炒、出锅，机器炒制具有明确的参数标准，人为影响较小，得到的成品质量统一。

第一节

清炒法

不加辅料的炒法称为清炒法。包括炒黄、炒焦、炒炭三种不同的火候要求。清炒法的目的包括：①增强疗效，如炒芡实、紫苏子等；焦麦芽、焦山楂等。②降低毒性或副作用，如苍耳子炒后，毒性蛋白凝固，毒性降低。③缓和药性，如花椒清炒后缓和辛散之性。④增强或产生止血、止泻作用。⑤保证疗效，利于贮存，如槐花、酸枣仁等。清炒过程中需将中草药食品大小分档，炒前锅要预热。炒时选择适当火力。搅拌要均匀，出锅要迅速。

一、炒黄

将净制或切制过的药物，置炒制容器内，用文火或中火加热，并不断翻动或转动，使药物表面呈黄色或颜色加深，或发泡鼓起，或爆裂，并逸出固有气味的方法。炒黄是炒法中最基本的操作。

炒黄的操作虽然简单，但炒制程度却较难判定，因为很多中草药食品表面就是黑色、黄色或灰色的，根据经验，可以从以下几个方面判定：

（1）对比看　炒制时可以留少许生品，一边炒，一边与生品比较，颜色加深即可。

（2）听爆声　很多种子类中草药食品，在炒制时都有爆鸣声，一般在爆鸣声减弱时即已达到炒制程度，不要等到爆鸣声消失。

（3）闻香气　种子类中草药食品炒制过程中一般都有固有的香气逸出，所以嗅到香气时，也就炒好了。

（4）看断面　当看表面和听爆鸣声仍难以判定时，可以看种子的断面。断面呈淡黄色时即达到了炒制程度。该条是判定标准中最关键的一条，可以说炒黄的程度体现在多数情况下就是断面的颜色。

以上几点综合运用，可很容易地判定炒黄的程度。

二、炒焦

炒焦与炒黄的区别在于火候的运用，炒焦需要使用中火或武火加热，炒至药物表面呈焦黄色或焦褐色，内部颜色加深，并具有焦香气味。炒焦的主要目的在于增强药物消食健脾的功效或减少药物的刺激性，如山楂、栀子等。

三、炒炭

炒炭是将净制或切制后的药物置于炒制容器内，用武火或中火加热，炒至药物表面焦黑色或焦褐色，内部呈棕褐色或棕黄色。炒炭只需要部分炭化，不能灰化，未炭化部分仍具有药物的固有气味与其原本形状，如槐花。炒炭的主要目的是使药物增强或产生止血、止泻作用。

炒炭时需要注意火力的掌握，质地坚实的药物宜用武火，质地疏松的药物可用中火。当药物炒至一定程度时，须喷淋适量清水熄灭所出现的火星，以免引起燃烧，炒完取出后须摊开铺凉，并检查无余热后再收贮，避免复燃。

‹ 槐花（药食同源） ›

【别名】槐蕊、槐米

【使用部位】豆科植物槐的干燥花及花蕾

【植物形态】

落叶乔木，高 8～20 m。树皮灰棕色，具不规则纵裂，内皮鲜黄色，具臭味。嫩枝暗绿褐色，近光滑或有短细毛。花冠蝶形，乳白色，花柱弯曲。

【地理分布】

原产于我国北部，尤以黄土高原及东北、华北平原最为常见。我国大部分地区都有生产，而以河北、山东、河南、江苏、广东、广西、辽宁等地为主产区。

【药材性状】

槐花：皱缩而卷曲，花瓣常散落。花萼钟状，黄绿色。体轻，质脆易碎。气微弱，味微苦。

槐米：花蕾呈卵形或椭圆形，长 2～6 mm，直径约 0.2 cm。体轻，手捻即碎。气微，味微苦涩。浸入水中，可将水染成鲜黄色。

【性味归经】

味苦，性微寒。入肝、大肠经。

【功效】

凉血止血，清热泻火。预防毛细血管出血，具有抗炎、解痉及抗溃疡、改善心血管系统、降血脂作用。

【化学成分】

黄酮：芦丁（芸香苷）、槲皮素、山柰酚-3-O-芸香糖苷、异鼠李素-3-O-芸香糖苷、山柰酚、染料木素、槐花米甲素等。

皂苷：赤豆皂苷 I、赤豆皂苷 II、赤豆皂苷 V，大豆皂苷 I、大豆皂苷 III，槐花皂苷 I、槐花皂苷 II、槐花皂苷 III 等。

脂肪酸：棕榈酸、硬脂酸、亚油酸、亚麻酸、月桂酸、十二碳烯酸、肉豆蔻酸。

挥发性成分：氧化石竹烯、芳樟醇、1-辛烯-3-醇、植酮、环氧化蛇麻烯等。

其他成分：钙、磷、镁、钾、铁、β-谷固醇等。

【采收加工及炮制方法】

采收：夏季花开放或花蕾形成时采收。

加工：及时干燥，除去枝、梗及杂质。

炮制：①槐花：取原槐花，除去杂质及枝梗，筛去灰屑。②炒槐花：取净槐花，置炒制容器内。用文火加热，炒至表面深黄色，取出晾凉。③槐花炭：取净槐花，置炒制容器内。用中火加热，炒至表面焦褐色，取出凉透。槐花炭清热凉血作用极弱，涩性增加，其凉血止血能力极佳。

【炮制方法历史沿革】

宋代有微炒、炒黄黑色、炒焦、麸炒、地黄汁炒。明代增加了醋煮、烧灰存性、酒浸炒。清代多沿用炒法。现行有炒黄、炒炭等。

【质量要求】

槐花饮片含水分不得超过 11.0%，总灰分不得超过 14.0%，酸不溶性灰分不得超过 8.0%，醇溶性浸出物不得少于 37.0%，总黄酮含量以芦丁计不得少于 8.0%。

【贮存】

贮存于干燥容器内，密闭，置通风干燥处，防潮，防蛀。

金银花（药食同源）

【别名】忍冬花、银花、鹭鸶花、苏花、金花

【使用部位】忍冬科植物忍冬的花蕾或带初开的花

【植物形态】

多年生半常绿藤木。小枝细长，中空，藤为褐色至赤褐色。夏季开花，苞片叶状，唇形花有淡香，球形浆果，熟时黑色。

【地理分布】

金银花多野生于较湿润的地带，如溪河两岸、湿润山坡灌丛、疏林中。中国各省均有分布，朝鲜和日本也有分布。金银花的种植区域主要集中在山东、陕西、河南、河北等地。其中，山东省临沂市平邑县为金银花的主产区，种植面积最大，野生品种居多，历史悠久。

【药材性状】

干燥花蕾呈棒状，略弯曲，长 2~3 cm，上部较粗，直径 1.5~3 mm。外表黄白色或绿白色，基部有绿色细小的花萼。

【性味归经】

味甘，性寒。入肺、心、胃经。

【功效与主治】

清热解毒，疏散风热治疗大便出血、颈淋巴结结核。具有抗炎、抗菌、抗氧化、护肝、增强免疫力、调控血糖、血脂作用。

【化学成分】

黄酮：木犀草苷、木犀草素、苜蓿苷、槲皮素、芦丁。

有机酸：绿原酸、异绿原酸、新绿原酸、隐绿原酸。

挥发油：芳樟醇、棕榈酸。有 46.3% 的成分为烷烃类，22.2% 的成分为酯类，其余还包含烯烃类、醇类、醛类等化学成分。

环烯醚萜：其主要包括裂环以及闭环环烯醚萜两种基本碳骨架，其中 7-表马钱素、8-表马钱素为闭环环烯醚萜类，裂环马钱酸、裂环氧化马钱素、裂环马钱苷为裂环环烯醚萜类。

其他成分：豆固醇、苯丙氨酸、胡萝卜苷、微量元素。

【采收加工及炮制方法】

采收：每年早春小满后采摘头茬花，以后每月可集中采摘一茬，每年可采 4~5 茬，采摘时应掌握在花蕾上部膨大成米白色或乳白色时最适宜。

加工：金银花采后应立即晾干或烘干。

炮制：①金银花：取原药材，筛去泥沙，拣净杂质。②金银花炭：取净金银花，置炒制容器内。用文火加热，炒至表面呈焦褐色，喷淋清水，取出，晒干。

【炮制方法历史沿革】

唐代有切制。清代有净制、蜜制、炒制、焙制、酒制。现行有炒黄、炒炭、净制。

【质量要求】

金银花的水分含量不得超过 12.0%，总灰分不得超过 10.0%，酸不溶性灰分不得超过 3.0%，含铅不得超过 5 mg/kg，镉不得超过 1 mg/kg，砷不得超过 2 mg/kg，二氧化硫残留

量不得超过 150 mg/kg。按干燥品计算，含绿原酸不得少于 1.5%，含木犀草苷不得少于 0.05%。

【贮存】

置阴凉干燥处，防潮，防蛀。

山银花（药食同源）

【别名】山金银花、土忍冬、土银花、山花、南银花

【使用部位】忍冬科植物灰毡毛忍冬、红腺忍冬、华南忍冬或黄褐毛忍冬的干燥花蕾或带初开的花

【植物形态】

属于落叶藤本。幼枝、叶柄、叶下面和上面中脉及总花梗均密被上端弯曲的淡黄褐色短糙毛，有时还有糙毛。叶纸质，卵形至卵状矩圆形，顶端渐尖或锐尖，基部近圆形或心形，下面有时粉绿色，叶柄长 5～12 mm。

【地理分布】

产于我国安徽南部、浙江、江西、福建、台湾、湖北、湖南、广东等地。

【药材性状】

山银花是忍冬科植物灰毡毛忍冬、红腺忍冬、华南忍冬或黄褐毛忍冬的干燥花蕾或带初开的花。其中灰毡毛忍冬呈棒状而稍弯曲，表面黄色或黄绿色。总花梗集结成簇。开放者花冠裂片，不及全长之半，质稍硬，手捏之稍有弹性。

【性味归经】

味甘、性寒。入肺、心、胃经。

【功效】

清热解毒，疏散风热。具有抗病原微生物、抗氧化、抗肿瘤、护肝作用。

【化学成分】

黄酮：主要有黄酮、黄酮醇及黄酮苷。包括木犀草素、芦丁、苜蓿、槲皮素、金圣草素-7-O-新橙皮糖苷等。

有机酸：主要包括绿原酸、异绿原酸、新绿原酸、奎宁酸及咖啡酸类衍生物。还含有灰毡毛忍冬素 F、灰毡毛忍冬素 G、咖啡酸、绿原酸等。

三萜皂苷：川续断皂苷乙、灰毡毛忍冬皂苷甲、绿原酸酯皂苷、蕨岩仙皂苷 C 等。

挥发油：芳樟醇、棕榈酸、亚油酸、香叶醇、α-松油醇以及辛烯醇等。

【采收加工及炮制方法】

采收：一般在 5 月中下旬采摘第一茬花，隔 1 个月后陆续采摘第三、四茬花。必须在花蕾尚未开放之前采收。

加工：采摘的花蕾要及时晾干或烘干，不要堆放发霉。

炮制：①山银花：取原药材，除去杂质及枝梗，筛去灰屑。②炒山银花：取净山银花，置炒制容器内。用文火加热，炒至表面深黄色，取出晾凉。③山银花炭：取净山银花，置炒制容器内。用武火加热，炒至表面焦褐色，期间注意喷淋清水以熄灭火星，取出放凉即可。

【炮制方法历史沿革】

明代有酒制、炒黄、炒炭。清代有净制、捣为末。现行有净制、炒炭、炒黄。

【质量要求】

炒山银花表面深黄色为佳。山银花炭表面焦褐色为佳。

【贮存】

贮于干燥容器内，密闭，置通风干燥处，防潮，防蛀。

‹ 杜仲雄花（新食品原料） ›

【别名】思仲花、思仙花

【使用部位】人工种植的杜仲雄株树的雄花

【植物形态】

落叶乔木，高达 20 m。小枝光滑，黄褐色或较淡，具片状髓。

【地理分布】

杜仲是中国的特有种。分布于陕西、甘肃、河南、湖北、四川、云南、贵州、湖南、安徽、江西、广西及浙江等省区，现各地广泛栽种。张家界为杜仲之乡，是世界上最大的野生杜仲产地。现江苏国家级林业基地也大量人工培育杜仲。

【药材性状】

杜仲雄花的花芽大而饱满，呈桃形。鳞片紧抱芽体，呈光滑状，宽 3.0～4.0 mm，长 3.0～4.5 mm。雄花呈绿色、黄绿色或者紫色，雄蕊长 0.8～1.5 cm。

【性味归经】

味甘、微辛，性温。入肝、肾经。

【功效】

补肝肾，强筋骨，通便，安神镇痛，降三高。

【化学成分】

木脂素：松脂醇二葡糖苷、丁香脂醇二葡糖苷、橄榄脂素等。

环烯醚萜：杜仲醇、杜仲醇苷、京尼平、京尼平苷酸、京尼平苷、桃叶珊瑚苷、筋骨草苷、哈帕苷丁酸酯、雷扑妥苷、车叶草酸、去乙酰车叶草酸、表杜仲醇。

苯丙素：香豆酸、咖啡酸乙酯、绿原酸、松柏苷等。

黄酮：山柰酚、槲皮素、紫云英苷、陆地锦苷、芦丁。

其他成分：生物碱、氨基酸、多糖以及矿质元素锌、锰、铜、铁、钙、磷、硼、镁、钾等。

【采收加工及炮制方法】

采收：采收时间应根据杜仲雄花的开花期而定。因各产区气候条件的差异开花时间各不相同，长江以南地区约为 3 月至 4 月。黄河、淮河流域在 3 月下旬至 4 月中旬。石家庄及其以北地区约在 4 月上旬至 4 月下旬。采花时，根据修剪要求在剪下的雄花枝上采集雄花。

加工：采摘时雄蕊与萌芽分开放，然后将丛状雄花的每个雄蕊分开，以便于杀青，并使雄花茶茶体形状美观。经过细致筛选的杜仲雄花放于干净、干燥通风处摊晾 12～24 h，摊晾后的杜仲雄花可进行雄花茶加工。

炮制：①杜仲雄花：取原药材，除去杂质及枝梗，筛去灰屑。②炒杜仲雄花：取净杜仲雄花，置炒制容器内，用文火加热，炒至表面深黄色，取出晾凉。

【炮制方法历史沿革】

南北朝有净制、切制。宋代有炒制、焙制。现行有净制、切制、炒制。

【质量要求】

炒杜仲雄花表面深黄色为佳。

【贮存】

可低温保鲜，置通风干燥处，防潮，防蛀。贮存时最好不与其他物品放在一起，避免被污染或串味。

枸杞子（药食同源）

【别名】苟起子、甜菜子、红青椒、构蹄子、枸茄茄

【使用部位】茄科植物宁夏枸杞的成熟果实

【植物形态】

灌木。枝条细长，幼枝有棱角，外皮灰色，无毛。叶互生或数片丛生。花腋生，通常单生或数花簇生。浆果卵形或长圆形，长0.5~2 cm，直径4~8 mm，深红色或橘红色。种子多数，肾形而扁，棕黄色。

【地理分布】

原产于我国北部，如河北北部、内蒙古、山西、陕西、甘肃、宁夏，中部和南部不少省区也已引种栽培。尤其是青海、宁夏及天津地区栽培多，产量高。

【药材性状】

枸杞子呈类纺锤形或椭圆形，长6~20 mm，直径3~10 mm。气微，味甜。

【性味归经】

味甘、性平。入肝、肾经。

【功效与主治】

滋补肝肾，益精明目。治腰膝酸痛、眩晕耳鸣、阳痿遗精、内热消渴。具有抗衰老、免疫调节、抗肿瘤、降血糖、降血脂功效。

【化学成分】

多糖：枸杞多糖是一种水溶性多糖，为多聚糖与多肽或蛋白质形成的结合物，由鼠李糖、岩藻糖、阿拉伯糖、木糖、甘露糖、半乳糖、葡萄糖等8种以上的单糖组成。

黄酮及其苷：山柰酚、槲皮素、杨梅素、芦丁。

酚酸：绿原酸、咖啡酸、阿魏酸、原儿茶酸、二氢异阿魏酸、咖啡酸、顺式对羟基肉桂酸、反式对羟基肉桂酸、反式肉桂酸等。

类胡萝卜素：β-胡萝卜素、β-隐黄素、玉米黄素及多种类胡萝卜素脂肪酸酯。

生物碱：托品类、哌啶类、吡咯类、咪唑类、咔啉类、酰胺类、精胺类生物碱等。此外，还含有甜菜碱。

其他成分：多种氨基酸、微量元素、甾醇类、香草酸、亚油酸等。

【采收加工及炮制方法】

采收：夏、秋季果实呈红色时采收。

加工：除去果柄，置阴凉处晾至果皮起皱纹后，再暴晒至外皮干硬、果肉柔软即得。遇阴雨时可用微火烘干。

炮制：①枸杞子：簸净杂质，摘去残留的梗和蒂，用时捣碎。②炒枸杞子：取净枸杞子，置炒制容器内。用文火加热，炒至表面深黄色，取出晾凉。

【炮制方法历史沿革】

宋代有净制，炒制。元代有酒制。明代有切制，菊花制，人乳制。清代有炒炭，童便拌蒸制。现行有净制、炒黄、炒炭、盐炙、酒制等。

【质量要求】

炒枸杞子：本品形如枸杞子，表面深黄色。

根据《中国药典》（2020 版），枸杞子的水分不得超过 13.0%，总灰分不得超过 5.0%，重金属及有害元素中，铅不得超过 5 mg/kg，镉不得超过 1 mg/kg，砷不得超过 2 mg/kg，汞不得超过 0.2 mg/kg，铜不得超过 20 mg/kg，浸出物不得少于 55.0%，含枸杞多糖以葡萄糖（$C_6H_{12}O_6$）计，不得少于 1.8%，含甜菜碱（$C_5H_{11}NO_2$）不得少于 0.50%。

【贮存】

置阴凉干燥处，防闷热，防潮，防蛀。

‹ 莲子（药食同源） ›

【别名】藕实、水芝丹、莲实、泽芝、莲蓬子

【使用部位】睡莲科植物莲的干燥成熟种子

【植物形态】

多年生水生草本。根茎肥厚横走，外皮黄白色，节部缢缩，生有鳞叶与不定根，节间膨大，内白色，中空而有许多条纵行的管。

【地理分布】

自生或栽培于池塘内。我国大部分地区有分布，主产于湖南、湖北、福建、江苏、浙江、江西。以湖南产品最佳，福建产量最大。此外，山东、安徽、山西、河南、辽宁、黑龙江、云南、贵州、陕西等地亦产。

【药材性状】

本品略呈椭圆形或类球形，长 1.2～1.8 cm，直径 0.8～1.4 cm。表面红棕色。质硬，种皮薄，不易剥离。子叶 2，黄白色，肥厚，中有空隙，具绿色莲子心。

【性味归经】

味甘涩，性平。入心、脾、肾经。

【功效与主治】

养心，益肾，补脾。治夜寐多梦，遗精，妇人崩漏带下。

【化学成分】

含碳水化合物、蛋白质、脂肪、钙、磷、铁、肉豆蔻酸、棕榈酸、油酸、亚油酸、亚麻

酸等。果实含和乌胺。果皮含荷叶碱、原荷叶碱、氧黄心树宁碱和 *N*-去甲亚美罂粟碱等。

【采收加工及炮制方法】

采收：采收新鲜荷花原生的、完整性好的、大小相同的成熟莲蓬，去壳、去膜、去除莲子心。

加工：将新鲜莲子浸泡于清水中清洗，然后预煮、烘干。

炮制：①莲子肉，取原药材，去净杂质，用温水略浸，捞出润软，剥开去心（另作药用），干燥。②炒莲子肉，取净莲子肉，置炒制容器内，用文火加热，炒至表面颜色加深，内表面微黄色，有香气逸出，取出晾凉。

【炮制方法历史沿革】

唐代有蒸、干捣破之。宋代有去皮心、数炒香。明代有泡去皮心、去心并炒焦黄、酒煮。现在主要的炮制方法有炒黄等。

【质量要求】

炒莲子肉外表面颜色加深，内表面微黄色，略有焦斑。

【贮存】

贮干燥容器内，密闭，通风干燥处。防蛀。

郁李仁（药食同源）

【别名】郁子、郁里仁、李仁肉

【使用部位】蔷薇科植物欧李、郁李(赤李子)或长柄扁桃的干燥成熟种子

【植物形态】

落叶灌木，高 1～1.5 m。树皮灰褐色，有不规则的纵条纹；幼枝黄棕色，光滑。

【地理分布】

主产于辽宁、河北、内蒙古等地。

【药材性状】

干燥的成熟种子，呈卵形，长 5～7 mm，中部直径 3～5 mm。表面黄白色、黄棕色或深棕色。种皮薄，易剥落，种仁两瓣，白色，带油性。

【性味归经】

味辛苦、甘，性平。入脾、大肠、小肠经。

【功效】

泻下，抗炎，镇痛。

【化学成分】

郁李种子含苦杏仁苷、脂肪油、挥发性有机酸、粗蛋白质、纤维素、淀粉、油酸，又含皂苷及植物固醇、维生素 B_1；茎皮含鞣质、纤维素等。

【采收加工及炮制方法】

采收：夏、秋二季采收成熟的果实，除去果肉及核壳，取出种子，干燥。

加工：将采收的新鲜果实堆放在阴湿处，待果肉腐烂后，取其果核，清除杂质，将果核蒸约 2 h，使种仁变白（不蒸则种皮为红黄色，过久则易出油），再分开大小果核，用石碾或机器压碎外壳取仁，即可。也可将果实置锅内，煮至果肉烂时，捞出洗净，碾碎外壳，

选出种仁。

炮制：①郁李仁，取原药材，除去杂质，用时捣碎。②炒郁李仁：取净郁李仁，置炒制容器内，用文火加热，炒至表面深黄色，有香气逸出，取出，用时捣碎。

【炮制方法历史沿革】

宋代有"汤浸去皮尖，微炒"，焙法，酒浸、麸炒，"汤去尖皮，熬紫色"等炮制方法。元代用火炮。明代沿用炒法外，又有蜜制、制霜、陈皮炒、面炒等法。清代亦沿用炒法，并增加了酒炒的方法。

【质量要求】

以颗粒饱满、淡黄白色、整齐不碎、不出油、无核壳者为佳。

郁李仁饮片含水分不得超过6.0%、酸值不得超过10.0、羰基值不得超过3.0、过氧化值不得超过0.050、含苦杏仁苷不得少于2.0%。

炒郁李仁表面深黄色，断面浅黄色，有香气。

【贮藏】

贮干燥容器内，密闭，置阴凉干燥处。防蛀。

酸枣仁（药食同源）

【别名】枣仁、酸枣核

【使用部位】鼠李科植物酸枣的干燥成熟种子

【植物形态】

落叶灌木或小乔木，高1~3 m。

【地理分布】

生长于阳坡或干燥瘠土处，常形成灌木丛。分布于辽宁、内蒙古、河北、河南、山东、山西、陕西、甘肃、安徽、江苏等地。主产于河北、陕西、辽宁、河南。

【药材性状】

干燥成熟的种子呈扁圆形或扁椭圆形，长5~9 mm，宽5~7 mm，厚约3 mm，表面紫红色或紫褐色，未成熟者色浅或发黄，光滑。剥去种皮，可见类白色胚乳黏附在种皮内侧。以粒大饱满、外皮紫红色、无核壳者为佳。

【性味归经】

味甘、酸，性平。入心、脾、肝、胆经。

【功效与主治】

养肝，安神，敛汗。治虚烦不眠，惊悸怔忡，烦渴，虚汗。预防心血管疾病。

【化学成分】

生物碱：酸枣仁碱A、酸枣仁碱B、酸枣仁碱D、酸枣仁碱E、酸枣仁碱F、酸枣仁碱G_1、酸枣仁碱G_2。

三萜：白桦脂酸，白桦脂醇，美洲茶酸，麦珠子酸，酸枣仁皂苷A、酸枣仁皂苷B，胡萝卜苷。

黄酮：斯皮诺素、酸枣黄素、6-芥子酰斯皮诺素、6-阿魏酰斯皮诺素、6-对香豆酰斯皮诺素、当药素、6,8-二-C-葡糖基芹菜素等。

氨基酸：苏氨酸、缬氨酸、蛋氨酸、亮氨酸、异亮氨酸等 17 种氨基酸。

其他成分：酸枣仁环肽、阿魏酸、维生素 C 及植物固醇、环磷酸腺苷等。

【采收加工及炮制方法】

采收：秋末冬初采收成熟果实。

加工：除去果肉和核壳，收集种子，晒干。

炮制：①酸枣仁：原药放入竹箩内，沉入清水缸中，使仁浮在水面，壳沉水底，将枣仁捞出、晒干。②炒酸枣仁：取洁净的酸枣仁，置锅内用文火炒至外皮鼓起并呈微黄色，取出，放凉。炮制可让种皮开裂，易于粉碎和煎出；同时炒制能起到杀酶保苷的作用。其作用与生酸枣仁相近，养心安神作用强于生酸枣仁。

【炮制方法历史沿革】

酸枣仁的炮制初见于《雷公炮炙论》，云："凡使，采得后，（晒）干，取叶重拌酸枣仁，蒸半日了，去皮尖了，任研用"。宋代有微炒、炒香熟；酒浸。其后历代都以炒法为主，现在主要的炮制方法有炒黄等。

【质量要求】

酸枣仁饮片水分不超过 9.0%，总灰分不超过 7.0%，含酸枣仁皂苷 A 不得少于 0.03%，含斯皮诺素不得少于 0.08%。

炒酸枣仁含水分不超过 7.0%，总灰分不超过 4.0%，含酸枣仁皂苷 A 和斯皮诺素同生品。

【贮存】

贮存于干燥容器内，密闭，置通风干燥处。

芡实（药食同源）

【别名】鸡瘫、雁喙实、水流黄、水鸡头、肇实

【使用部位】睡莲科植物芡的干燥成熟种仁

【植物形态】

一年生水生草本，具白色须根及不明显的茎。初生叶沉水，箭形；后生叶浮于水面，叶柄长，圆柱形中空，表面生多数刺，叶片椭圆状肾形或圆状盾形，直径 10～130 cm。

【地理分布】

生长于池沼湖泊中。分布于黑龙江、吉林、辽宁、河北、河南、山东、江苏、安徽、浙江、福建、江西、台湾、广西及贵州等地。主产于江苏、湖南、湖北、山东。

【药材性状】

干燥种仁呈圆球形，直径约 6 mm。一端黄白色，约占全体 1/3，有圆形凹陷，另一端为棕红色，约占全体 2/3。表面平滑，有花纹。质硬而脆，破开后，断面不平，色洁白，粉性。以颗粒饱满均匀、粉性足、无碎末及皮壳者为佳。

【性味归经】

味甘、涩，性平。入脾、肾经。

【功效与主治】

固肾涩精，补脾止泄，补中益气。治淋浊、带下、小便不禁、大便泄泻。

【化学成分】

黄酮：5,7,4-三羟基-二氢黄酮、5,7,3,4,5-五羟基二氢黄酮和4,5,7-三羟基黄酮等。

固醇：2-4-甲基胆固醇-3-β-O-葡糖苷、24-乙基胆固醇-3-β-O-葡糖苷、豆甾醇-3-β-O-葡糖苷、1-O-β-吡喃葡糖苷及其反式异构物、木脂素苷、异落叶松脂素-9-O-β-D-吡喃葡糖苷。

其他成分：淀粉，蛋白质，脂肪，钙、磷、铁，维生素 B_1、维生素 B_2、维生素 C，烟酸及胡萝卜素。

【采收加工及炮制方法】

采收：秋末冬初采收成熟果实。

加工：除去果皮，取出种子，洗净，再除去硬壳（外种皮），晒干。

炮制：①炒制：取净芡实放置锅内，用文火加热炒至微黄色时，将其取出，放凉后收藏即可。②麸制：先将麸皮放热锅内炒至烟起，再将净芡实倒入，拌炒至微黄色，取出，筛净麸皮，放凉。③土制：取伏龙肝粉置锅内，用文火加热炒至松时，放入净芡实，炒至微黄色，取出，筛去伏龙肝粉，晾凉。④盐制：取芡实加盐水润1夜后蒸透，水适量。⑤孟诜所著《必效方》：凡用（芡实），蒸熟，烈日晒裂取仁。亦可取粉用。

【炮制方法历史沿革】

唐代始见有芡实炮制方法的记载。《新修本草》："此实，去皮作粉，与菱粉相似，益人胜菱。"《本草图经》："捣烂，暴干，再捣，下筛。"《太平圣惠方》："去壳。"《本草纲目拾遗》："微炒，研末。"

【质量要求】

水分含量不超过14.0%，总灰分不超过1.0%，浸出物不得少于8.0%。

【贮存】

置于通风干燥处保存，注意防蛀。

薏苡仁（药食同源）

【别名】解蠡、赣米、感米、薏珠子、芑实

【使用部位】禾本科植物薏米的种仁

【植物形态】

一年或多年生草本。须根较粗，直径可达3 mm。秆直立，高1~1.5 m，约具10节。

【地理分布】

全国大部分地区均有分布，一般多为栽培品。主产于福建、河北、辽宁。

【药材性状】

干燥的种仁呈宽卵形或长椭圆形，长4~8 mm，宽3~6 mm，表面乳白色，光滑或有不明显纵纹。质坚硬，破开后，内部白色，粉性。以粒大、饱满、色白、完整者为佳。

【性味归经】

味甘、淡，性凉。归脾、胃、肺经。

【功效与主治】

健脾止泻，补肺，清热解毒，利水渗湿。治泄泻，筋脉拘挛，屈伸不利，水肿，脚气，肺痿，肺痈，肠痈，淋浊，白带。降血压，调节肠道菌群，调节糖代谢。

【化学成分】

多糖：中性葡聚糖、酸性多糖、低聚果糖等。

脂肪酸及酯：薏苡仁油、甘油单酯、甘油二酯、肉豆蔻酸、棕榈酸、壬二酸、硬脂酸、油酸、亚油酸。

蛋白质和氨基酸：醇溶性蛋白、谷蛋白、清蛋白、亮氨酸、赖氨酸、精氨酸、酪氨酸等。

多酚：对羟基苯甲酸、香草酸、丁香酸、阿魏酸、对香豆酸、咖啡酸、芥子酸、香兰素酸、2-羟基苯乙酸、薏苡醇、4-酮松醇酯、丁香树脂醇、儿茶酸。

固醇：α-谷固醇、β-谷固醇、γ-谷固醇、菜油固醇、麦角固醇、胆固醇、钝叶大戟固醇、阿魏酰豆固醇、阿魏酰菜籽固醇、芸苔固醇、豆固醇。

黄酮：槲皮素、山柰酚、芦丁。

三萜：无羁萜、白茅素。

【采收加工及炮制方法】

采收：秋季果实成熟时采割植株。

加工：晒干植株，打下果实，再晒干，除去外壳、黄褐色种皮和杂质，收集种仁。除去枝、梗及杂质，及时干燥。

炮制：取拣净的薏苡仁置锅内用文火炒至微黄色，取出，放凉即可，或用麸皮同炒亦可。

【炮制方法历史沿革】

南北朝刘宋时代有糯米炒和盐汤煮的方法。宋代有"微炒黄"和糯米炒等法。炒法一直沿用至今。明代又有盐炒的方法。清代增加了土炒、姜汁拌炒、拌水蒸透等炮制方法。

【质量要求】

炒薏苡仁的杂质不超过 1%，水分含量不超过 12.0%，总灰分不超过 2.0%，含甘油三油酸酯不得少于 0.40%。

【贮存】

贮存于干燥容器内，密闭，置阴凉干燥处。防蛀。

‹ 花椒（药食同源）›

【别名】大椒、蜀椒、南椒、巴椒、点椒

【使用部位】芸香科植物花椒或青椒的干燥成熟果皮

【植物形态】

落叶小乔木，高 3~7 m，茎干上的刺常早落，枝有短刺，小枝上的刺基部宽而扁，且呈长三角形，被短茸毛。

【地理分布】

野生于路旁或山坡的灌木丛中。我国大部分地区有分布，主产于河北、山西、陕西、甘肃、河南等地。见于平原至海拔较高的山地，在青海，见于海拔 2500 m 的坡地。抗旱，喜阳光，各地多有栽种。

【药材性状】

干燥果皮腹面开裂或背面亦稍开裂，呈两瓣状，形如切开之皮球，而基部相连，直径 4~5 mm；表面紫红色或棕红色，粗糙。外果皮表面极皱缩，油腺直径 0.5~1 mm；内果皮光滑，淡黄色，常由基部与外果皮分离而向内反卷。果皮革质，具特殊的强烈香气。

【性味归经】

味辛，性温。入脾、肺、肾经。

【功效与主治】

温中止痛，杀虫止痒。花椒生用治湿疹及皮肤瘙痒。治疗蛔虫性肠梗阻，血吸虫病，蛲虫病。

【化学成分】

挥发油：萜类、醇类、酮类、醛类、烯烃类、酯类及环氧化合物类等。

生物碱：喹啉衍生物类（Ⅰ）、异喹啉衍生物类（Ⅱ）、苯并菲啶衍生物类（Ⅲ）和喹诺酮衍生物类（Ⅳ）。

酰胺：山椒素。

香豆素：香柑内酯、脱肠草素、1,8-桉叶素、滨蒿内酯、东莨菪内酯、异东莨菪内酯、伞形花内酯等。

木脂素：芝麻素、细辛素、丁香树脂二甲醚、胡椒树脂醇-4′-O-p-D-吡喃葡糖苷、辛夷脂素等。

其他成分：三萜、固醇、烃类、黄酮苷类、棕榈酸、亚麻酸、油酸及少量其他组分，如金丝桃苷、蔷甘菊素、β-谷固醇、二十九烷等。

【采收加工及炮制方法】

采收：秋季采收成熟果实。

加工：集中晾晒，烘干后除去种子及杂质。

炮制：除去果柄及种子（椒目），置锅内炒至发响、油出，取出，放凉。炒和炙后，毒性降低，辛散之性缓和。

【炮制方法历史沿革】

汉代有炒去汗法。此法为历代沿用。南北朝刘宋时代有酒拌蒸法。唐代有火炮和醋浸法。宋代有醋煮、火熨、酒醋制和焙法。明代除用酒、醋制外，又增加童便、米泔制，甘草煮，阿胶加醋制法等。清代有面炒、烘、炒炭、酒蒸、盐炙法等。现行有炒制、醋制、盐制、烤制法。

【质量要求】

花椒含挥发油不得少于 1.5%（mL/g）。

【贮存】

置通风干燥处。

〈 麦芽（药食同源） 〉

【别名】大麦芽、大麦蘖、麦蘖

【使用部位】禾本科植物麦芽的成熟果实经发芽干燥的炮制加工品

【植物形态】

越年生草本。秆粗壮，光滑无毛，直立，高 50～100 cm。

【地理分布】

全国大部分地区均产。

【药材性状】

本品呈梭形，长 8～12 mm，直径 3～4 mm。表面淡黄色，背面为外稃包围，具 5 脉；腹面为内稃包围。除去内外稃后，腹面有 1 条纵沟；基部胚根处生出幼芽及须根，幼芽长披针状条形，长约 0.5 cm。须根数条，纤细而弯曲。质硬，断面白色，粉性。

【性味归经】

味甘，性平。入脾、胃经。

【功效与主治】

行气消食，健脾开胃，回乳消胀。用于消化不良，乳汁郁积。

【化学成分】

麦芽含淀粉酶、转化糖酶、B 族维生素、脂肪、磷脂、糊精、麦芽糖、葡萄糖等。

【采收加工及炮制方法】

采收：大麦到了黄熟期，光合作用停止，麦粒中的养分不再增加，即为收获的最佳时期。

加工：除去杂质后，麦粒用水浸泡后，保持适宜温、湿度，待幼芽长至约 5 mm 时，晒干或低温干燥。

炮制：①麦芽：大麦的成熟果实经发芽干燥所得。②炒麦芽：取净麦芽，照清炒法（不加辅料的炒法称为清炒法）炒至棕黄色，放凉，筛去灰屑。③焦麦芽：取净麦芽，照清炒法（不加辅料的炒法称为清炒法）炒至焦褐色，放凉，筛去灰屑。

【炮制方法历史沿革】

宋代有微炒、炒令焦黑。元代用焙法。明代还记载了其炮制作用："候生芽曝干去须，取其中米，炒研面用，其功皆主消导"。清代沿用了明以前的炒法。现在主要的炮制方法有炒黄、炒焦等。

【质量要求】

麦芽水分不得超过 13.0%，总灰分不得超过 5.0%，芽长不得小于 0.5 cm，出芽率不得少于 85.0%，每 1000 g 含黄曲霉毒素 B_1 不得超过 5 µg，黄曲霉毒素 G_2、黄曲霉毒素 G_1、黄曲霉毒素 B_2 和黄曲霉毒素 B_1 总量不得超过 10 µg。炒麦芽水分不得超过 12.0%，总灰分不得超过 4.0%。焦麦芽水分不得超过 10.0%，总灰分不得超过 4.0%。

【贮存】

置通风干燥处。防蛀。

◁ 淡竹叶（药食同源） ▷

【别名】竹叶门冬青、迷身草、山鸡米、竹叶麦冬、野麦冬

【使用部位】禾本科淡竹叶属植物淡竹叶的干燥茎叶

【植物形态】

多年生草本，高 40~100 cm。有短缩而稍木质化的根茎，须根中部常膨大为纺锤形的块根。茎丛生，细长直立，中空，表面有微细的纵纹。花期 7~9 月。果期 10 月。

【地理分布】

分布于我国河南、安徽、江苏、浙江、福建、台湾、广东、广西、江西、湖南等地。

【药材性状】

本品长 25~75 cm。茎呈圆柱形，有节，表面淡黄绿色。叶片披针形，有的皱缩卷曲，长 5~20 cm，宽 1~3.5 cm；表面浅绿色或黄绿色。体轻，质柔韧。

【性味归经】

味甘、淡，性寒。入心、胃、小肠经。

【功效与主治】

清热除烦，利尿。用于热病烦渴，小便赤涩淋痛，口舌生疮。

【化学成分】

黄酮：苜蓿素、苜蓿素-7-O-β-D-葡糖苷和黄酮苷、当药黄素。

三萜：卢竹素、印白茅素、蒲公英赛醇、无羁萜。

酚酸：4-羟基-3,5-二甲氧基苯甲醛、反式对羟基桂皮酸和香草酸。

氨基酸及矿物质：天冬氨酸，谷氨酸，砷、钙、镉、钴、铬、铜、铁、钾、镁、锰、钠、镍。

挥发性成分：棕榈酸、二十九烷、邻苯二甲酸-二-(2-乙基己)酯、α-生育酚醌。

其他成分：胸腺嘧啶、腺嘌呤、尿嘧啶、β-谷固醇和胡萝卜苷。

【采收加工及炮制方法】

采收：5~6 月未开花时采收。

加工：切除须根，晒干。

炮制：拣去杂质及根，洗净，切段，晒干。使药洁净，便于调剂和制剂。

【炮制方法历史沿革】

南齐有切去尖法。唐代有切法，而此法一直沿用至今。宋代还有烧为灰法，去枝梗，只取叶，焙干；切法等。现行有净制、切制法。

【质量要求】

水分不得超过 13.0%，总灰分不得超过 11.0%。

【贮存】

置干燥处。

砂仁（药食同源）

【别名】缩砂仁、缩砂蜜，缩砂蔤

【使用部位】姜科植物阳春砂、绿壳砂或海南砂的干燥成熟果实

【植物形态】

多年生草本。株高 1.5~3 m，茎散生；根茎匍匐地面，节上被褐色膜质鳞片。

【地理分布】

生长于山谷林下或阴湿地栽培。分布于广东、广西、云南等地。

【药材性状】

阳春砂、绿壳砂：呈椭圆形或卵圆形，有不明显的三棱，长1.5~2 cm，直径1~1.5 cm，表面棕褐色。果皮薄而软。种子集结成团，具三钝棱。种子为不规则多面体，直径2~3 mm；表面棕红色或暗褐色；质硬，胚乳灰白色。气芳香而浓烈，味辛凉、微苦。

海南砂：呈长椭圆形或卵圆形，有明显的三棱，长1.5~2 cm，直径0.8~1.2 cm。表面被片状、分枝的软刺，基部具果梗痕。果皮厚而硬。种子团较小，每瓣有种子3~24粒；种子直径1.5~2 mm。

【性味归经】

味辛，性温。入脾、胃、肾经。

【功效与主治】

具有化湿开胃、温脾止泻、理气安胎的功能，临床常用于湿浊中阻，脾胃虚寒，呕吐泄泻，妊娠恶阻。

【化学成分】

种仁含挥发油，经鉴定，成分有乙酸龙脑酯、樟脑、柠檬烯、樟烯、α-蒎烯、β-蒎烯、龙脑、β-榄香烯、β-丁香烯等近30种。果实含有锌、铜、铁、锰、钴、铬、钼、镍、钛、钒等元素。

【采收加工及炮制方法】

采收：根据各产区气候不同，采收期从8月中旬至10月上旬，因果实成熟不一致，一般分两批采收，采收的标准是果皮颜色由红紫色变为红褐色，果肉呈荔枝肉状，种子为红褐色，嚼之有浓烈辛辣味时为适宜采收期。

加工：采收后的果实于室内通风处摊放，防止沤烂，尽快烘干。

炮制：①砂仁取原药材，除去杂质。用时捣碎。②盐砂仁：取净砂仁，加盐水拌匀，稍闷，待盐水被吸尽后，置炒制容器内，用温火加热炒干，取出凉至室温。盐砂仁辛燥之性略减，温而不燥，并能引药下行。

【炮制方法历史沿革】

宋代有去皮法、炒法、"火燃存性"、焙法。明代增加了煨和酒炒等法。清代增加了姜汁拌、盐水浸生炒、萝卜汁浸透后焙等方法。现在主要有盐炙等方法。

【质量要求】

砂仁水分不得超过15.0%。阳春砂、绿壳砂种子团含挥发油不得少于3.0%。海南砂种子团含挥发油不得少于1.0%，含乙酸龙脑酯不得少于0.90%。

【贮存】

贮干燥容器内，密闭，置阴凉干燥处。

‹ 山楂（药食同源）›

【别名】梁梅、鼠查、羊梾、赤爪实、山里红果

【使用部位】蔷薇科植物山里红或山楂的干燥成熟果实

【植物形态】

落叶乔木或大灌木，高达 8 m。树皮暗棕色，多分枝，枝条无刺或具稀刺。

【地理分布】

在山东、陕西、山西、河南、江苏、浙江、辽宁、吉林等地均有分布。

【药材性状】

本品为圆形片，皱缩不平，直径 1~2.5 cm，厚 0.2~0.4 cm。外皮红色，具皱纹，有灰白小斑点。果肉深黄色至浅棕色。中部横切片具 5 粒浅黄色果核，但核多脱落而中空。有的片上可见短而细的果梗或花萼残迹。

【性味归经】

味酸、甘，性微温。入脾、胃、肝经。

【功效与主治】

具有消食健胃、行气散瘀、化浊降脂的功效。常用于血瘀经闭、产后瘀阻、心腹刺痛、疝气疼痛等。

【化学成分】

山楂果实含表儿茶素、槲皮素、金丝桃苷、绿原酸、枸橼酸、枸橼酸单甲酯、枸橼酸二甲酯、枸橼酸三甲酯、黄烷聚合物等。

【采收加工及炮制方法】

采收：秋季果实成熟时采收。

加工：切片，干燥。

炮制：①取原材料，除去杂质及脱落的核及果柄，筛去碎屑。②炒山楂：取净山楂，置炒制容器内，用中火加热，炒至颜色加深，取出晾至室温，筛去碎屑。③焦山楂：取净山楂，置炒制容器内，用武火加热，炒至外表焦褐色，内部黄褐色，取出晾至室温，筛去碎屑。④山楂炭：取净山楂，置炒制容器内，用武火加热，炒至表面焦黑色，内部焦褐色，取出晾至室温，筛去碎屑。

【炮制方法历史沿革】

宋代有炒磨去子的炮制方法。元代用炒法亦用蒸法。明代除沿用上述方法外，还提出了"核有功力不可去"。清代增加了炒炭、姜汁拌炒黑、姜汁炒、童便浸等炮制方法。现在主要的炮制方法有炒黄、炒焦、炒炭等。

【质量要求】

炒山楂表面颜色加深，偶见焦斑，味酸微甜，炒山楂有机酸以枸橼酸计。焦山楂表面焦褐色，内部黄褐色，味微酸，焦山楂有机酸以枸橼酸计，不得少于 4.0%。山楂炭形如山楂片，表面焦黑色，内部焦褐色，味涩。

【贮存】

贮干燥容器内，密闭，置通风干燥处。防蛀。

◄ 小茴香（药食同源） ►

【别名】谷茴香、谷香、土茴香

【使用部位】伞形科植物茴香的干燥成熟果实

【植物形态】

多年生草本，高 0.6～2 m，全株有粉霜，有强烈香气，茎直立，上部分枝，有棱。

【地理分布】

各地有栽培。主产于山西、内蒙古、甘肃、辽宁。

【药材性状】

本品为双悬果，呈圆柱形，有的稍弯曲，长 4～8 mm，直径 1.5～2.5 mm。表面黄绿色或淡黄色，有特异香气。

【性味归经】

味辛，性温。入肝、肾、脾、胃经。

【功效与主治】

散寒止痛，理气和胃。常用于胃寒呕吐、小腹冷痛、脘腹胀痛。具有利胆、护肝和抗肿瘤功效。

【化学成分】

果实含挥发油，其主要成分为茴香醚、右旋小茴香酮、右旋及左旋柠檬烯、蒎烯、二戊烯、茴香醛等。胚乳中含脂肪油约 15%、蛋白质约 20%。此外，还含有维生素 A、淀粉、糖类及黏液质等。叶含黄酮苷、茴香苷、山柰醇-3-阿拉伯糖苷、山柰醇-3-葡糖醛酸及槲皮素-3-葡糖醛酸。

【采收加工及炮制方法】

采收：秋季果实初熟时采割植株，干燥，打下果实，除去杂质。

加工：采收后的果实日晒 7～8 天即可脱粒，继续晒至全干，扬净杂质，即可。

炮制：①小茴香：取原材料，除去杂质及残梗。筛去灰屑。②盐茴香：取净茴香，加盐水拌匀，略闷，待盐水被吸尽后，置炒制容器内，用文火加热炒至微黄色，有香气逸出时，取出晾凉。

【炮制方法历史沿革】

宋代有炒和酒炒、焙、盐炒、青盐拌、黑牵牛制法等。明代基本同前。清代增加了炒炭和麸炒法等。现行有盐制、炒、盐、酒、醋、童便制法等。

【质量要求】

根据《中国药典》（2020 版），小茴香水分不得超过 6.0%，总灰分不得超过 12.0%，杂质不得超过 4%，含挥发油不得少于 1.5%。

【贮存】

贮干燥容器内，密闭，置阴凉干燥处防潮。

‹ 益智（药食同源） ›

【别名】益智子、摘芋子

【使用部位】姜科植物益智的果实

【植物形态】

多年生草本，高 1～3 m。根茎延长。茎直立，丛生。

【地理分布】

生长于阴湿林下。分布于海南及广东南部。主产于广东。

【药材性状】

干燥果实呈纺锤形或椭圆形，长 1.5~2 cm，直径 1~1.3 cm。外皮红棕色至灰棕色，皮薄而稍韧，与种子紧贴。种子呈不规则扁圆形，略有钝棱，直径约 3 mm，厚约 1.5 mm，表面灰褐色或灰黄色，破开后里面为白色，粉性。

【性味归经】

味辛，性温。入脾、肾经。

【功效】

强心，促进代谢，改善记忆。

【化学成分】

挥发性成分：1-(4′-羟基苯基)-7-(3′-甲氧基-4′-羟基苯基)-4-烯-3-庚酮，药草酮-B、1-(4-羟基-3-甲氧基苯基)-7-(4-羟基苯基)-4E-烯-3-庚酮。

元素：锰、锌、钾、钠、钙、镁、磷、铁、铜。

其他成分：桉油精、姜烯、姜醇。

【采收加工及炮制方法】

采收：夏、秋间当果实呈浅褐色、果皮茸毛脱落、果肉带甜、子辛辣时采收。

加工：果穗剪下，除去果柄，晒干或烘干。

炮制：除去杂质及外壳，用时捣碎。

【炮制方法历史沿革】

唐代有"去壳炒"；宋代有炒、"取仁盐炒用"等法；明代增加了米泔制、姜汁炒、青盐酒煮、蜜炙、酒炒和"炒黑为末"等多种方法；清代又增加了煨法，并有"仁盐炒"的论述。现在主要的方法有砂炒、盐炙等。

【质量要求】

外表棕褐色至黑褐色，质硬为佳。

【贮存】

贮干燥容器内，密闭，置通风干燥处，防潮。

芫荽（药食同源）

【别名】胡荽、香菜、香荽、延荽

【使用部位】伞形科植物芫荽全草与成熟的果实

【植物形态】

一到二年生草本，高 20~60 cm，全株光滑无毛。细长，圆锥形。茎直立，有条纹。

【地理分布】

原产于欧洲地中海地区，现我国东北、河北、山东、安徽、江苏、浙江、江西、湖南、广东、广西、陕西、四川等省区均有栽培。

【药材性状】

本品全长 50~100 cm。残留根圆锥形，长 4~8 cm，根头部有细密环节。茎圆形，直径

1～4 mm，多分支，表面草黄色，下部茎颜色稍深，光滑。叶多皱缩卷曲。顶部为复伞形花序梗，有少数果实残留。质松脆，断面白色不整齐。

【性味归经】

味辛，性温。入肺、胃经。

【功效与主治】

具有透疹、健胃之功。用于饮食乏味、痢疾、痔疮。具有降血糖、抗氧化、抗焦虑功效。

【化学成分】

香豆素：异香豆精、二氢芫荽异香豆精、异香豆酮 A、异香豆酮 B、香柑内酯、欧前胡内酯、伞形花内酯、花椒毒酚、东莨菪素。

氨基酸：异亮氨酸、亮氨酸、赖氨酸、半胱氨酸、蛋氨酸等。

其他成分：芸香苷、槲皮素-3-葡糖醛酸苷、异槲皮苷、铝、铁、钡、铜等。

【采收加工及炮制方法】

采收：全草春夏可采，夏季采果实。

加工：除去杂质，洗净，切碎，晒干。

炮制：①芫荽子：取原药材，除净杂质，洗净，干燥。②炒芫荽子：取净芫荽子，置锅内，用文火炒至微鼓起，有香气逸出，取出，晾凉。

【炮制方法历史沿革】

宋代有细切法。清代有切碎法。现今鲜用或切段入药。

【质量要求】

芫荽子的水分不得超过8%；总灰分不得超过8%，酸不溶性灰分不得超过2%。

【贮存】

置干燥阴凉处。

栀子（药食同源）

【别名】木丹、鲜支、卮子、越桃、枝子

【使用部位】茜草科植物栀子的干燥成熟果实

【植物形态】

植物为灌木，高 0.3～3 m，叶通常为长圆状披针形、倒卵状长圆形、倒卵形或椭圆形，花芳香，通常单朵生于枝顶，种子数量多，形状扁，长约 3.5 mm，宽约 3 mm。

【地理分布】

产于我国山东、江苏、安徽、浙江、江西、福建、台湾、湖北、湖南、广东等地。国外分布于亚洲、非洲、太平洋岛屿和美洲北部，野生或栽培均有。

【药材形状】

栀子干燥的果实呈长椭圆形或椭圆形，长 1.5～3.5 cm，直径 1～1.5 cm。表面棕红色或红黄色。果皮薄而脆，内表面红黄色，有光泽。种子扁卵圆形，深红色或红黄色。浸入水中，可使水染成鲜黄色。

【性味归经】

味苦，性寒。入心、肺、三焦经。

【功效】

利胆，镇静，降压，抗菌。

【化学成分】

环烯醚萜：栀子苷、都桷子苷、都桷子素龙胆双糖苷、山栀苷、栀子酮苷、鸡屎藤次苷甲酯、都桷子苷酸、去乙酰基车叶草苷酸等。

酸：绿原酸、藏红花酸、藏红花素、熊果酸、3,4-二-*O*-咖啡酰奎宁酸、3,5-二-*O*-咖啡酰基-4-(3-羟基-3-甲基)戊二酰基奎宁酸等。

黄酮：芸香苷、D-甘露醇、*β*-谷固醇、胆碱、二十九烷、叶黄素等。

【采收加工及炮制方法】

采收：于9~11月当果皮由绿色转为黄绿色时采收。

加工：除去果梗和杂物，置蒸笼内微蒸或放入明矾水中微煮，取出晒干或烘干。亦可直接将果实晒干或烘干。

炮制：筛去灰屑，拣去杂质，碾碎过筛；或剪去两端。

【炮制方法历史沿革】

汉代有擘破的炮制方法。晋代有炒炭、烧末的方法。南北朝刘宋时代有甘草水制。唐代有炙法。宋代增加了"炙酥拌微法"、姜汁炒焦黄等炮制方法。元代提出"炒令十分有二焦黑"及蒸制。明代的炮制方法较多，有微炒、煮制、酒浸等。清代多用辅料，有酒炒、姜汁炒黑、乌药拌炒、蒲黄炒。现在主要的炮制方法有炒黄、炒焦、炒炭等。

【质量要求】

根据《中国药典》(2020版)，本品粉末为红棕色。水分不得超过8.5%；总灰分不得超过6.0%。铅不得超过5 mg/kg；镉不得超过1 mg/kg；砷不得超过2 mg/kg；汞不得超过0.2 mg/kg；铜不得超过20 mg/kg。按干燥品计算，含栀子苷不得少于1.8%。

【贮存】

贮在干燥容器内，密闭，置于通风干燥处。

紫苏子（药食同源）

【别名】苏子、黑苏子、野麻子、铁苏子

【使用部位】唇形科植物紫苏的成熟果实

【植物形态】

紫苏为一年生、直立草本。茎高0.3~2 m，绿色或紫色。叶阔卵形或圆形，长7~13 cm，宽4.5~10 cm，两面绿色或紫色，或仅下面紫色，上面被疏茸毛，下面被贴生茸毛。

【地理分布】

我国各地广泛栽培。不丹、印度、印度尼西亚、日本、朝鲜也有。

【药材性状】

干燥的果实呈卵圆形或类球形，直径1.5 mm。表面灰褐色或黄棕色。果皮薄而脆，易压碎。种仁黄白色，富油质。

【性味归经】

味辛，性温。入肺经。

【功效】

降气清痰，润肠通便，止咳平喘。治咳逆、痰喘、气滞、便秘。

【化学成分】

紫苏种子中富含不饱和脂肪酸，如 α-亚麻酸、亚油酸、软脂酸、油酸、花生四烯酸、花生酸等。黄酮类成分包括芹菜素、木犀草素等。

【采收加工及炮制方法】

采收：一般在 9～10 月份，果实成熟后选晴天全株割下运回加工。

加工：紫苏收回后，摊在地上或悬挂通风处阴干，干后连叶捆好，称全苏；如摘下叶子，拣出碎枝、杂物，则为紫苏叶；抖出种子即为紫苏子；其余茎秆枝条即为紫苏梗。

炮制方法：①紫苏子：取原药材，洗净，干燥。用时捣碎。②炒紫苏子：取净紫苏子，置炒制容器内，用文火加热，炒至有爆裂声，表面颜色加深，断面浅黄色，并逸出香气时，取出晾凉。用时捣碎。③蜜紫苏子：取熟蜜，加适量开水稀释，淋入净紫苏子内拌匀，稍闷，文火炒至深棕色，不沾手时取出。④苏子霜：取净紫苏子，研如泥状，加热，用布或吸油纸包裹，压榨去油，至不再粘成饼，成松散粉末为度，研细。

【炮制方法历史沿革】

唐代有"一升，以酒一升绞取汁。"宋代有杵碎、微炒。清代有制霜。现在的主要炮制方式有炒黄、蜜炙、制霜等。

【质量要求】

以颗粒饱满、均匀、灰棕色、无杂质者为佳。炒紫苏子水分不得超过 2.0%，含迷迭香酸不得少于 0.20%。

【贮存】

贮存在干燥容器内，密闭，置通风干燥处。防蛀。

白果（药食同源）

【别名】灵眼、佛指甲、佛指柑

【使用部位】银杏科植物银杏的成熟种子

【植物形态】

银杏为落叶乔木，高可达 40 m。内种皮膜质，胚乳丰富。

【地理分布】

生长于海拔 500～1000 m、排水良好的天然林酸性土壤中。北自辽宁，南达广州，东起华东，西南至贵州、云南都有栽培。

【药材性状】

除去外种皮的种子呈椭圆形，长 1.5～2.5 cm，宽 1～2 cm。外壳表面黄白色或淡棕黄色。种仁扁球形，淡黄色，胚乳肥厚。

【性味归经】

味甘、苦、涩，性平。有毒。归肝、肾经。

【功效】

敛肺定喘，止带缩尿。

【化学成分】

黄酮：银杏双黄酮、异银杏黄素、金松双黄酮和银杏黄素、松柏苷、甘草苷、腺苷。

萜内酯：二萜内酯类、倍半萜内酯、银杏内酯 A、银杏内酯 B、银杏内酯 C、银杏内酯 M、银杏内酯 J、白果内酯等。

酚酸：6-烷基或 6-烯基水杨酸的衍生物、白果酸、白果酚、白果二酚、氢化白果酸、氢化白果亚酸、漆树酸和原儿茶酸等。

脂肪酸：油酸、亚油酸、二十碳三烯酸等。

其他成分：白果多糖、肉豆蔻醛、2,3-丁二醇、二十九烷醇、腺苷等。

【采收加工及炮制方法】

采收：秋末种子成熟后采收。

加工：除去肉质外种皮，洗净，晒干，用时打碎取种仁。

炮制：取原料，除去杂质，去壳取仁，用时捣碎。炮制后可降低毒性，消除刺激。

【炮制方法历史沿革】

白果古代炮制不多，明代有去壳切碎、炒制、同糯米蒸、火煨去壳用。现在主要的炮制方法有炒黄等。

【质量要求】

根据《中国药典》（2020 版），白果的水分不得超过 10.0%，醇溶性浸出物不得少于 13.0%。

【贮存】

贮于干燥容器内，密闭，置于通风干燥处，防蛀。

＜ 刀豆（药食同源） ＞

【别名】刀豆子、大弋豆、大刀豆、刀鞘豆、刀巴豆

【使用部位】豆科植物刀豆的成熟种子

【植物形态】

刀豆为一年生缠绕草质藤本，长达 3 m。茎无毛。种皮粉红色或红色，种脐约占种子全长的 3/4，扁平而光滑。

【地理分布】

原产于美洲热带地区，现在我国北京地区及长江以南地区也有栽培。

【药材性状】

刀豆。种子扁卵形或扁肾形，长 2～3.5 cm，宽 1～2 cm，厚 0.5～1.2 cm。表面淡红色至红紫色，少数类白色或紫黑色，略有光泽，微皱缩。质硬，难破碎。种皮革质，内表面棕绿色而光亮，平滑。

【性味归经】

味甘，性温。归胃、肾经。

【功效与主治】

温中下气，益肾补元。治虚寒呃逆、呕吐、腹胀、肾虚腰痛、痰喘。

【化学成分】

含蛋白质、淀粉、可溶性糖、类脂物、纤维。还含有刀豆氨酸、刀豆四胺、γ-胍氧基丙胺、氨丙基刀豆四胺和氨丁基刀豆四胺、刀豆球蛋白 A 和凝集素。

【采收加工及炮制方法】

采收：播种同年 10 月下旬开始收获。选择晴天，摘取成熟的荚果。加工用豆荚宜在荚长 10~15 cm、豆荚尚未鼓粒肥大、荚皮未纤维化之前采摘。

加工：将荚果打出种子，晒干即是中药材刀豆。

炮制方法：①炒刀豆：取原药材，除去硬壳及杂质，洗净，用文火微炒，配方时捣碎使用。②盐刀豆：取净刀豆，加盐水拌匀，闷透，置锅内，用文火加热，炒至表面变色并具焦斑时，取出，放凉。

【炮制方法历史沿革】

宋代有蜜涂炙令熟法。明代有烧存性法。清代有烧存性、炒炭等。现行有捣碎、炒制、盐制等。

【质量要求】

炒刀豆为微鼓起，表面颜色加深，有香气为佳。盐刀豆为微鼓起，具焦斑，有咸味为佳。

【贮存】

置通风干燥处，防蛀。

黑芝麻（药食同源）

【别名】胡麻、巨胜、狗虱、乌麻、油麻子

【使用部位】胡麻科植物芝麻的成熟种子

【植物形态】

芝麻为一年生草本，高 60~150 cm。茎直立，四棱形，棱角突出，基部稍木质化，不分枝，具短茸毛。种子多数，卵形，两侧扁平，黑色、白色。

【地理分布】

常栽培于夏季气温较高、气候干燥、排水良好的沙壤土或壤土地区。我国除西藏高原外，各地区均有栽培。

【药材性状】

本品呈扁卵圆形，长约 3 mm，宽约 2 mm。表面黑色，平滑或有网状皱纹。尖端有棕色点状种脐。种皮薄，子叶 2，白色，富油性。气微，味甘，有油香气。

【性味归经】

味甘，性平。归肝、肾、大肠经。

【功效】

具有降血糖、抗炎、改善心血管功效。

【化学成分】

脂肪酸：油酸、亚油酸、棕榈酸、硬脂酸、花生油酸。

糖：车前糖、芝麻糖、蔗糖、戊聚糖。

其他成分：芝麻素、芝麻林素、芝麻酚、维生素E、植物固醇、卵磷脂、胡麻苷、叶酸、烟酸等。

【采收加工及炮制方法】

采收：8～9月果实成熟时采收。

加工：割取全株，捆扎成小把，顶端向上，晒干，打下种子，去除杂质后再晒。

炮制：除去杂质，洗净，干燥。用时捣碎。

【炮制方法历史沿革】

南北朝刘宋时期"先以水淘，浮者去之，沉者滤出，令干，以酒拌蒸从巳至亥，出摊干"。唐代有九蒸九曝。宋代则有微炒别捣。清代增加了酒蒸晒。

【质量要求】

根据《中国药典》（2020版）：黑芝麻、炒黑芝麻杂质不得超过3%，水分不得超过6.0%，总灰分不得超过8.0%。

【贮存】

贮存在干燥容器内，密闭，置于通风干燥处，防蛀。

黄芥子（药食同源）

【别名】芥菜子、青菜子

【使用部位】十字花科植物芥的干燥成熟种子

【植物形态】

一年生草本，常无毛，带粉霜，有辣味；基生叶宽卵形至倒卵形，顶端圆钝，茎下部叶较小，茎上部叶窄披针形；总状花序顶生，花黄色，花瓣倒卵形，长角果线形。

【地理分布】

原产于中国，为全国各地栽培的常用蔬菜，多分布于长江以南各省。广东各地皆有种植，以茂名市、东莞市和潮汕地区为主。

【药材性状】

种子类圆球形，直径1～1.6 mm，种皮深黄色至棕黄色，少数呈红棕色。干燥品无臭，味初似油样，后辛辣。粉碎湿润后，发出特殊辛烈臭气。

【性味归经】

味辛，性热。入肺、胃经。

【功效】

温中散寒，利气化痰，通经络，消肿毒。

【化学成分】

芥子苷及其衍生物：芥子苷、芥子酶、芥子酸、芥子碱。

脂肪酸：芥酸、油酸、亚油酸、亚麻酸、棕榈酸、花生酸、硬脂酸、山嵛酸。

挥发油：异硫氰酸丙烯酯、2-丁烯腈、4-氰基-1-丁烯、3-氯丙腈、5-甲基糠醛、壬醛、2,4-癸烷二烯醛等。

其他成分：蛋白质及黏液质等。

【采收加工及炮制方法】

采收：夏末、秋初果实成熟时采收，将植株连根拔起，或将果实摘下。

加工：晒干后，打下种子，簸净果壳、枝、叶等杂质。

炮制：①芥子：取原药材，去净杂质，用时捣碎。②炒芥子：取净芥子，置炒制容器内，用文火加热，炒至深黄色至棕褐色，有爆鸣声，断面浅黄色，有香辣气时即可。用时捣碎。

【炮制方法历史沿革】

唐代有蒸熟捣、微熬。宋至明、清基本沿用前法。现在主要的炮制方法有炒黄等。

【质量要求】

炒芥子含水分不得超过 8.0%，总灰分不得超过 6.0%，水溶性浸出物不得少于 12.0%，芥子碱含量以芥子碱硫氰酸盐计不得少于 0.40%。

【贮存】

贮存于干燥容器内，密闭，置通风干燥处。

火麻仁（药食同源）

【别名】麻子、麻子仁、大麻子、大麻仁、火麻子

【使用部位】桑科植物大麻的干燥成熟果实

【植物形态】

一年生草本，高 1～3 m。茎粗壮，直立。夏季开花，排列成长而疏散的圆锥花序，顶生或腋生。瘦果扁卵圆形，灰褐色，有细网状纹，被宿存的黄褐色苞片包裹。

【地理分布】

全国各地均有栽培。多产于黑龙江、辽宁、吉林、四川、甘肃、云南、江苏、浙江等地。

【药材性状】

本品果实呈卵圆形，长 4～5.5 mm，直径 2.5～4 mm。表面呈灰绿色或灰黄色，有微细的白色或棕色网纹。果皮薄而脆，易破碎。

【性味归经】

味甘，性平。入脾、胃、大肠经。

【功效与主治】

润燥滑肠，通淋，活血。治肠燥便秘、消渴、风痹、痢疾、月经不调等。

【化学成分】

脂肪酸：亚油酸、亚麻酸、油酸等。

其他成分：葫芦巴碱、L-异亮氨酸、三甲胺乙内酯、玉蜀黍嘌呤。

【采收加工及炮制方法】

采收：秋季果实成熟时采收。

加工：除去杂质，晒干后为火麻仁。

炮制：①火麻仁：取原药材，除去杂质，筛去灰屑。用时捣碎。②炒火麻仁：取净火麻仁，置炒制容器内，用文火加热，炒至呈微黄有香气，取出，放凉。用时捣碎。

【质量要求】

二氧化硫残留量不得超过 150 mg/kg。

【贮存】

贮存于干燥容器内，密闭，置阴凉干燥处，防热，防蛀。

决明子（药食同源）

【别名】羊角、马蹄决明、还瞳子、狗屎豆、千里光

【使用部位】豆科植物钝叶决明或小决明的干燥成熟种子

【植物形态】

决明为一年生、直立、粗壮草本，高 1~2 m，偶数羽状复叶，长 4~8 cm，叶柄上无腺体，顶端钝而有小尖头，基部渐狭，偏斜，两面被茸毛。花秋末开放，腋生，通常 2 朵聚生，总梗长 6~10 mm，花梗长 1~1.5 cm，丝状。荚果纤细，近线形，有四直棱，两端渐尖，长达 5 cm，宽 3~4 mm，种子菱形，光亮。

【地理分布】

野生长于山坡、河边，全国大部分地区有分布，主产于安徽、广西、四川、浙江、广东等地。

【药材性状】

本品略呈四方形或短圆柱形，两端近平行，稍倾斜，绿棕色或暗棕色，平滑有光泽，背腹面各有 1 条突起的棱线，棱线两侧各有 1 条淡黄色的线形凹纹；质坚硬，不易破碎。横切面可见薄的种皮和 2 片 3 形折曲的黄色子叶。气微，味微苦。以颗粒均匀、饱满、黄褐色者为佳。

【性味归经】

味苦、甘、咸，性微寒。入肝、大肠经。

【功效与主治】

清肝，明目，利水，通便。治风热赤眼、青盲、雀目等。具有抗菌、降血脂、降血压、提高免疫力、护肝功效。

【化学成分】

脂肪酸：棕榈酸、硬脂酸、油酸、亚油酸。

挥发油：二氢猕猴桃内酯、2-羟基-4-甲氧基苯乙酮、棕榈酸甲酯、油酸甲酯。

糖苷：决明子苷、红镰玫素-6-O-龙胆二糖苷、意大利鼠李蒽醌-1-O-葡糖苷、大黄素甲醚-8-O-葡糖苷、红镰玫素-6-O-芹糖葡糖苷。

酯：异决明种内酯、决明子内酯、决明种内酯。

固醇：胆固醇、豆固醇、谷固醇。

蒽酮：大黄酚-10,10′-联蒽酮、1,3-二羟基-3-甲基蒽醌、决明蒽酮、大黄酚-9-蒽酮。

【采收加工及炮制方法】

采收：秋季采收成熟果实。

加工：晒干，打下种子，除去杂质。

炮制：①决明：取原药材，去净杂质，洗净，干燥。用时捣碎。②炒决明子：取净决明子，置炒制容器内。用中火加热，炒至颜色加深，微鼓起，断面浅黄色，并有香气逸出时，取出即可。用时捣碎。

【质量要求】

水分不得超过15%，总灰分不得超过5%。

【炮制方法历史沿革】

唐代有"净拣择，以水淘洗，曝干""熬令香熟，捣取酒三升，熟研滤取一升"。宋代有炒令香熟。明、清多沿用唐、宋之法，仍以炒法为主流炮制方法。现在主要的炮制方法有炒黄等。

【贮存】

贮存于干燥容器内，密闭，置通风干燥处。

莱菔子（药食同源）

【别名】萝卜子

【使用部位】十字花科植物萝卜的干燥成熟种子

【植物形态】

一年生或二年生直立草本，高30～100 cm。直根肉质，长圆形、球形或圆锥形，外皮绿色、白色或红色。茎分枝，无毛，稍具粉霜。

【地理分布】

全国各地皆产，主产于河北、河南、浙江、黑龙江等地。

【药材性状】

本品呈类卵圆形或椭圆形，稍扁，长2.5～4 mm，宽2～3 mm。表面黄棕色、红棕色或灰棕色。种皮薄而脆，子叶2，黄白色，有油性。无臭，味淡、微苦辛。

【性味归经】

味辛、甘，性平。入肺、脾、胃经。

【功效与主治】

下气定喘，消食化痰。治咳嗽痰喘，食积气滞，胸闷腹胀。

【化学成分】

含有芥子碱、芥酸、亚油酸、麻酸、22-去氢菜油固醇、莱菔素等。

【采收加工及炮制方法】

采收：夏季果实成熟时采割植株。

加工：除去杂质，洗净，干燥。用时捣碎。

炮制：取净莱菔子，照清炒法炒至微鼓起。用时捣碎。

【炮制方法历史沿革】

莱菔子入药从宋代开始以制品入药为主。制法则以炒用为主。蒸熟等用法仅见于少数记载，几无沿用。莱菔子炒后不宜久贮否则香气易散失。

【质量要求】

莱菔子的水分不得超过8.0%，总灰分不得超过6.0%，酸不溶性灰分不得超过2.0%。

【贮存】

置通风干燥处，防蛀。

菊花（药食同源）

【别名】节华、金精、金蕊、家菊、簪头菊

【使用部位】菊科植物菊的干燥头状花序

【植物形态】

多年生草本，茎直立，分枝或不分枝，被茸毛。叶互生，有短柄。舌状花白色、红色、紫色或黄色。

【地理分布】

药用菊花主要分布于我国的安徽、浙江、江苏、河南、河北及四川等的丘陵、山地及平原地区，其中，安徽的黄山、滁州及亳州，浙江的桐乡，江苏的射阳，河南的武涉，河北的安国等地栽培种植较多。其中，华夏四大名菊（滁菊、杭菊、徽菊、亳菊）是目前药用最为广泛的菊花种类。

【药材性状】

菊花干燥头状花序，外层为数层舌状花，呈扁平花瓣状，中心由多数管状花聚合而成，基部有总苞，系由3～4层苞片组成。

【性味归经】

味甘、苦，性微寒。入肺、肝经。

【功效与主治】

疏风，清热，明目，解毒。治风热感冒，头痛，眩晕，眼目昏花，心胸烦热、毒疮。具有保护心脑血管、护肝、保护神经、抗氧化、调节免疫、抗炎、抗肿瘤、降血糖功效。

【化学成分】

黄酮：黄酮醇、二氢黄酮等。

挥发油：以含氧衍生物和倍半萜为主，也有一些芳香族和脂肪族化合物，萜类化合物主要以樟脑、桉叶素、龙脑、芳樟醇等化合物为主。

苯丙素：咖啡酸、阿魏酸、1-O-咖啡酰奎宁酸、灰毡毛忍冬素、绿原酸、4-O-咖啡酰奎宁酸、3,4-O-二咖啡酰奎宁酸、4,5-O-二咖啡酰奎宁酸、3,5-O-二咖啡酰奎宁酸、1,3-O-二咖啡酰奎宁酸、3,4,5-O-三咖啡酰奎宁酸。

三萜及甾体：棕榈酸-16β,28-二羟基羽扇醇酯、假蒲公英甾醇酯、棕榈酸-16β-羟基假蒲公英甾醇酯、棕榈酸-16β,22α-二羟基假蒲公英甾醇酯、蒲公英甾醇。

氨基酸：甘氨酸、丙氨酸、缬氨酸、亮氨酸、异亮氨酸、丝氨酸、苏氨酸等。

糖：果糖、葡萄糖。

【采收加工及炮制方法】

采收：9～11月待花瓣平展，由黄转白而心略带黄时，选晴天露水干后或午后分批采收，这时采的花水分少，易干燥，色泽好，品质好。采下鲜花，切忌堆放，需及时干燥或薄摊于通风处。

加工：其加工方法因各产地的药材种类不同而不同。①白菊：割下花枝，捆成小把，倒挂阴干。然后摘取花序。②滁菊：摘取花序。经硫黄熏过，晒至六成干时，用筛子筛成球状，晒干。③贡菊：摘取花序，烘干。④杭菊：有杭白菊、杭黄菊两种，杭白菊摘取花序，蒸后晒干；杭黄菊则用炭火烘干。

炮制：①菊花：拣净叶梗、花柄及泥屑杂质。②菊花炭：取净菊花，置炒制容器内。用中火加热，炒至表面焦褐黄色，喷洒清水，取出晒干。

【炮制方法历史沿革】

宋代有净制、切制、蒸制等。明代有浆制、阴干、酒洗。清代有风火制、童便制等。现行有蒸制、阴干、烘干、制炭。

【质量要求】

水分不得超过 15%。

【贮存】

置阴凉干燥处，防潮，防蛀。

榧子（药食同源）

【别名】彼子、榧实、黑子、玉山果、玉榧

【使用部位】红豆杉科植物榧的种子

【植物形态】

常绿乔木，高达 25 m，胸径 55 cm；树皮淡灰黄色、深灰色或灰褐色，不规则纵裂。叶条形，通常直，长 1.1~2.5 cm，宽 2.5~4 cm。种子椭圆形、卵圆形、倒卵形或长椭圆形，长 2~4.5 cm，直径 1.5~2.5 cm，熟时假种皮淡紫褐色，有白粉，先端有小凸尖头，胚乳微皱。

【地理分布】

生长于温暖湿润的黄壤、红壤及黄褐壤土，混生于森林中。分布于江苏南部、浙江、福建北部、安徽南部及大别山区、江西北部。

【药材性状】

干燥的种子呈卵圆形，长 2~4 cm，表面灰黄色或淡黄棕色，有纵皱纹，外壳质硬脆，破开后内面红棕色，有麻纹。种仁卵圆形，皱而坚实，表面有灰棕色皱缩的薄膜，仁黄白色，有油性。

【性味归经】

味甘，性平。入肺、胃、大肠经。

【功效】

驱虫，收缩子宫。

【化学成分】

含有棕榈酸、硬脂酸、油酸、亚油酸、麸朊、草酸、多糖、挥发油、鞣质等。

【采收加工及炮制方法】

采收：秋季 10~11 月间种子成熟时采收。

加工：除去肉质假种皮，洗净，晒干。

炮制：拣净杂质，或去壳取仁，用时捣碎。

【质量要求】

以个大、种仁黄白色、不泛油、不破碎者为佳。酸值不得超过30.0，羰基值不得超过20.0，过氧化值不得超过0.50。

【贮存】

置通风干燥处，防蛀。

大枣（药食同源）

【别名】良枣、红枣

【使用部位】鼠李科枣属植物枣的干燥成熟果实

【植物形态】

落叶灌木或小乔木，高可达10 m。枝平滑无毛，具成对的托叶刺，直伸或钩曲。核果卵形至长圆形，长1.5～5 cm，熟时深红色，果肉味甜。

【地理分布】

全国大部分地区有产，主产于新疆、山西、河北、河南、山东、四川、贵州等地。

【药材性状】

果实呈球形或椭圆形，长2～3.5 cm，直径1.5～2.5 cm。表面暗红色，略带光泽，有不规则皱纹。

【性味归经】

味甘，性温。入脾、胃、心经。

【功效与主治】

养血安神，补中益气。主治脾虚体弱、倦怠乏力，食欲不振，气血不足，心烦不眠。

【化学成分】

多糖：新鲜大枣总糖含量为30%～40%，其多糖多为水溶性的，是由单糖组成的中性多糖和酸性多糖。

蛋白质和氨基酸：丰富的蛋白质，含蛋氨酸、缬氨酸、赖氨酸和异亮氨酸等人体必需氨基酸。

其他成分：维生素C、维生素B_2、维生素B_1、维生素A、烟酸等多种维生素。此外，大枣中尚含树脂、黏液质、香豆素类衍生物、儿茶酚、鞣质、挥发油等。

【采收加工及炮制方法】

采收：鲜食品种在脆熟期（果肉颜色由淡绿色转成绿白色，果皮增厚变硬）采收最好，此时，枣果汁液多，肉质脆，口感好。制干品种多在完熟期（果皮完全变红，色泽深艳，果柄变黄，脱离层形成，果肉由绿白色变成肉白色）后采收。采收时树下铺塑料布，摇动树体，或用杆轻轻击枝，使枣果脱落后，集中收集。

加工：一般随采、随晒。选干燥的地块搭架铺上席箔，将枣分级分别摊在席箔上晾晒，当枣的含水量下降到10%时，即可贮存。大枣果皮薄，含水分多，采用阴干的方法制干。

炮制：①大枣：去除杂质，切开去核，洗净，晒干。用时破开或去核。②晾干法：用自然通风的方法使枣干制。③晒干法：选平坦、干燥、通风处设置晒场，将枣果摊放于席箔上，手握不发软时即可收藏。④烘烤法：把枣放在烘房烘干，也需经常翻动，以免温度、湿度过高产生烂果现象。有条件的可建烘烤炉。⑤炒大枣：取净大枣（去核，分成两瓣，大小一致），置于炒制容器内，用中火加热，炒至颜色加深，并逸出固有气味时，取出晾凉，筛去碎屑。

【炮制方法历史沿革】

唐代有蒸制。宋代有捣为块。明代有切制、酒炙。清代有炒制。现行有净制、切制、蒸制、炒制。

【质量要求】

根据《中国药典》（2020版），饮片总灰分不得超过2.0%。本品饮片每1000g含黄曲霉毒素B_1不得超过5 μg，黄曲霉毒素G_2、黄曲霉毒素G_1、黄曲霉毒素B_2和黄曲霉毒素B_1的总量不得超过10 μg。

【贮存】

贮存于干燥处，防蛀。

白茅根（药食同源）

【别名】兰根、地菅、白花茅根、地节根、丝毛草根

【使用部位】禾本科植物白茅的根茎

【植物形态】

多年生草本。根茎密生鳞片。

【地理分布】

分布于东北、华北、华东、中南、西南及陕西、甘肃等地。

【药材性状】

根茎长圆柱形，有时分枝，长短不一，直径2~4 mm。表面黄白色或淡黄色，有光泽。气微，味微甜。以条粗、色白、味甘者为佳。

【性味归经】

味甘，性寒。归肺、胃、膀胱经。

【功效】

具有凉血止血、清热利尿的功效。

【化学成分】

含有豆固醇、$β$-谷固醇、菜油固醇、蔗糖、葡萄糖、少量果糖、枸橼酸、草酸、苹果酸、印白茅素、薏苡素、羊齿烯醇、西米杜鹃醇、异山柑子萜醇、白头翁素等。

【采收加工及炮制方法】

采收：春、秋采挖。

加工：除去地上部分及泥土，洗净、晒干后，揉去须根及膜质叶鞘。

炮制：①白茅根：取原药材，微润，切段，干燥，筛去碎屑。②茅根炭：取茅根段，置于炒制容器内。用中火加热，炒至表面焦褐色，内部焦黄色，喷淋少许清水，灭尽火星，取出晾干。

【炮制方法历史沿革】

元代有蜜炒和烧灰存性的方法。明代有炒黄、枣制、蜜炙炒、捣汁用等法。清代有炒黑

的炮制方法。现在主要的炮制方法有炒炭等。

【质量要求】

根据《中国药典》（2020版），白茅根饮片含水分不得超过12.0%，总灰分不得超过5.0%，水溶性浸出物不得少于28.0%，茅根炭水溶性浸出物不得少于7.0%。

【贮存】

贮干燥容器内。茅根炭密闭，置通风干燥处。

乌梅（药食同源）

【别名】梅实、熏梅

【使用部位】蔷薇科植物梅的干燥近成熟果实

【植物形态】

落叶小乔木，高可达10 m。树皮淡灰色或淡绿色，多分枝。

【地理分布】

全国各地均有栽培。主产于四川、浙江、福建、湖南、贵州。此外，广东、湖北、云南、陕西、安徽、江苏、广西、江西、河南等地亦产。

【药材性状】

干燥果实呈扁球形或类球形，直径1.5～3 cm。表面棕黑色或乌黑色，皱缩不平。果实一端有明显的凹陷，果肉质柔软。核坚硬，棕黄色，形状及气味极似杏仁。

【性味归经】

味酸、涩，性平。入肝、脾、肺、大肠经。

【功效与主治】

具有敛肺，涩肠，生津，安蛔的功能。多用于虚热消渴，肺虚久咳，蛔厥腹痛。

【化学成分】

果实含枸橼酸、苹果酸、草酸、琥珀酸和延胡索酸，前两种有机酸的含量较多。还含5-羟甲基-2-糠醛、苯甲醛、4-松油烯醇、苯甲醇和十六烷酸、苦杏仁苷、苦味酸等。

【采收加工及炮制方法】

采收：夏季果实近成熟时采收。

加工：低温烘干后闷至色变黑。

炮制：①乌梅肉：取净乌梅，水润使软或蒸软，去核。②乌梅炭：取净乌梅，照炒炭法炒至皮肉鼓起。

【炮制方法历史沿革】

汉代有"醋浸一宿，去核再蒸熟捣如泥"的方法。晋代有炙制、熬制法。唐代除沿用汉代方法外，还有蜜醋渍蒸、单蒸、熬制等法。宋代有制炭、焙等炮制方法。元代有煮法。明代用醋煮、酒浸等法。清代有麸炒、盐水浸的方法。现在主要的炮制方法有去核取乌梅肉、炒炭、醋蒸等。

【质量要求】

乌梅饮片含水溶性浸出物不得少于24.0%，含枸橼酸不得少于12.0%。乌梅炭含水溶性浸出物不得少于 18.0%，含枸橼酸不得少于 6.0%。

【贮存】

贮于密闭、干燥容器内，置通风干燥处，防潮。

◁ 小蓟（药食同源） ▷

【别名】猫蓟、千针草、刺儿菜、枪刀菜、野红花

【使用部位】植物刺儿菜的干燥地上部分（带花全草）

【植物形态】

多年生草本，高 25～50 cm。

【地理分布】

在我国除西藏、云南、广东、广西外，几乎遍及全国各地。中欧、东欧、日本、朝鲜等国家或地区亦有分布。生长于海拔 140～2650 m 的地区，一般生长于荒地、草地、山坡林中、路旁、灌丛中、田间、林缘及溪旁。有人工栽培作药用。

【药材性状】

干燥全草的茎呈圆柱状，常折断，长 5～30 cm，直径 2～5 mm，表面灰绿色或微带紫色，表面有白色茸毛及纵棱；质硬，断面纤维状，中空。叶多皱缩或破碎，完整者展平后呈长椭圆形或长圆状披针形，长 3～12 cm，宽 0.5～3 cm。

【性味归经】

味甘、苦，性凉。入心、肝经。

【功效】

凉血止血，祛瘀消肿。

【化学成分】

含有蒙花苷、芸香苷、芦丁、柳穿鱼苷、原儿茶酸、咖啡酸、绿原酸、4-乙酰蒲公英固醇、蒲公英固醇、三十烷醇、豆固醇等。

【采收加工及炮制方法】

采收：夏、秋二季花开时采割。

加工：除去杂质，鲜用或晒干。

炮制：①小蓟：取原药材，除去杂质，稍润，切段，干燥，筛去碎屑。②小蓟炭：取小蓟段，置炒制容器内，用武火加热，炒至表面黑褐色，内部黄褐色，喷淋少许清水，熄灭火星，取出晾干。

【炮制方法历史沿革】

唐代有捣汁、酒渍、细切。宋代有"切研"。元代有"烧存性，为灰"的方法。清代则有童便拌微焙和童便拌微炒、酒洗等炮制方法。现在主要的炮制方法有炒炭等。

【质量要求】

本品按干燥品计算，含蒙花苷（$C_{28}H_{32}O_{14}$）不得少于 0.70%。水分不得超过 12.0%，酸不溶性灰分不得超过 5.0%，醇溶性浸出物不得少于 14.0%，杂质不得超过 2%。

【贮存】

置通风干燥处。

鸡内金（药食同源）

【别名】鸡肶胵、鸡肫内黄皮、鸡肫皮、鸡黄皮

【使用部位】雉科动物家鸡的干燥沙囊内壁

【动物形态】

家鸡，家禽。嘴短而尖，略呈圆锥状，上嘴稍弯曲。头上有肉冠，喉部两侧有肉垂，通常呈褐红色；肉冠以雄者为高大，雌者低小；肉垂亦以雄者为大。

【地理分布】

全国各地均产。

【药材性状】

本品呈不规则囊片状，略卷曲。大小不一，完整者约 3.5 cm，宽约 3 cm，厚约 0.2 cm。表面黄色、黄绿色或黄褐色，薄而半透明，有多条明显的条棱状波纹。质脆，易碎，断面色质样，有光泽。

【性味归经】

味甘，性平。入脾、胃小肠、膀胱经。

【功效与主治】

消积滞，健脾胃。治食积胀满，呕吐反胃，消渴，遗溺，牙疳口疮。

【化学成分】

蛋白酶：角蛋白、微量胃蛋白酶、淀粉酶。

氨基酸：赖氨酸、组氨酸、精氨酸、谷氨酸、天冬氨酸等 18 种氨基酸。

元素：铝、钙、铬、钴、铜、铁、镁、锰、钼、铅、锌等。

【采收加工及炮制方法】

采收：全年均可捕捉原料鸡。

加工：杀鸡后，取出鸡肫，立即剥下内壁，洗净，干燥。

炮制：①鸡内金：取原材料，除去杂质，洗净，干燥，捣碎。②炒鸡内金：取净砂置于锅内，用中火加热，待砂呈滑利状态时，投入大小一致的净鸡内金，翻炒至发泡卷曲、酥脆时，取出，筛去砂，放凉。或取净鸡内金，置于温度适宜的热火炒至鼓起，呈暗黄褐色至焦黄色时，取出，干燥。③醋鸡内金：取净鸡内金，照清炒法炒至鼓起，喷醋，取出，干燥。

【炮制方法历史沿革】

宋代有净洗阴干、蜜炙、焙制、麸炒、煅制等方法。明代出现了酒制、炒制法。清代增加了猪胆汁制等炮制方法。现代炮制洗净，干燥。

【质量要求】

根据《中国药典》（2020 版），鸡内金水分不得超过 15.0%，总灰分不得超过 2.0%，醇浸出物不得少于 7.5%。

【贮存】

置干燥处，防蛀。

蚕蛹（普通食品）

【别名】茧蛹、小蜂儿

【使用部位】蚕蛾科昆虫家蚕蛾的蛹

【昆虫形态】

雌雄蛾全身均密被白色鳞片。体长 1.6～2.3 cm，翅展 3.9～4.3 cm。体内有丝腺，能分泌丝质，吐丝作茧。

【地理分布】

全国各地均有产，以江浙为主产地，广东以韶关市翁源县为主产地。

【药材性状】

蚕蛹长 22～25 mm，宽 11～14 mm，略呈纺锤形。表面棕黄色至棕褐色，有不规则皱纹。雄蛹略小于雌蛹，色略深。

【性味归经】

味甘、咸，性平。归脾、胃二经。

【功效】

生津止渴，消食理气，蚕蛹炒食治劳瘦及小儿疳积；镇惊解痉。

【化学成分】

蚕茧主要是由纤维状蛋白质"丝纤蛋白"外包另一种蛋白质"丝胶蛋白"黏结而成，此外含少量油脂类、色素、无机物等。生丝中含丝纤蛋白约占 70%，丝胶蛋白约占 22%。丝纤蛋白是一种角蛋白，其氨基酸组成以甘氨酸、丙氨酸为最多，此二氨基酸的氮约占总氮的 80%。蚕茧含油蜡状物质，由伯醇类、固体脂肪酸、石蜡及液体脂肪酸所构成。

【采收加工及炮制方法】

采收：于夏季，取蚕蛾以沸水烫。

加工：晒干，将蚕茧剪开，去尽内部杂质。或置罐内，煅存性用。

炮制：炒用。

【炮制方法历史沿革】

李时珍在《本草纲目》中曰："炒食，治风及劳瘦，治小儿疳积，解肌退热，除蛔虫。煎汁食，止消渴。"现今主要炮制方法有炒用，作为食品来说，经过炸、卤、炖、煮等方法，可烹制出不同菜肴用于食用。

【质量要求】

根据《广东省中药材标准》，水分含量不得超过 12.0%，总灰分含量不得超过 6.0%。

【贮存】

晒干或烘干。置阴凉干燥处，防霉、防蛀。

第二节

加辅料炒法

净制或切制后的中草药食品与固体辅料共同加热的炮制方法，称为加辅料炒法。其主要目的是降低毒性、缓和药性、增强疗效和矫臭矫味等。同时，某些辅料具有传热功能，可使中草药受热均匀，使炒制后的饮片色泽一致，外观最佳。加辅料炒法可分为：麸炒、米炒、土炒、砂炒、蛤粉炒、滑石粉炒等。

一、麸炒

将净制或切制后的中草药食品用麦麸熏炒的方法，称为麸炒法。麸炒又称"麦麸炒"或"麸皮炒"。炒制中草药所用的麦麸未经处理称为净麸炒或清麸炒；麦麸经用蜂蜜或红糖处理则称蜜麸炒或糖麸炒。麦麸性味甘平，具有和中作用。明代《本草蒙筌》有"麦麸皮制，抑酷性勿伤上膈"的记载。麸炒可以增强原料功效，缓和药性，矫臭矫味。麸炒又可分为净麸炒、蜜麸炒、糖麸炒。

（1）净麸炒　先用中火或武火将锅烧热，再将麦麸均匀撒入热锅中，至起烟时投入中草药，快速均匀翻动并适当控制火力，炒至中草药表面呈黄色或深黄色时取出，筛去麦麸，放凉，麦麸用量一般为：每 100 kg 中草药，用麦麸 10～15 kg。

（2）蜜麸炒　先用中火或武火将锅烧热，再将蜜麸均匀撒入热锅中，至起烟时投入中草药，快速均匀翻动并适当控制火力，炒至中草药表面金黄色或老黄色时取出，筛去麦麸，放凉。蜜麸用量一般为：每 100 kg 中草药，用蜜麸 10 kg。

蜜麸的制备方法：将麸皮与熟蜜（加适量开水稀释）拌匀、搓散，干燥至不粘手为度，过筛，放凉，贮藏，备用。每 100 kg 麸皮，用熟蜜 20～30 kg。

（3）糖麸炒　先用中火或武火将锅烧热，再将糖麸均匀撒入热锅中，至起烟时投入中草药，快速均匀翻动并适当控制火力，炒至中草药表面颜色加深时取出，筛去糖麸，放凉。糖麸用量一般为：每 100 kg 中草药，用糖麸 10 kg。

糖麸的制备方法：将红糖（或砂糖）放入锅内，加水溶解（糖:水=2:1），加热炼至满锅鱼眼泡时，加入麦麸，炒至麦麸亮黄色略粘手（手捏为团，揉之即散）为度，过筛，放凉，贮藏，备用。每 100 kg 麸皮，用红糖（或砂糖）30～40 kg。

麸炒过程中的注意事项：

（1）辅料用量适当　麦麸量少则烟气不足，达不到熏炒效果；麦麸量多，使温度下降过快延长饮片受热时间，亦达不到麸炒要求且造成浪费。

（2）炒制火力适当　麸炒一般用中火或武火，并要求火力均匀；锅需事先预热；可取少量麦麸投锅预试，以"麸下烟起"为度。

（3）操作方法得当　麦麸撒布要均匀，待起烟投药；麸炒的中草药要求干燥，以免中草药黏附焦化麦麸；麸炒中草药达到标准时要求迅速出锅，以免造成炮制品发黑、火斑过重等现象。

二、米炒

将净制或切制后的中草药与米同炒的方法，称为米炒。米炒中草药一般以糯米为佳，有些地区用"陈仓米"，现通常多用大米。大米甘平，健脾和中，除烦止渴。《修事指南》载："米制润燥而泽。"故米炒法常用于炮制某些补中益气的中药及某些具有毒性的昆虫类中药。米炒可增强中草药的健脾止泻作用，如党参；降低中草药的毒性；矫正不良气味，如昆虫类中草药。

米炒的加工工艺有：

（1）米拌炒法　先将锅烧热，加入定量的米，用中火炒至冒烟时，投入中草药，拌炒至所需程度，取出，筛去米，放凉。

（2）米上炒法　先将锅烧热，撒上浸湿的米，使其平贴锅上，用中火加热炒至米冒烟时投入中草药，轻轻翻动米上的中草药，至所需程度取出，筛去米，放凉。米的用量一般为：每 100 kg 中草药，用米 20 kg。

三、土炒

将净选或切制后的中草药与灶心土（伏龙肝）拌炒的方法，称为土炒。亦有用黄土、赤石脂炒者。灶心土味辛、性温，能温中止血、止呕、止泻。明《本草蒙筌》有"陈壁土制，窃真气骤补中焦"的记载。故常用来炮制补脾止泻的中草药，如山药等。

土炒加工工艺：将灶心土研成细粉，置于锅内，用中火加热，炒至土呈灵活状态时投入净中草药，翻炒至中草药表面均匀挂上一层土粉，并透出香气时，取出，筛去土粉，放凉。土的用量一般为：每 100 kg 中草药，用土粉 25～30 kg。

土炒过程中的注意事项：

① 灶心土呈灵活状态时投入中草药后，要适当调节火力，一般用中火，防止中草药烫焦。

② 用土炒制同种中草药时，土可连续使用，若土色变深时，应及时更换新土。

四、砂炒

将净制或切制后的中草药与热砂共同拌炒的方法，称为砂炒法。砂作为传热介质，质地坚硬且传热快，与中草药接触面积大，因此能使中草药受热均匀，又因砂炒火力强，温度高，故此法适用于炒制质地坚硬的药材。砂炒具有增强功效、便于调剂和制剂、降低毒性、便于去除杂质、矫臭矫味等作用。砂可分为普通砂以及油砂。

（1）制普通砂　选用颗粒均匀的洁净河砂，先筛去粗砂粒及杂质，再置锅内用武火加热翻炒，以除净其中夹杂的有机物及水分等。取出晾干，备用。

（2）制油砂　取筛去粗砂和细砂的中粗河砂，用清水洗净泥土，干燥后置锅内加热，加入 1%～2% 的食用植物油拌炒至油尽烟散，砂的色泽均匀加深时取出，放凉备用。

砂炒的工艺：取制好的砂置炒制容器内，用武火加热至滑利状态，容易翻动时，投入中草药，不断用砂掩埋，翻动，至质地酥脆或鼓起，外表呈黄色或较原色加深时，取出，筛去砂，放凉。或趁热投入醋中略浸，取出，干燥即得。砂的用量以能掩盖所加中草药为度。

砂炒过程中的注意事项：

① 用过的河砂可反复使用，但需将残留在其中的杂质除去。炒过毒性中草药的砂不可再炒其他中草药。

② 若反复使用油砂时，每次用前均需添加适量油拌炒后再用。

③ 砂炒温度要适中，温度过高时可采取添加冷砂或减小火力等方法调节。砂量也应适宜。量过大易产生积热使砂温过高，反之砂量过少，中草药受热不均匀，易烫焦，也会影响炮制品。

④ 砂炒时一般使用武火，温度较高，因此操作时翻动要勤，成品出锅要快，并立即将砂筛去。中草药如需醋浸淬，砂炒后应趁热浸淬，干燥。

五、蛤粉炒

将净制或切制后的中草药与蛤粉共同拌炒的方法，称为蛤粉炒或蛤粉烫。蛤粉是软体动物文蛤或青蛤的贝壳，经洗净晒干研粉或煅后研粉而成。其味咸性寒，有清热利湿、软坚化痰的功能。蛤粉炒由于火力较弱，而且蛤粉颗粒细小，传热作用较砂稍慢，故能使中草药缓慢受热，而适于炒制胶类中草药。蛤粉炒可使中草药质地酥脆，便于制剂和调剂，降低中草药的滋腻之性，矫正不良气味等。

蛤粉炒的加工工艺：将研细过筛后的蛤粉置热锅内，中火加热至蛤粉滑利易翻动时减小火力，投入经加工处理后的中草药，不断沿锅底轻翻烫炒至膨胀鼓起、内部疏松时取出，筛去蛤粉，放凉。每 100 kg 中草药，用蛤粉 30～50 kg。

蛤粉炒过程中的注意事项：

① 胶块切成胶丁，再大小分档，分别炒制。

② 炒制时火力不宜过大，以防中草药黏结、焦煳或"烫僵"。如温度过高可酌加冷蛤粉调节温度。

③ 胶丁下锅翻炒要速度快而均匀，否则会引起粘连，造成不圆整而影响外观。

④ 蛤粉烫炒同种中草药可连续使用，但颜色加深后需及时更换。

⑤ 贵重、细料中草药如阿胶之类，在大批炒制前最好先采取试投的方法，以便掌握火力，保证炒制品质量。

六、滑石粉炒

将净制或切制后的中草药与滑石粉共同拌炒的方法，称为滑石粉炒或滑石粉烫。滑石粉味甘性寒，具有清热利尿作用。滑石粉质地细腻而滑利，传热较慢，用滑石粉炒制中草药，可使中草药受热均匀。滑石粉炒制适用于韧性较大的动物类中草药。滑石粉炒可使中草药质地酥脆，便于粉碎和煎煮，降低毒性及矫正不良气味。

滑石粉炒的加工工艺：将滑石粉置热锅内，用中火加热至灵活状态时，投入经加工处理后的中草药，不断翻动，至中草药质酥或鼓起或颜色加深时取出，筛去滑石粉，放凉。

滑石粉炒过程中的注意事项：

① 滑石粉炒一般用中火，操作时适当调节火力，防止中草药生熟不均或焦化。温度过

高时可酌情加入冷滑石粉调节。

②滑石粉可反复使用，色泽变灰暗时应及时更换，以免影响成品外观色泽。

党参（试点药食同源）

【别名】上党人参、黄参、狮头参、中灵草

【使用部位】桔梗科植物党参、素花党参或川党参的根

【植物形态】

多年生草本。根长圆柱形，直径1~1.7cm，顶端有一膨大的根头，具多数瘤状的茎痕，外皮乳黄色至淡灰棕色，有纵横皱纹。茎缠绕，长而多分枝，下部疏被白色粗糙硬毛；上部光滑或近光滑。

【地理分布】

分布于东北及河北、河南、山西、陕西、甘肃、内蒙古、青海等地。

【药材性状】

根略呈圆柱形、纺锤状圆柱形或长圆锥形，少分枝或中部以下分枝，长15~45cm，直径0.45~2.5cm。表面灰黄色、灰棕色或红棕色。质柔润或坚硬，断面较平整，有的呈角质样，皮部较厚，黄白色、淡棕色或棕褐色。

【性味归经】

味甘，性平。入脾、肺经。

【功效与主治】

补中益气，健脾益肺。用于脾肺虚弱，气短心悸，虚喘咳嗽，内热消渴。

【化学成分】

糖：含单糖、多糖、低聚糖等糖类物质。

苷：党参苷Ⅰ，党参苷Ⅱ，党参苷Ⅲ，党参苷Ⅳ，丁香苷，正己基-β-D-葡糖苷、α-D-果糖乙醇苷、β-D-果糖正丁醇苷。

甾体：甾醇、甾苷、甾酮3类，包括α-菠甾醇、α-菠甾酮、$\triangle$-菠甾醇、$\triangle$5,22-豆甾烯醇、α-菠甾醇-β-D-葡糖苷、豆甾醇、豆甾酮、豆甾醇-β-D-葡糖苷、$\triangle$7-豆甾烯醇、$\triangle$7-豆甾烯醇-β-D-葡糖苷、α-菠甾-7,22-双烯-3-酮、豆甾-5,22-双烯-3-酮、$\triangle$7-豆甾烯酮和豆甾烯醇-β-D-葡糖苷等。

生物碱及含氮成分：党参碱、胆碱、党参脂、党参酸、5-羟基-2-羟甲基吡啶、烟酸挥发油、正丁基脲基甲酸酯等成分。

挥发性成分：醛、醇、脂肪酸、脂肪酸酯、烷烃、烯烃等。

氨基酸：谷氨酸、胱氨酸、丝氨酸、组氨酸等。

元素：铁、铜、锌、锰、铬、钙、砷、镁、铝、磷、硼等。

其他成分：蒲公英萜醇及其乙酸酯、硬脂酸、香草酸、琥珀酸、苍术内酯（Ⅰ和Ⅲ）、补骨脂内酯、白芷内酯、5-羟基甲糖酸、5-羟甲基-2-糠醛、丁香醛等。

【采收加工及炮制方法】

采收：移栽后第2或第3年9~10月，将根挖出。

加工：除去地上部分，洗净泥土，晒至半干，用手或木板搓揉，使皮部与木质部贴紧，

饱满柔软，然后再晒再搓，反复 3~4 次，最后晒干即成。

炮制：①党参：取原药材，除去杂质，洗净，润透，切厚片，干燥。②米炒党参：将大米置于热的炒药锅内，用中火加热至米冒烟时，投入党参片拌炒，至党参呈黄色时取出，筛去米，放凉。③蜜炙党参：取熟蜜用适量开水稀释后，与党参片拌匀，闷透，置热炒药锅内，用文火加热，不断翻炒至黄棕色，不粘手时取出，放凉。

【炮制方法历史沿革】

清代始见"补肺拌蜜蒸熟"、蜜炙及米炒等方法，并提出去皮时要用"竹刀刮"。现在主要的炮制方法有米炒、蜜炙等。

【质量要求】

党参饮片水分不得超过 16.0%，总灰分不得超过 5.0%，醇溶性浸出物不得少于 55.0%。

【贮存】

贮于干燥容器内。蜜党参密闭，置通风干燥处。防蛀，蜜炙品防尘。

山药（药食同源）

【别名】薯蓣、山芋、薯药

【使用部位】薯蓣科植物薯蓣的根茎

【植物形态】

多年生缠绕草本。块茎肉肥厚，略呈圆柱形，垂直生长。

【地理分布】

主产于河南，湖南、湖北、山西、云南、河北、陕西等地亦产。一般以河南博爱、沁阳、武陟、温县等地（古怀庆所属）所产质量最佳，习称"怀山药"。除上述正品山药外，在少数地区尚有以日本薯蓣（长江以南各省多有野生，其块茎习称野山药、土山药）、三角叶薯蓣（分布于云南、四川、西藏）等多种薯蓣属植物的块茎作山药使用。

【药材性状】

呈圆柱形，弯曲而稍扁，长 15~30 cm，直径 1.5~6 cm，表面黄白色或棕黄色，有明显纵皱纹及未除尽之栓皮。质较硬，断面白色，颗粒状，粉质。

【性味归经】

味甘，性平。归脾、肺、肾经。

【功效与主治】

健脾，补肺，固肾，益精。治脾虚泄泻、久痢、虚劳咳嗽、消渴、遗精、小便频数。

【化学成分】

多糖：含具有降血糖作用的多糖，并含有由甘露糖、葡萄糖和半乳糖按摩尔比 6.45：1：1.26 构成的山药多糖，山药多糖可与蛋白结合形成糖蛋白。

元素：钡、铍、铈、钴、铬、铜、镓、镧等。

其他成分：薯蓣皂苷元，多巴胺，盐酸山药碱，多酚氧化酶，尿囊素，止杈素Ⅱ。

【采收加工及炮制方法】

采收：芦头栽种当年收，珠芽繁殖第 2 年收，于霜降后叶呈黄色时采挖。

加工：洗净泥土，用竹刀或碗片刮去外皮，晒干或烘干，即为毛山药。选择粗大顺直的毛山药，用清水浸匀，再微加热，并用棉被盖好，保持湿润，闷透，然后放在木板上搓揉成圆柱状，将两头切齐，晒干打光，即为光山药。

炮制：①山药：取原药材，除去杂质，大小分档，洗净，润透，切厚片，干燥，筛去碎屑。②土炒山药：先将土粉置锅内，用中火加热至灵活状态，再投入山药片拌炒，至表面均匀挂土粉时，取出，筛去土粉，放凉。③麸炒山药：将锅烧热。撒入麦麸，待其冒烟时，投入山药片，用中火加热，不断翻动至黄色时，取出，筛去麦麸，晾凉。

【炮制方法历史沿革】

南北朝开始有蒸法。唐代提出熟者和蜜。宋代增加了姜炙、炒黄、酒浸、酒蒸等炮制方法。金元时期有白矾水浸焙、酒浸、火炮法。明、清时期又增加了乳汁浸、葱盐炒黄姜汁拌蒸、酒炒、乳汁拌微焙、醋煮、乳汁蒸、炒焦、土炒、盐水炒等炮制方法。现在主要的炮制方法有土炒、麸炒等。

【质量要求】

根据《中国药典》（2020 版），毛山药和光山药水分不得超过 16.0%，总灰分不得超过 4.0%，二氧化硫残留量不得超过 400 mg/kg。山药片水分不得超过 12.0%，总灰分不得超过 5.0%，二氧化硫残留量不得超过 10 mg/kg。

【贮存】

贮于干燥容器内，密闭，置阴凉干燥处：防蛀、防潮。

阿胶（药食同源）

【别名】傅致胶、盆覆胶、驴皮胶
【使用部位】马科动物驴的皮去毛后熬制而成的胶块
【地理分布】
中国北部地区均有饲养。
【药材性状】
呈整齐的长方形块状，通常长约 8.5 cm，宽约 3.7 cm，厚约 0.7 cm 或 1.5 cm。表面棕黑色或乌黑色，平滑，有光泽。质坚脆易碎，断面棕黑色或乌黑色，平滑，有光泽。
【性味归经】
味甘，性平。入肺、肝、肾经。
【功效】
补血滋阴，止血，润燥。
【化学成分】
氨基酸：甘氨酸、脯氨酸、谷氨酸、丙氨酸、精氨酸、天冬氨酸等。
元素：钾、钠、钙、镁、铁、铜、铝、锰、锌、铬、铂、锡、银、溴、钼、锶、钡、钛、锆。
【采收加工及炮制方法】
采收：驴皮全年均可收集，熬胶时多避开暑湿季节，每年 10 月至次年 5 月为生产季节。
加工：先将干燥的驴皮放入容器中，用清水浸泡至驴皮软化，取出刮去驴毛或用蛋白酶脱去驴毛，剁成小块，再用清水洗泡，使之白净，然后放沸水锅中稍煮片刻，待驴皮显卷缩时捞出，放入熬胶锅中，注入清水浸没驴皮，进行熬炼，共约 36 h。在熬炼 12 h 后，即开始抽取胶汁，并随时添水继续熬炼和抽取胶汁，至胶原提净为止。抽出的胶汁用细筛过滤，滤液中加入适量白矾粉，搅拌后，静置沉淀数小时，而后取上层清液，放锅中加热浓缩，在出胶前约半小时，再加入豆油以减少黏性，至用铲挑起放纸上不渗纸或只在铲上下垂掉落 2~3 片后，即黏结于铲上不再下垂为度，即可收胶。将炼好的胶取出，放于衬有铁皮并在铁皮上涂有豆油的木槽中，使其冷却凝固。凝固后取出，按要求切制即可

炮制：①捣碎生用或蛤粉炒至疏松鼓泡用。②阿胶丁：阿胶块，置文火上烘软，切成小方块。③蛤粉炒阿胶：取蛤粉适量于热锅内，用中火加热至灵活状态时，投入阿胶丁，不断翻动，炒至鼓起呈圆球形而内无溏心时取出，筛去蛤粉，放凉。④蒲黄炒阿胶：将蒲黄置锅内，用中火加热至稍微变色，投入阿胶丁，不断翻动，炒至鼓起呈圆球形而内无溏心时取出，筛去蒲黄，放凉。

【炮制方法历史沿革】

唐代除炙法外，有熬、蛤粉炒、炒成米子、炙捣末等方法；宋代新增了微炒、炒黄、炒焦等诸多方法；元代出现了炮、草灰炒、生用之法；明代增添了酥炒、拌粉炒、米醋熬、酒炖化、猪脂浸蛤粉等较为新颖的方法；清代在沿用前代部分方法的基础上，发明了酒蜜同制、童便炒、土炒、醋炖化、蒲黄炒等方法。

【质量要求】

根据《中国药典》（2020 版），阿胶的水分不得超过 10.0%，总灰分不得超过 4.0%，含 L-羟脯氨酸不得少于 8.0%，甘氨酸不得少于 18.0%，丙氨酸不得少于 7.0%，L-脯氨酸不得少于 10.0%，含特征多肽以驴源多肽 A_1（$C_{41}H_{68}N_{12}O_{13}$）和驴源多肽 A_2（$C_{51}H_{82}N_{18}O_{18}$）的总量计应不得少于 0.15%。

【贮存】

密闭，置阴凉干燥处。

第六章

炙法

第一节

酒炙法

将净药材或切制品，加酒拌匀，闷透，置锅内，用文火炒至规定程度时，取出放凉的炮制方法称为酒炙法。

一、目的与要求

（1）改变药性，引药上行　药物可借酒升提之力引药上行，而能清上焦邪热，如酒炙大黄、黄连、黄柏等。

（2）增强活血通络作用　通络类药物，如当归、川芎、桑枝等酒炙后增强活血通络疗效。

（3）矫臭去腥　如乌梢蛇等具腥气的动物类药物酒炙后可除去或减弱腥臭气味。

要求：酒炙时一般用黄酒为佳。一般为每100 kg 药物，用黄酒 10～20 kg。

二、加工工艺

（1）先拌酒后炒中草药　将净制或切制后的中草药与一定量的酒拌匀，稍闷润至酒被吸尽后，置受热容器内文火炒干。适用于质地较坚实的根及根茎类药物，如黄连、川芎、白芍等。

（2）先炒中草药后加酒　先将净制或切制后的中草药，置炒制容器内，加热炒至一定程度，再喷洒一定量的酒炒干，取出晾凉。此法多用于质地疏松的中草药。

酒炙法的操作方法一般多采用第一种方法，因为第二种方法不易使酒渗入药物内部，加热翻炒时，酒易迅速挥发。

◁ 覆盆子（药食同源） ▷

【别名】覆盆、乌藨子、小托盘、竻藨子

【使用部位】蔷薇科悬钩子属植物华东覆盆子的干燥果实

【植物形态】

落叶灌木。新枝略带蔓性，紫褐色，幼枝绿色，被白粉，有少数倒刺。叶柄散生细刺，托叶线形。

【地理分布】

覆盆子在低海拔至中海拔地区生长，主产于浙江、福建、湖北等地。

【药材性状】

聚合果由许多小核果聚合而成，呈圆锥形或扁圆锥形，高 0.6～1.3 cm，直径 0.5～1.2 cm。表面黄绿色或淡棕色，顶端钝圆，基部中心凹入。体轻，质硬。

【性味归经】

味甘、酸，性温。入肾、肝、膀胱经。

【功效】

益肾固精，缩尿，补肝明目。具有抗衰老、增强免疫力的功效。

【化学成分】

有机酸：枸橼酸、苹果酸、酒石酸、没食子酸等。

挥发性成分：2,5-二甲基呋喃、2-甲基戊烷、二甲苯、己醛、己酸、己烯、辛酸等。

其他成分：维生素、氨基酸和丰富的微量元素、萜类、鞣质、生物碱、黄酮及苷、香豆素、蒽醌、固醇。

【采收加工及炮制方法】

采收：7～8 月间果实已饱满呈绿色未成熟时采收。

加工：除去梗、叶，置沸水中略烫或略蒸，取出，干燥。

炮制：拣净杂质，去柄，筛去灰屑。

【炮制方法历史沿革】

南北宋朝有酒制、蜜制。明代有蒸制、净制、切制、焙制。现行有净制、切制、焙制、酒制。

【贮存】

贮存于干燥阴凉处。

黄精（药食同源）

【别名】龙衔、太阳草、白及、鹿竹、笔菜

【使用部位】百合科植物黄精、多花黄精或滇黄精的根茎

【植物形态】

多年生草本。根茎横走，肥大肉质，黄白色，略呈扁圆柱形。有数个茎痕，茎痕处较粗大，最粗处直径可达 2.5 cm，生少数须根。

【地理分布】

生长于荒山坡及山地杂木林或灌木丛的边缘。分布于黑龙江、吉林、辽宁、河北、山东、江苏、河南、山西、陕西、内蒙古等地。

【药材性状】

呈肥厚肉质的结节块状，结节长可达 10 cm 以上，宽 3~6 cm，厚 2~3 cm。表面淡黄色至黄棕色，具环节，有皱纹及须根痕，结节上侧茎痕呈圆盘状，圆周凹入，中部突出。质硬而韧，不易折断，断面角质，淡黄色至黄棕色。

【性味归经】

味甘，性平。入脾、肺、肾经。

【功效与主治】

补气养阴，健脾，润肺，益肾。用于脾胃虚弱，体倦乏力，口干食少，肺虚燥咳。

【化学成分】

氨基酸：天冬氨酸、丝氨酸、二氨基丁酸。

糖苷：毛地黄糖苷，叶含牡荆素木糖苷、5,4′-二羟基黄酮的糖苷。

【采收加工及炮制方法】

采收加工：春、秋二季采挖，除去须根，洗净，置沸水中略烫或蒸至透心，干燥。

炮制：①黄精：取原药材，除去杂质，洗净，略润，切厚片，干燥。②酒黄精：取净黄精，加黄酒拌匀，置蒸制容器内，隔水蒸透，或密闭隔水炖至酒被吸尽，色泽黑润，口尝无麻味时，取出，稍晾，切厚片，干燥。③蒸黄精：取净黄精，置蒸制容器内，反复蒸至内外呈滋润黑色，切厚片，干燥。

【炮制方法历史沿革】

宋代有和蔓荆子水蒸、取汁酒熬等法。明代增加了黑豆煮，水煮晒干复蒸晒、酒蒸等方法。现在主要的炮制方法有黑豆制、酒蒸和清蒸等。

【质量要求】

根据《中国药典》（2020 版），黄精的水分不得超过 18.0%，总灰分不得超过 4%，浸出物不得少于 45.0%，多糖以无水葡萄糖计不得少于 7.0%。

【贮存】

贮于干燥容器内，密闭，置通风干燥处，防霉，防蛀。

西红花（药食同源）

【别名】番红花、撒馥兰

【使用部位】鸢尾科番红花属植物番红花的干燥柱头

【植物形态】

多年生草本。地下鳞茎呈球状，外被褐色膜质鳞叶。当果实成熟时伸达地上。

【地理分布】

原产于地中海沿岸、小亚细亚半岛、伊朗等地。元代时引入我国，我国的上海、浙江、江苏、山东、河南、北京、四川等地有引种。主产于浙江、江苏等省。

【药材性状】

西红花柱头呈线形，先端较宽大，向下渐细呈尾状，先端边缘具不整齐的齿状，下端为残留的黄色花柱。紫红色或暗红棕色，微有光泽。体轻，质松软，干燥后质脆易断。

【性味归经】

味甘，性平。入心、肝经。

【功效与主治】

活血化瘀，凉血解毒，解郁安神。治产后瘀阻，温毒发斑，惊悸发狂，月经不调，麻疹，跌打损伤。具有降血脂、降血糖、抗炎、抗氧化的功效。

【化学成分】

萜：从西红花中分离得到了 38 个萜类成分，其中四萜类 5 个，三萜类 2 个，二萜类 12 个和单萜类 19 个。

黄酮：黄酮醇及其苷类、黄酮及其苷类。

其他成分：蒽醌类、呋喃类、少量氨基酸及生物碱。

【采收加工及炮制方法】

采收：10～11 月下旬，晴天早晨日出时采花，再摘取柱头。

加工：采后剥开花瓣，取出雌蕊花柱和柱头，以三根连着为佳。摊于白纸上置通风处阴干，量大时可用烤箱烘干。

炮制：取原药材，除去杂质及枝梗，筛去灰屑，并除去黄色毛须。

【炮制方法历史沿革】

明代有净制，清代有酒制。现行有净制、酒制。

【贮存】

贮藏于干燥容器内，密闭，置于阴凉干燥处，避光保存。

当归（药食同源）

【别名】干归、秦归、马尾归、云归、西当归

【使用部位】伞形科植物当归的干燥根

【植物形态】

多年生草本，高 0.4～1 m。根圆柱状，分枝，有多数肉质须根，黄棕色，有浓郁香气。茎直立，绿色或带紫色，有纵深沟纹，光滑无毛。叶三出式，二至三回羽状分裂。

【地理分布】

分布于甘肃、四川、云南、陕西、贵州、湖北等地。各地均有栽培。主产于甘肃、云南。此外，陕西、四川、湖北、贵州等地亦产。

【药材性状】

干燥的根，可分为 3 部分：根头部称"归头"，主根称"归身"，支根及支根梢部称"归尾"。全长 10～25 cm，身长 3～10 cm。归头直径 2～4 cm，支根直径 0.3～1 cm。外表灰棕色或棕褐色，归头顶端圆平，有茎叶残基，归身略呈圆柱形，身面凹凸不平，归尾上粗下细，多扭曲，表面有小疙瘩状的须根痕迹。质多柔韧，断面黄白色，有裂隙。

【性味归经】

味甘、辛，性温。入心、肝、脾经。

【功效与主治】

补血和血，调经止痛，润燥滑肠。治疗肌肉、关节疼痛及神经痛，慢性气管炎，慢性盆腔炎，月经病，高血压，带状疱疹，鼻炎。

【化学成分】

挥发油：正丁酰内酯、邻羧基苯正戊酮、藁本内酯等 30 余种成分。

水溶性成分：阿魏酸。

多糖：葡萄糖、木糖、半乳糖及甘露糖等单糖；酸性多糖则主要成分为糖醛酸。

油脂及维生素：维生素 A、维生素 E 和维生素 B_{12}、叶酸、亚叶酸等维生素类，饱和及不饱和脂肪酸油脂类等。

其他成分：硬脂酸、腺嘌呤、棕榈酸。

【采收加工及炮制方法】

采收：一般须培育 2 年才可采收。秋末挖取根部。

加工：在 10 月下旬挖取，抖净泥土，去残留叶柄，待水分稍蒸发后，扎把，搭棚熏干，先用湿柴火熏烟，使当归上色，至表皮呈赤红色，再用煤火或柴火熏干。

炮制：①当归：取原药材，除去杂质，洗净，切薄片，晒干或低温干燥。②当归头：取净当归，洗净，稍润，将当归头部切 6 片，晒干或低温干燥。③当归身：取切去当归头、尾的当归，切薄片，晒干或低温干燥。④当归尾：取净当归尾部，切薄片，晒干或低温干燥。⑤炒当归：取净当归片，置锅内，用文火炒至焦黄色，取出，凉透。⑥酒当归：取净当归片，用黄酒拌匀，闷透，置锅内，用文火加热，炒干，取出，放凉。⑦土炒当归：取净当归片，用伏龙肝细粉炒至表面挂土色，筛去土粉，取出放凉。⑧当归炭：取净当归片置锅内，用中火炒至焦褐色，喷淋清水少许，灭尽火星，取出，凉透。

【炮制方法历史沿革】

南齐有炒法。唐代有酒浸。宋代有酒洗、酒润、米拌炒等方法。元代有"头止血，身和血，梢破血"之说。明、清增加了酒蒸、酒煮、童便制、盐水炒、姜汁浸等炮制法。现在主要的炮制方法有酒炙、土炒、炒炭等。

【质量要求】

当归饮片水分不得超过 15.0%，总灰分不得超过 7.0%，酸不溶性灰分不得超过 2.0%，醇溶性浸出物不得少于 45.0%。

【贮存】

贮于干燥容器内，密闭，置阴凉干燥处，防潮、防蛀。当归炭散热，防复燃。

姜黄（药食同源）

【别名】宝鼎香、黄姜

【使用部位】姜科植物姜黄的干燥根茎

【植物形态】

多年生宿根草本。根粗壮，末端膨大成长卵形或纺锤状块根，灰褐色。根茎卵形，内面黄色，侧根茎圆柱状，红黄色。花期 8～11 月。

【地理分布】

主产于四川、福建等地。

【药材性状】

姜黄根茎呈不规则卵圆形、圆柱形或纺锤形，常弯曲，表面深黄色，粗糙，有皱缩纹理和明显环节。质坚实，不易折断。

【性味归经】

味辛、苦，性温。入脾、肝经。

【功效与主治】

破血行气，通经止痛。治心腹痞满胀痛，妇女血瘀经闭，产后瘀停腹痛，跌扑损伤，痈肿。降血脂，抗肿瘤，抗炎，增强心血管系统功能，抗氧化。

【化学成分】

酚：姜黄、去甲氧基姜黄素、双去甲姜黄素、四氢姜黄素、环姜黄、香草酸、香兰素。

萜：伞花汀、β-水芹烯，萜品油烯，三甲基苯甲醇，桉树脑，月桂烯。

黄酮：二氢黄酮醇、黄酮、黄酮醇等。

其他成分：甾族化合物、长链脂肪酸、生物碱和多糖等物质。

【采收加工及炮制方法】

采收：冬季茎叶枯萎时采挖。

加工：洗净，煮或蒸至透心，晒干，除去须根。

炮制：除去杂质，略泡，洗净，润透，切厚片，晒干。使药物净洁，便于调剂和制剂。

【炮制方法历史沿革】

宋代有略炒，米泔水浸，切、焙法。明代有醋炒法。清代有酒炒、酒洗法。现行有净制、切制法。

【质量要求】

水分不得超过 16.0%，总灰分不得超过 7.0%。

【贮存】

置阴凉干燥处。

铁皮石斛（试点药食同源）

【别名】铁皮兰、黑节草

【使用部位】兰科植物铁皮石斛的茎

【植物形态】

铁皮石斛主体为茎圆柱形，高 15～50 cm，粗 4～8 mm。

【地理分布】

我国铁皮石斛分布在贵州、云南、广西、浙江、安徽等地。广东的韶关始兴县是石斛之乡，中山市和东莞市也有种植。

【药材性状】

铁皮石斛呈螺旋形或弹簧状，通常为 2～6 个旋纹，茎拉直后长 3.5～8 cm，直径 0.2～0.4 cm。表面黄绿色或略带金黄色。质坚实，易折断。

【性味归经】

味甘，性微寒。归胃、肾经。

【功效】

益胃生津，滋阴清热。增强免疫力，抗氧化，抗疲劳，抗肿瘤，降血糖，降血压。

【化学成分】

芪：铁皮石斛素 A-R、联苄类和菲类、铁皮石斛素 S、铁皮石斛素 T 和 U、铁皮石斛素 V、5-羟基-3,4′-二甲氧基联苄，4′-羟基-3′,5′-二甲氧基联苄。

酚和木质素：(+)-丁香脂素-O-β-D-吡喃葡糖苷、淫羊藿醇 A2-4-O-β-D-吡喃葡糖苷、(+)-南烛木树脂酚-3α-O-β-D-吡喃葡糖苷、裂异落叶松脂醇。

生物碱：倍半萜类、吲哚里西啶、吡咯烷、苯酞类以及咪唑类。

多糖：多糖含量丰富。

氨基酸与元素：含 17 种氨基酸，其中天冬氨酸、谷氨酸、甘氨酸、缬氨酸及亮氨酸 5 种氨基酸的含量最高。含有钙、钾、钠、镁、铁、锌、锰、铜等 11 种元素，其中除铬元素外其他金属元素含量都处于安全可控范围内，不同生长年限其金属元素的含量有着明显的不同。

其他成分：灯盏花苷、腺苷、尿苷、5-羟甲基糠醛、反式阿魏酸二十八烷基酯、对羟基反式肉桂酸三十烷基酯、胡萝卜苷、β-谷固醇、十六烷酸、十七烷、十七烷酸。

【采收加工及炮制方法】

采收：11 月至翌年 3 月采收。

加工：除去杂质，剪去部分须根，边加热边扭成螺旋形或弹簧状，烘干，或切成段，干燥或低温烘干，前者习称"铁皮枫斗"（耳环石斛），后者习称"铁皮石斛"。

炮制：取原药材，除去须根及杂质，洗净，润透，切段，干燥。

【炮制方法历史沿革】

宋代有桑灰汤制、酒蒸制，酒炙法等。明代增加了酒洗法。清代有酥蒸制、蜜炙制、盐水炙制等。现行有切制等方法。

【质量要求】

根据《中国药典》（2020 版），铁皮石斛水分不得超过 12.0%，总灰分不得超过 6.0%。照醇溶性浸出物测定法项下的热浸法测定，用乙醇作溶剂，不得少于 6.5%。

【贮存】

置通风干燥处，防潮。

蝮蛇（药食同源）

【别名】虺、反鼻、反鼻蛇、灰地匾、地扁蛇

【使用部位】蝮蛇去内脏后的全体

【动物形态】

蝮蛇，全长 60 cm 左右。头略呈三角形，与颈区分明显，背面浅褐色到红褐色，正脊有两行深棕色圆斑；腹面灰白，密布棕褐色或黑褐色细点。

【地理分布】

生活于平原、丘陵及山地，活动于稻田、耕作区、草地以及住宅附近。广泛分布于我国各地。

【药材性状】

本品呈圆盘状，盘径6~8 cm，头居中。体背黑灰色。腹面可见剖除内脏的沟槽，脱落的腹鳞长条形，半透明。尾部较短，长6~8 cm。质坚韧，不易折断。

【性味归经】

味甘，性温。入脾、肝经。

【功效】

祛风，通络，止痛，解毒。具有抗应激、增强免疫力、抗炎等作用。

【化学成分】

氨基酸：组氨酸、精氨酸、赖氨酸、亮氨酸、缬氨酸、丙氨酸等。

脂肪酸：油酸、亚油酸、花生烯酸、胆固醇、棕榈酸、月桂酸、辛酸、癸酸、二十一烷酸、二十烷酸、十八烷酸、顺-9-十八烯酸、十七烷酸。

多胺：磷酸乙醇、磷酸胆碱、磷酸肌醇、神经鞘磷脂。

【采收加工及炮制方法】

采收：春夏间捕捉。

加工：捕得后剖腹除去内脏。

炮制：①蝮蛇粉：将蝮蛇杀死，烘干或焙干，研成细粉。②蝮蛇酒：活蝮蛇1条，放入60度白酒中，并加人参，封塞后置冷处，3个月后用，酒中含有酯类等醇香物质，蝮蛇浸酒后可以矫味矫臭。

【炮制方法历史沿革】

东晋时期、唐朝均有浸酒法。

【质量要求】

次黄嘌呤含量较高者为佳。

【贮存】

置于阴凉干燥处。

乌梢蛇（药食同源）

【别名】乌蛇、乌花蛇、剑脊蛇、黑风蛇、剑脊

【使用部位】乌梢蛇的全身

【地理分布】

生活于丘陵及田野草丛或水边。以蛙类、鱼类为食。无毒。分布于华东、华南、西南等地。

【药材性状】

干燥品多卷成圆盘状，盘径约16 cm。头扁圆形，略似龟头，盘于中央，口内有多数刺状小牙。尾部渐细，尾端插入外缘的腹腔内。质坚韧，气腥，味淡。

【性味归经】

味甘、咸，性平。入肝经。

【功效与主治】

具有祛风、通络、止痉的功效，用于治疗风湿顽痹、麻木拘挛、中风、口眼歪斜、半身不遂、抽搐痉挛、破伤风、麻风、疥癣等。

【化学成分】

氨基酸：含有天冬氨酸、苏氨酸、丝氨酸、谷氨酸、脯氨酸、甘氨酸、丙氨酸等氨基酸。

矿物质：主要有钙、铜、铁、钾、镁、锰、钼、钠、镍、磷、锶及锌等。

其他成分：蛋白质、脂肪、果糖-1,6-二磷酸酯酶、蛇肌醛缩酶及胶原蛋白。

【炮制方法历史沿革】

唐代有炙去头、尾，取肉炙过的制法。宋代增加了酒炙制、醋制、酒焙制等炮制方法。明代有焙制、生用。清代又增加了酒蒸、清蒸制的方法。现代有炙乌蛇、乌蛇肉等。

【质量要求】

乌梢蛇醇浸出物不得少于12.0%。

【贮存】

置干燥处，防霉，防蛀。

白子菜（新食品原料）

【别名】白背三七、散血姜、土田七、树三七、接骨丹

【使用部位】菊科土三七属植物白子菜的全草

【植物形态】

多年生草本；高30～60 cm，茎无毛或被茸毛，稍带紫色；叶通常集生茎下部，长2～15 cm。叶柄长0.5～4 cm，有茸毛；上部叶渐小，苞叶状，窄披针形或线形，羽状浅裂，无柄，稍抱茎。

【地理分布】

常见于山坡草地、荒坡和田边潮湿处；分布于广东、海南、香港、云南等地。广东主要分布于广州、雷州半岛、河源。

【药材性状】

根茎块状，具细长须根。茎圆柱形，棕紫色，完整叶片呈长卵形至长圆状倒卵形，长5～15 cm，宽2.5～8 cm。瘦果深褐色，冠毛白色。

【性味归经】

味辛、淡，性寒。入肺、心二经。

【功效与主治】

具有清热解毒、舒筋接骨、凉血止血的功能。可降血糖，降血压，用于治疗支气管肺炎、小儿高热、百日咳、目赤肿痛、风湿关节痛，崩漏；外用治跌打损伤、疮疡疔肿、烧烫伤。

【化学成分】

生物碱：全缘千里光碱、掌叶半夏碱庚、烟酸、5-羟基吡啶羧酸、5-羟基吡啶-2-甲酸甲酯等。

酯：对苯二甲酸二丁酯、绿原酸甲酯、3-羟基-4-羟甲基-γ-丁内酯。

长链脂肪烷烃：正二十烷、二十四烷醇、二十八烷醇、二十八烷酸、棕榈酸。

其他成分：豆固醇、β-谷固醇、尿苷、腺苷。

【采收加工及炮制方法】

采收加工：夏秋采收，洗净切片，鲜用或晒干。

炮制：将原药材洗净，切碎，经九蒸十晒后，置容器中，加入白酒，密封，浸泡15~20日后，过滤去渣即可。

【炮制方法历史沿革】

宋代有研末，现代有酒制、切制、净制。

【质量要求】

根茎肥大、新鲜者为佳。

【贮存】

置于阴凉干燥处。

地龙（新食品原料-地龙蛋白）

【别名】蚯蚓、蛐蟮、曲虫、土蟺、赤虫

【使用部位】参环毛蚓、通俗环毛蚓、威廉环毛蚓等除去体内泥沙的干燥体

【地理分布】

生长于潮湿、疏松、富含有机物的泥土中。

【药材性状】

广地龙：呈长条状薄片，弯曲，边缘略卷。

沪地龙：长8~15 cm，宽0.5~1.5 cm。全体具环节，背部棕褐色至黄褐色，腹部浅黄棕色。

【性味归经】

味咸，性寒。归肝、脾、膀胱经。

【功效与主治】

生地龙以清热定惊、平喘为主，用于高热神昏、惊痫抽搐、关节痹痛、肢体麻木、半身不遂、肺热喘咳等。

【化学成分】

脂：含硬脂酸、棕榈酸、高度不饱和脂肪酸、直链奇数碳的脂肪酸及有分支的脂肪酸、磷脂、胆固醇等。

其他成分：含碳水化合物、脂类、蛋白质、解热碱、蚯蚓素、蚯蚓毒素等。

【炮制方法历史沿革】

南北朝有细切、药制。唐代有去土法。宋代有炙制、炒制、醋炙等方法。元代有酒制、油制、酒炒。明代增加了蛤粉炒制、盐制等法。清代增加了炒炭方法。现行有切制、净制。

【质量要求】

地龙杂质不得超过6%，水分不得超过12.0%，总灰分不得超过10.0%，酸不溶性灰分不得超过5.0%，重金属不得超过30%，水浸出物不得少于16.0%。

【贮存】

置通风干燥处，防霉，防蛀。

小黑药（新食品原料）

【别名】铜脚威灵仙、叶三七

【使用部位】伞形科植物川滇变豆菜的根

【植物形态】

茎上部有密集的基部疣状的黄褐色硬毛；叶呈椭圆形、披针形；枝顶单生头状花序，有时排成伞房状；果实为圆柱形的瘦果，被绢毛。

【地理分布】

生长于海拔 1500～3000 m 的河边杂木林下、山坡草地阴湿处。分布于四川、云南等地。

【药材性状】

一般为根茎和根的切段。根茎系厚片，呈圆形或类圆形，直径为 0.8～1.5 cm，根茎表面残留须根，或为根痕；根呈类圆形，长度为 0.8～11 cm，直径 0.1～0.5 cm。根茎断面有许多裂隙，呈放射状排列。质地硬脆，容易折断。

【性味归经】

味甘、微苦，性平。归肺、肾经。

【功效与主治】

具有抗菌、镇痛、解痉、抗肿瘤、利胆、降血糖、降血脂、利尿、补肺益肾以及治疗肺结核、肾虚腰痛、头昏等功效。

【化学成分】

三萜及其皂苷、黄酮及多元醇类、生物碱类、有机酸等。

【采收加工及炮制方法】

采收加工：夏、秋季采挖，除去茎叶，洗净，晒干。

炮制：将小黑药段置锅内，用文火炒，边炒边洒入白酒，炒至表面黑褐色至黑色，晾凉，筛去碎屑，即得。

【炮制方法历史沿革】

小黑药传统的炮制方法有酒制、醋制、麸炒等。现行主要为酒制。

【质量要求】

水分不得超过 13.0%。

【贮存】

置于干燥阴凉处。

蛹虫草（新食品原料）

【别名】北冬虫夏草

【使用部位】麦角菌科虫草属真菌

【植物形态】

子座单生或数个一起从寄生蛹体的头部或节部长出，颜色为橘黄或橘红色，全长 2～8 cm，蛹体颜色为紫色，长 1.5～2 cm。

【地理分布】

主产于云南、吉林、辽宁、内蒙古。

【药材性状】

僵死虫体像三眠老蚕，干后外表呈黄棕色，长 3～5 cm，粗 3～10 mm，子座从虫体的头部长出，色泽为深棕色或棕褐色。

【性味归经】

味甘，性温。归肺、肾经。

【功效与主治】

补肺阴，补肾阳，主治肾虚、阳痿遗精、腰膝酸痛、病后虚弱、久咳虚弱、劳咳痰血、自汗盗汗等。

【化学成分】

多糖：虫草多糖在蛹虫草中的含量在4%～10%，而根据发育时段、部位及培养基的不同，其含量亦有不同。

蛋白质（氨基酸）：粗蛋白含量约为天然虫草含量的2倍，在25%～30%，而水解氨基酸的含量的研究结果各异，但多在20%～25%，谷氨酸最多，蛋氨酸最少。

元素：已知无机元素已达37种，其中以磷和镁的含量最高。

其他成分：油酸、棕榈酸及十七烷酸等12种有机酸，8种脂肪酸，B族维生素、维生素C及胡萝卜素等维生素。

【采收加工及炮制方法】

采收：子实体不再生长，其顶端出现许多小刺时，表明已成熟。采收时，用无菌镊子钳出子实体，然后再加少许营养液，重新包扎好瓶口，继续培养，20天左右，又可长出第二批子座。

加工：采收下的子实体晾干或低温烘干后出售。

炮制：整根泡酒或研末备用。

【炮制方法历史沿革】

虫草炮制记录最早的是《神农本草经》中对白僵蚕的记载："味咸。主治小儿惊痫，夜啼，去三虫，灭黑皯，令人面色好，治男子阴痒病。生颍川平泽。"其次是南北朝时期《雷公炮炙论》记载了蝉花的加工方法。

【质量要求】

蛹虫草子实体100.0%。腺苷≥0.055%，多糖≥2.5%。

【贮存】

置阴凉干燥处，防蛀。

接骨草（终止审查目录）

【别名】陆英、蒴藋、八棱麻、秧心草、小接骨丹

【使用部位】忍冬科接骨木属植物接骨草的全草

【植物形态】

接骨草是忍冬科接骨木属高大草本或半灌木，高可达2 m；茎有棱条，羽状复叶的托叶叶状或有时退化成蓝色的腺体。

【地理分布】

分布于中国陕西、甘肃、江苏、安徽、浙江、江西、福建、台湾、河南、湖北、湖南、

广东、广西、四川、贵州、云南、西藏等地。

【药材性状】

鲜根茎呈不规则的圆柱形，多分枝，长3~10 cm。表面淡紫红色，有结节，并具多数须根痕。断面暗紫红色，具6~7个维管束。有青草气，有毒性。

【性味归经】

味甘、苦，性平。入肝经。

【功效与主治】

祛风利湿，活血，止血。治骨折，咳嗽，挫伤、扭伤，流行性腮腺炎，闭经。

【化学成分】

含有β-谷固醇、胡萝卜苷、绿原酸、木犀草素、槲皮素、东莨菪素、落叶松脂醇、α-香树脂醇、山柰酚、单棕榈酸甘油酯、豆固醇、熊果酸、齐墩果酸。

【采收加工及炮制方法】

采收：全年可采。

加工：鲜用或切段晒干。

炮制：酒炙。

【炮制方法历史沿革】

现行有酒炙。

【质量要求】

药材洁净。

【贮存】

置通风干燥处，防霉。

第二节

醋炙法

将净中草药或切制品（生片）加醋拌匀，闷透，置锅内，炒至规定程度，或边炒边喷醋，至醋被吸尽时，取出、放凉的炮制方法称为醋炙法。

一、目的与要求

（1）引中草药入肝，增强功效　能清除瘀血和止痛类中草药，如延胡索、三棱、莪术，醋炙后增强活血止痛作用。乳香、没药醋炙增强活血止痛作用外，具有矫臭矫味之功。

（2）降低毒性　大戟、甘遂、芫花、商陆等，经醋炙后，降低了毒性。

（3）去除异味　具有特殊气味的中草药，醋炙可减少不良气味，便于使用。

要求：炮制用醋，以米醋为佳，且陈久者良。一般每100 kg中草药加米醋20~30 kg，最多不超过50 kg。

二、加工工艺

（1）先拌醋后炒中草药　将净选或切制后的中草药，加入一定量的米醋，加盖闷润，待醋被吸尽后，用文火炒干，取出摊凉或晾干，筛去碎屑。一般中草药均采用此法炮制。优点是能使醋渗入中草药组织内部。

（2）先炒中草药后加醋　将净选后的中草药，置炒制容器内，文火炒至表面熔化发亮（乳香、没药），或炒至表面颜色改变，有腥气溢出时，喷洒一定量米醋，炒至微干，取出摊开晾凉。

◀ 山茱萸（试点药食同源） ▶

【别名】蜀枣、山萸肉、实枣儿、肉枣、萸肉

【使用部位】山茱萸科植物山茱萸的成熟果肉

【植物形态】

山茱萸为落叶小乔木，高4m左右。枝皮灰棕色，小枝无毛。叶片椭圆形或长椭圆形，长5～7cm，宽3～4.5cm，叶柄长1cm左右。花先叶开放，呈伞形花序，花小。核果长椭圆形，长1.2～1.5cm，直径7mm左右；果柄长1.5～2cm。种子长椭圆形，两端钝圆。

【地理分布】

分布于山西、陕西、甘肃、山东、安徽、江西、河南、湖南。四川有引种栽培。生长于海拔400～1500m的林缘或林中。

【药材性状】

本品呈不规则的片状或囊状，长1～1.5cm，宽0.5～1cm。表面为紫红色，陈久则多为紫黑色，有光泽。质柔润不易碎。

【性味归经】

味酸、涩，性微温。入肝、肾经。

【功效】

补益肝肾，收涩固脱，抗菌，降血糖，抗炎，抗氧化。

【化学成分】

环烯醚萜：马钱苷、7-去氢马钱苷、7-O-丁基莫诺苷、10-羟基裁叶马鞭草苷、二氢山茱萸苷、山茱萸新苷、熊果酸等。

鞣质：水杨梅素D、异诃子素、新喷呐草素Ⅱ、新喷呐草素等。

其他成分：槲皮素、咖啡酸、没食子酸、没食子酸乙酯、齐墩果酸、谷固醇。

【采收加工及炮制方法】

采收：秋末冬初果皮变红时采收果实。

加工：用文火烘或置沸水中略烫后，及时除去果核，干燥。

炮制：除去杂质和残留果核。

【炮制方法历史沿革】

唐代多打碎用。宋代有酒浸、麸炒、炒等法。元代有微烧、酒浸蒸等法。明代有"酒浸

良久，取肉去核"；蒸、酒制等炮制方法。清代有酒洗、羊油炙、盐炒、酒蒸等方法。现在主要的炮制方法有去核、酒蒸或酒炖、清蒸、醋制等。

【质量要求】

山萸肉饮片水分不得超过 16.0%，总灰分不得超过 6.0%，水溶性浸出物不得少于 50.0%，含莫诺苷和马钱苷总量不得少于 1.2%。

【贮存】

贮存于干燥容器内，密闭，置通风干燥处，防蛀。

第三节

盐炙法

将净中草药或切制品加盐水拌匀，闷透，置锅内，或将净中草药放锅内边拌炒边喷盐水，以小火加热，炒至规定程度时，取出放凉的炮制方法称为盐炙法。

一、目的与要求

（1）增强疗效　一般补肾药如杜仲、巴戟天、韭菜子等盐炙后能增强补肝肾的作用；小茴香、橘核、荔枝核等药，盐炙后可增强疗疝止痛的功效；车前子等药，盐炙后清热解暑、利尿的作用增强；益智等药，盐炙后则可增强固精作用。

（2）增强滋阴降火作用　如知母、黄柏等药，用盐炙可起协同作用，增强滋阴降火、清热凉血的功效。

（3）缓和中草药辛燥之性　如补骨脂、益智等中草药辛温而燥，容易伤阴，盐炙后可拮抗辛燥之性，并能增强补肾固精的功效。

要求：盐的用量通常是每 100 kg 中草药用食盐 2 kg。加 4～5 倍量的开水将盐溶化，并沉淀，取上清液备用。盐炙时一般用小火将中草药炒干即可，但个别中草药如杜仲炒炙火力较大，炒制程度以丝易断、近于炭的程度为宜。

二、加工工艺

（1）先拌盐水后炒药　净选或切制后的中草药加定量盐水拌匀，闷润，至盐水被完全吸尽，用文火炒至颜色加深或炒干，取出放凉。一般中草药多采用此法，如黄柏。而杜仲用中火，炒至颜色加深，有焦斑，丝易断为度。

（2）先炒药后加盐水　将净制或切制后的中草药置热锅内，文火炒至一定程度，如有爆裂声（车前子）或变色（知母）或微黄色，微有爆声（菟丝子）时，喷洒定量盐水，炒干，取出放凉。含黏液质较多的中草药多用此法。因其遇水发黏，黏成坨后，盐水不易渗入，翻炒时受热不均，又易粘锅。所以，需先将药物加热除去部分水分，并使药物质地疏松，此时喷洒盐水，利于渗入中草药组织内部。

◁ 八角茴香（药食同源）▷

【别名】舶茴香、八角大茴、八角、原油茴、大八角

【使用部位】木兰科植物八角茴香的干燥成熟果实

【植物形态】

常绿乔木。叶不整齐，单叶互生，长 5～15 cm，宽 2～5 cm，先端骤尖或短渐尖，基部渐狭或楔形。叶柄长 8～20 mm。

【地理分布】

主产于我国广西西部和南部（百色、南宁、钦州、梧州、玉林等地区多有栽培）。福建南部、云南东南部和南部、台湾、广东、贵州、陕西秦岭南部等地区也有种植。

【药材性状】

本品为聚合果，多由 8 个蓇葖果组成，放射状排列于中轴上。蓇葖果长 1～2 cm，宽 0.3～0.5 cm，高 0.6～1 cm；外表面红棕色，内表面淡棕色，平滑，有光泽；质硬而脆。果梗长 3～4 cm，连于果实基部中央，弯曲，常脱落。

【性味归经】

味辛，性温。入肾、肝、脾、胃经。

【功效与主治】

温阳散寒，理气止痛。治胃寒呕吐，急性腹痛、脘腹冷痛，肾虚腰痛，干、湿脚气。

【化学成分】

挥发性化合物：主要成分为反式茴香脑，其次是茴香醛，还有少量的桉树脑、柠檬烯、α-蒎烯等。

倍半萜内酯及其衍生物：含有 30 多种高度氧化的倍半萜内酯及其衍生物，如莽草毒素、伪莽毒素和 6-去氧伪莽草毒素、八角莽草毒素 A 和八角莽草毒素 B 等。

黄酮：有 3-芸香糖、3-葡萄糖、3-半乳糖取代的山柰酚和槲皮素、3-鼠李糖槲皮素、3-木糖槲皮素以及游离的山柰酚和槲皮素等。

苯丙烷和木脂素：2,3-二氢-7-甲氧基-2-（4′-羟基-3′-甲氧基苯基）-3-羟甲基-5-苯并呋喃丙醇-4′-O-α-D-鼠李糖苷和伊卡苷 E3。

其他成分：糖脂，磷脂，β-谷固醇，菜油固醇和维生素 E，胡萝卜苷和莽草酸。

【采收加工及炮制方法】

采收：秋、冬二季果实由绿变黄时采摘。

加工：采后置沸水锅中煮沸，搅拌 5～10 min 后，捞出，晒干或烘干；或直接干燥。

炮制：①八角茴香：取原药材，除去杂质，筛去灰屑，用时捣碎。②盐八角茴香：取净八角茴香，加盐水拌匀，闷润。待盐水被吸尽后，置炒制容器内，用文火加热，炒干，取出晾凉，用时捣碎。

【炮制方法历史沿革】

宋代有炒法和酒浸炒。明代有炒黄、盐炒、盐酒炒和盐汤浸炒等方法。清代有盐炙和盐水炒用。现行有净制、盐炙、炒黄。

【质量要求】

根据《中国药典》（2020 版），本品含挥发油不得少于 4.0%；本品含反式茴香脑（$C_{10}H_{12}O$）不得少于 4.0%。

【贮存】

置阴凉干燥处。

橘红（药食同源）

【别名】芸皮、芸红

【使用部位】芸香科植物橘及其栽培变种的外层果皮

【植物形态】

橘为常绿小乔木或灌木，高 3～4 m。枝细，多有刺。叶互生；叶柄长 0.5～1.5 cm；叶片披针形或椭圆形，长 4～11 cm，宽 1.5～4 cm。花单生或数朵丛生于枝端或叶腋。柑果近圆形或扁圆形，横径 4～7 cm，果皮薄而宽，容易剥离。种子卵圆形，白色，一端尖。

【地理分布】

分布在我国江苏、安徽、浙江、江西、台湾、湖北、湖南、广东、广西、海南、四川、贵州、云南等地。栽培于丘陵、低山地带、江河湖泊沿岸或平原。

【药材性状】

呈长条形或不规则薄片状，边缘皱缩向内卷曲，厚约 0.2 mm。外表面黄棕色或橙红色，内表面黄白色，亦有明显的油点，对光照视透明。

【性味归经】

味辛、苦，性温。入肺、脾经。

【功效】

燥湿化痰，理气宽中，散结。治风寒咳嗽、恶心、吐水、胸痛胀闷。增强毛细血管韧性。

【化学成分】

含有挥发油，主要成分是柠檬烯，还含有橙皮苷、新橙皮苷、红橘素、米橘素、5-去甲米橘素和维生素 B_1 等。

【采收加工及炮制方法】

采收加工：秋末冬初果实成熟后采收，用刀割下外果皮，阴干或者晒干。

炮制方法：①橘红：橘成熟后采摘，拣去杂质，刷净，取果皮，去掉橘皮内白色部分晒干，用时折碎。②盐橘红：取净橘红用盐开水均匀喷洒，使其吸收，晾干。③蜜橘红：将橘红置锅内，用文火炒至微黄色时，加入蜂蜜拌匀，再炒至略带焦黄色，取出，晾干。

【炮制方法历史沿革】

宋代有生姜一斤同捣、晒干法。元代有以水化盐，拌令得所，煮干，焙燥法。明代有盐水炒、盐水洗等。清代有炒法、麸炒法等。现行有切丝或块、炒、蜜制、盐制法等。

【质量要求】

以皮薄、片大、色红、油润者为佳。水分不得超过 13.0%，总灰分不得超过 5.0%。本品按干燥品计算，含橙皮苷不得少于 1.7%。

【贮存】

置阴凉干燥处，防蛀。

第四节

姜炙法

将净中草药或切制品，加生姜榨汁或干姜煎汁拌匀，置锅内，用文火炒至姜汁被吸尽，或至规定程度时，取出晾干的炮制方法称为姜炙法。

一、目的与要求

（1）增强和胃止呕作用　如黄连姜炙可中和过于苦寒之性，免伤脾阳，并增强止呕作用。姜炙竹茹则可增强降逆止呕的功效。

（2）缓和副作用，增强疗效　如厚朴对咽喉有一定的刺激性，姜炙可缓和其刺激性，并增强除湿除胀的功效。

要求：生姜的用量一般为 100 kg 中草药，用生姜 10 kg。若无生姜，可用干姜煎汁，用量为生姜的三分之一。

二、加工工艺

将中草药与一定量的姜汁拌匀，放置闷润，使姜汁逐渐渗入中草药内部，然后置炒制容器内，用文火炒至一定程度，取出晾凉。或者将中草药与姜汁拌匀，闷润待姜汁被完全吸尽后，晾干或低温烘干。

<　**草果（药食同源）**　>

【别名】草果仁、草果子

【使用部位】姜科植物草果的干燥成熟果实

【植物形态】

多年生草本，丛生，高达 2.5 m。根茎横走，粗壮有节，直径约 2.5 cm。茎圆柱状，直立或稍倾斜。叶片长椭圆形或狭长圆形，长约 55 cm，宽达 20 cm。穗状花序从根茎生出，长 13 cm，直径约 5 cm。蒴果密集，长圆形或卵状椭圆形，长 2.5～4.5 cm，直径约 2 cm。

【地理分布】

栽培或野生于疏林下。主产于云南、广西、贵州等地。

【药材性状】

干燥果实呈长椭圆形，具三钝棱，长 2～4 cm，直径 1～2.5 cm。表面灰棕色至红棕色，有显著纵沟及棱线。顶端有一圆形突起，基部附有果梗或果梗痕。果皮有韧性，易纵向撕裂。

种子四至多面形，长宽均为 5 mm，表面红棕色。

【性味归经】

味辛，性温。入脾、胃经。

【功效与主治】

燥湿除寒，祛痰截疟，消食。治疟疾，痰饮痞满，脘腹冷痛，反胃，呕吐，泻痢，食积。

【化学成分】

挥发性成分：蒎烯、1,8-桉叶素、聚伞花烃、芳樟醇、松油醇、橙花叔醇、壬醛、癸醛、反-2-十一烯醛、橙花醛、牻牛儿醇。

其他成分：锌、铜、铁、锰、钴、2-癸烯醛、牻牛儿醛。

【采收加工及炮制方法】

采收：草果一般栽培 2~3 年就能开花结果，6~7 年后产量较高。云南草果花期为 4~6 月，果期为 9~12 月。在 10~11 月，当果实变为紫色未开裂时采收。

加工：采摘好的果实要及时进行烘烤。

炮制：①草果仁：取原药材，除去杂质，用武火加热，炒至焦黄色并鼓起，取出稍凉，去壳取仁。用时捣碎。②姜草果仁：取净草果仁，加姜汁拌匀，稍闷，待姜汁被吸尽后，置炒制容器内，用文火加热，炒至深黄色，取出晾凉。

【炮制方法历史沿革】

宋代有面裹煨、火炮、去壳炒等方法，明代又有"炒存性"和茴香制的方法。清代则有煨、醋煮和姜制。现代主要炮制方法有姜炙等。

【质量要求】

草果仁饮片水分不得超过 10.0%，总灰分不得超过 6.0%，挥发油不得少于 1.0%。

【贮存】

贮存于干燥容器内，密闭，置阴凉干燥处。

第五节

蜜炙法

将净药材或切制品加入一定量的稀释炼蜜，混合均匀，闷透，置锅内，用文火炒至规定程度时，取出放凉的炮制方法称为蜜炙法。

一、目的与要求

（1）改变药性，增强疗效　如生甘草，味道甘甜，为凉性中草药，用于泻火解毒、化痰止咳，蜜炙后甘甜微温、补脾和胃、益气复脉，增强其缓急止痛的作用。金樱子生用酸涩，固涩止脱力强，多用于遗精遗尿，蜜炙后甘涩，能补中涩肠，用于脾虚久泻、久痢，还可避免腹痛的副作用。

（2）增强润肺止咳作用　如常用的化痰止咳药紫菀、枇杷叶、桑白皮、款冬花、百部、百合等，蜜炙均可增强润肺止咳作用。

（3）改善风味和消除副作用　百部、白前蜜炙可缓和对胃的刺激性。

（4）缓和药性　如麻黄，生用发汗作用猛烈，蜜炙后可缓和其发汗作用，并可增强止咳平喘的功效。

要求：通常用量为每 100 kg 中草药，用炼蜜 25 kg。质地坚实、黏性较强、油分较重的中草药用蜜量宜小。

二、加工工艺

（1）药蜜同时拌炒炙法　将炼蜜加适量的开水稀释，拌入中草药待蜜液吸透，置热锅中不断炒至深黄色，以疏松不粘手为度，取出摊晾。

（2）先下蜜后投入中草药拌炒炙法　将炼蜜加适量开水稀释后置锅中，待蜜液烧沸后投入中草药拌炒均匀，炒至液干呈深黄色而疏松不粘手为度，取出摊晾。

（3）先下中草药后入蜜液拌炒炙法　将中草药投入锅中炒热后，放入适量开水稀释的炼蜜液拌炒，炒至深黄色而疏松不粘手为度，取出摊晾。

荷叶（药食同源）

【别名】莲叶

【使用部位】睡莲科植物莲的干燥叶

【植物形态】

莲，多年生，水生草本。根茎横生，肥厚，节间膨大，内有多数纵行通气孔洞，外生须状不定根。节上生叶，露出水面。种子卵形，或椭圆形，长 1.2～1.7 cm，种皮红色或白色。

【地理分布】

荷叶一般分布在中亚、西亚、北美、印度、中国、日本等亚热带和温带地区。我国大部分地区均产。

【药材性状】

叶多折成半圆形或折扇形，展开后呈类圆形，直径 20～50 cm。上表面深绿色或黄绿色，较粗糙；下表面淡灰棕色，较光滑。质脆，易破碎。

【性味归经】

味苦，性平。入肝、脾、胃经。

【功效】

清心解署，散瘀止血，消风祛湿。

【化学成分】

生物碱：N-去甲荷叶碱、O-去甲荷叶碱、荷叶碱、莲碱，以及荷叶碱、莲心碱、异莲心碱、原荷叶碱、甲基莲心碱和莲心异铵碱等。

黄酮：槲皮素、异槲皮素、山柰酚、杨梅酮等类型，具体有异鼠李素、山柰酚、槲皮素、槲皮素-3-O-β-D-吡喃木糖、紫云英苷、柯伊利素-7-O-β-D 葡糖苷、异槲皮苷、金丝桃苷、槲皮素-3-O-葡糖醛酸苷、槲皮素-3-O-葡糖苷、槲皮素-3-O-甘草苷、槲皮素、山柰酚，以及它们的甲基化、葡糖醛酸化和磺化代谢产物。

挥发油：酯、醛、醇、酚、烷烃、芳香烃、烯烃以及含氮、硫、氧杂原子的化合物。

有机酸：酒石酸、苹果酸、没食子酸、苯甲酸、正十八烷酸、邻羟基苯甲酸等有机酸和非挥发性有机酸。

其他成分：甾醇、脂质、维生素、鞣质、碳水化合物等。

【采收加工及炮制方法】

采收：夏、秋二季采收。

加工：晒至七八成干时，除去叶柄，折成半圆形或折扇形，晒至全干，或趁鲜切丝晒干。

炮制：①生用，取原材料，除去杂质及叶柄，抢水洗净，稍润，切丝，干燥。②荷叶炭：取净荷叶折叠后平放锅内，留有空隙，上扣一个口径较小的锅，两锅接合处用盐泥封固，上压重物，并贴一白纸条或放大米数粒，用文武火加热，燃至白纸条或大米呈深黄色时停火，待锅凉后，取出。

【炮制方法历史沿革】

唐代有"炙""炒令黄"等炮制方法。宋代有"烧令烟尽，细研"；明、清以炒、煨法为主。现代有扣锅煅等。

【质量要求】

以叶大、完整、色绿、无斑点者为佳。荷叶水分不得超过 15.0%，总灰分不得超过 12.0%，醇溶性浸出物（热浸法）不得少于 10.0%，含荷叶碱不得少于 0.10%。

【贮存】

贮干燥容器内，密闭，置干燥处。

枇杷叶（新食品原料）

【别名】巴叶

【使用部位】蔷薇科植物枇杷的叶片

【植物形态】

常绿小乔木，高约 10m。

【地理分布】

常栽种于村边、平地或坡边。分布于我国陕西、甘肃、江苏、安徽、浙江、江西、福建、台湾等地。

【药材性状】

干燥叶片长圆形或倒卵形，长 12～30 cm，宽 4～9 cm。叶端渐尖，基部楔形，边缘有疏锯齿，基部全缘。叶面灰绿色、黄棕色或红棕色，上表面有光泽，下表面茸毛黄色。

【性味归经】

味苦，性微寒。入肺、胃经。

【功效】

清肺和胃，降气化痰。治肺热咳嗽，咯血，衄血，胃热呕哕。

【化学成分】

枇杷叶含挥发油，主成分为橙花叔醇和金合欢醇，还有 α-蒎烯和 β-蒎烯、莰烯、月桂烯、对聚伞花素、芳樟醇、α-衣兰烯、α-金合欢烯和 β-金合欢烯、樟脑、橙花醇、牻牛儿醇、榄香醇、顺-β,γ-己烯醇和芳樟醇氧化物、苦杏仁苷、熊果酸、齐墩果酸、酒石酸、柠檬酸、苹果酸、鞣质、B 族维生素及维生素 C、山梨糖醇。

【采收加工及炮制方法】

采收加工：全年均可采收，晒至七八成干，扎成小把，再晒干。

炮制：①枇杷叶：取原药材，除去茸毛，用水喷润，切丝，干燥。②蜜枇杷叶：取熟蜜，加适量开水稀释，加入枇杷叶丝内拌匀，闷润至透，置炒制容器内，用文火加热，炒至不粘手为度，取出晾凉。

【炮制方法历史沿革】

晋代有"拭去毛炙"。南北朝刘宋时代用甘草汤洗后拭干再酥制。唐代有蜜炙法。宋代又增加了枣汁炙、姜汁炙。明、清时代基本沿用前代的方法。现代主要的炮制方法有蜜炙等。

【质量要求】

枇杷叶饮片水分不得超过 10.0%，总灰分不得超过 7.0%，醇溶性浸出物以 75%乙醇作溶剂不得少于 16.0%，齐墩果酸和熊果酸的总量不得少于 0.70%。

【贮存】

贮干燥容器内，蜜枇杷叶密闭，置通风干燥处。

‹ 乌药叶（新食品原料）›

【别名】蒡箕茶

【使用部位】樟科植物乌药的叶

【植物形态】

乌药，常绿灌木或小乔木，高达 4~5 m。根木质，膨大粗壮，略呈念珠状。树皮灰绿色。小枝幼时密被锈色短茸毛，老时平滑无毛；茎枝坚韧，不易断。伞形花序腋生，几无总梗；小花梗长 1.5~3 mm，被毛，簇生多数小花。核果近球形，初绿色，成熟后变黑色。

【地理分布】

分布于我国陕西、安徽、浙江、江西、福建、台湾、湖北、湖南、广西、四川等地。

【药材性状】

叶片椭圆形或卵形，长 3~7.5 cm，宽 1.5~4 cm，先端长渐尖或短尾状，基部圆形或广楔形，全缘，上面有光泽。

【性味归经】

味辛，性温。归脾、肾经。

【功效与主治】

温中理气，止痛。治腹中寒痛、小便滑数、食积、风湿关节痛等。抗氧化，增强记忆力，抗菌消炎，镇痛，治疗气虚型小便频数。

【化学成分】

黄酮：槲皮素、山奈酚、槲皮素-3-O-吡喃鼠李糖苷、山奈酚-3-O-L-吡喃阿拉伯糖苷、槲皮素-3-O-L-鼠李糖苷、山奈酚-3-O-L-鼠李糖苷、槲皮素-3-O-α-L-阿拉伯呋喃糖苷等。

挥发油：4α-甲基-1-亚甲基-1,2,3,4,4α,9,10,10α-八氢菲、2-甲基-5-(1-甲基乙烯基)-2-环己

烯-1-酮、8,9-去氢-9-甲酰基-环异长叶烯等。

生物碱：新木姜子碱、波尔定碱、牛心果碱等。

倍半萜：新乌药内酯、乌药醚内酯、羟基香樟内酯、香樟内酯、异吉马呋内酯、羟基异吉马呋内酯和双香樟内酯等。

【采收加工及炮制方法】

采收：全年均可采收。

加工：洗净，鲜用或晒干。

炮制：①乌药叶：鲜乌药叶捣烂或捣烂酒炒。②乌药叶膏：乌药叶洗净晒干后碾碎配合蜂蜜、酒精等辅料调成膏药。③乌药叶干：晒干切丝。

【炮制方法历史沿革】

"炙研煎饮代茗，补中益气，止小便滑数""下气""温中燥脾，消食杀蛔"。

【质量要求】

以叶大而完整、质嫩绿者为佳。水分不得超过11.0%，总灰分不得超过4.0%，酸不溶性灰分不得超过2.0%，浸出物不得少于12.0%，含乌药醚内酯不得少于0.030%，含去甲异波尔定不得少于0.40%。

【贮存】

贮干燥容器内，置阴凉通风干燥处。

‹ 桑叶（药食同源）›

【别名】霜桑叶、铁扇子、家桑、荆桑、桑椹树

【使用部位】桑科植物桑的干燥叶

【植物形态】

落叶灌木或小乔木，高 3~15 m。树皮灰黄色或黄褐色，浅纵裂，幼枝有毛。

【地理分布】

我国大部分地区均有生产，以南方育蚕区产量较大，如安徽、浙江、江苏、四川、湖南等地。

【药材性状】

干燥叶片多卷缩、破碎，完整者呈卵形或宽卵形，长 8~15 cm，宽 7~13 cm。上表面黄绿色或浅黄棕色，略有光泽；下面色稍浅，叶脉突起。老叶较厚，暗绿色。嫩叶较薄，黄绿色。质脆易碎。

【性味归经】

味甘、苦，性寒。归肺、肝经。

【功效与主治】

疏散风热，清肺润燥，清肝明目。用于风热感冒，肺热燥咳，头晕头痛，目赤昏花。

【化学成分】

黄酮：桑叶中黄酮类化合物占桑叶干重的 1%~3%，是植物界中茎叶含量较高的一类植物。包括芦丁、槲皮素、异槲皮苷、槲皮素-3-三葡糖苷等化合物。

生物碱：生物碱是桑叶的主要活性成分，DNJ（1-脱氧野尻霉素）、N-甲基-1-DNJ（N-Me-DNJ）、2-氧-α-D 半乳吡喃糖苷-1-DNJ、fagomine、1,4-二脱氧-1,4-亚氨基-D-阿拉伯糖

醇、1,4-二脱氧-1,4-亚氨基-(2-氧-β-D-吡喃葡糖苷)-D-阿拉伯糖醇和 1-α,2-β,3-α,4-β-四羟基-去甲莨菪烷（去甲莨菪碱）等生物碱。其中 DNJ（1-脱氧野尻霉素）在植物界中，唯桑叶独有。

植物固醇：桑叶中植物固醇含量比一般植物高 3~4 倍。主要是 β-谷固醇、豆固醇、菜油固醇、β-谷固醇 β-D-葡糖苷、蛇麻脂醇、内消旋肌醇、昆虫变态激素、牛膝固酮、蜕皮固酮等。

挥发油成分：异丁酸、琥珀酸、酒石酸、柠檬酸、棕榈酸等。

其他成分：蛋白质、多糖、脂类、碳水化合物和矿物质等。

【采收加工及炮制方法】

采收加工：多在霜降后 9~10 月采收，晒干，生用或制用。炮制时拣去杂质，搓碎，簸去皮梗，筛去泥屑。

炮制：①桑叶：取原药材，除去杂质，搓碎，去柄，筛去灰屑。②蜜桑叶：取熟蜜加适量凉开水稀释，加入净桑叶碎片拌匀，闷润后置锅内，用文火炒至表面深黄色，微有光泽，不粘手为度，取出放凉。③炒桑叶：取生桑叶，置锅内，用文火加热，炒至微焦，取出放凉。④蒸桑叶：取桑叶放蒸笼内，下垫洁净的细麻布，蒸 1 h，取出，晒干。

【炮制方法历史沿革】

唐代有烧灰淋汁。宋代有微炒法。明代有烧存性、蒸熟，焙、蜜炙，九蒸九晒、酒拌蒸。清代有蜜水拌蒸、炒、焙、芝麻研碎拌蒸等法。现在主要的炮制方法有蜜炙等。

【质量要求】

以叶片完整、大而厚、色黄绿、质脆、无杂质者为佳。

【贮存】

贮干燥容器内，蜜桑叶密闭，置阴凉通风干燥处。

紫苏（药食同源）

【别名】赤苏、红苏、红紫苏、皱紫苏

【使用部位】唇形科紫苏属植物紫苏的叶

【植物形态】

一年生草本，高 30~200 cm。具有特殊芳香。

【地理分布】

主产于我国西北、中南部、台湾等地区。日本、缅甸、朝鲜、印度、尼泊尔等地也引进此种。

【药材性状】

叶片多皱缩卷曲、破碎，完整者展开后呈卵圆形，先端长尖或急尖，基部圆形或宽楔形，边缘具圆锯齿。两面紫色或上表面绿色，下表面紫色。叶柄紫色或紫绿色。质脆易碎。带嫩枝者，枝直径 2~5 mm，断面中部有髓。

【性味归经】

味辛，性温。归肺、脾经。

【功效与主治】

解表散寒，行气和胃。用于风寒感冒，头痛，咳嗽，胸腹胀满，鱼蟹中毒。具有抑菌、增加胃肠蠕动、抑制子宫收缩、止血、抗炎、抗肿瘤的功效。

【化学成分】

挥发油：小分子的单萜化合物，如紫苏醛、紫苏烯、紫苏醇、紫苏酮、薄荷醇等。

萜：单萜类又以紫苏醛含量最多；三萜类成分包括齐墩果酸、3-表科罗索酸、熊果酸、坡模酸、果树酸等。

苯丙素：包括简单苯丙素、香豆素、木脂素等成分。

黄酮：芹菜素、木犀草素、金圣草黄，以及花色苷，其主要有丙二酰基紫苏宁以及紫苏宁。

【采收加工及炮制方法】

采收：九月（白露前后）枝叶茂盛，花序刚长出时采收。

加工：割下全株，除去杂质，倒挂通风处阴干备用或生用。

炮制：取原药材，除去杂质，稍浸，润透，切厚片，干燥。

【炮制方法历史沿革】

唐代有"一升，研以酒一升绞取汁"。宋代有杵碎、微炒、蜜炙微炒。明代有酒炒。清代有制霜。现在主要的炮制方法有炒黄、蜜炙、制霜等。

【质量要求】

以叶大、色紫、不碎、香气浓、无枝梗、无杂质者为佳。

【贮存】

置阴凉干燥处，密闭。防蛀。

◁ 薄荷（药食同源） ▷

【别名】野薄荷、夜息香、鱼香草

【使用部位】唇形科植物薄荷的全草或叶

【植物形态】

多年生草本。茎直立，高 30～60 cm，下部数节具纤细的须根及水平匍匐根状茎，锐四棱形，具四槽，上部被倒向微茸毛，下部仅沿棱上被微茸毛，多分枝。

【地理分布】

世界上薄荷属植物有 30 个种，变种有 140 多种。现今在园艺栽培上已有 600 多个品种。在我国，江苏、安徽两省产量最大。

【药材性状】

茎呈方柱形，有对生分枝，长 15～40 cm，直径 0.2～0.4 cm；表面紫棕色或淡绿色，节间长 2～5 cm；质脆，断面白色。叶对生，有短柄；叶片皱缩卷曲，完整者展平后呈宽披针形、长椭圆形或卵形，长 2～7 cm，宽 1～3 cm。

【性味归经】

味辛，性凉。入肺、肝经。

【功效与主治】

具有疏散风热、清利头目、利咽透疹、疏肝行气的功效，用于风热感冒、风温初起、头痛、目赤、喉痹、口疮、风疹、麻疹、胸脘胀闷等。

【化学成分】

萜：有五环三萜和单环单萜两类结构类型，其中以五环三萜为主。

醌：大黄素、大黄酚、大黄素甲醚、芦荟大黄素、熊果酸、胡萝卜苷、反式桂皮酸、苯甲酸和 β-谷固醇等。

有机酸：迷迭香酸、咖啡酸、苯甲酸、反式桂皮酸等。

黄酮：黄酮成分中含量较高的包括橙皮苷与蒙花苷等。其他成分还有异瑞福灵、β-胡萝卜苷、薄荷异黄酮苷等。

酚酸：薄荷中的有机酸含量相对较少，主要有苯甲酸、反式桂皮酸、迷迭香酸、丹酚酸、紫草酸、紫草酸乙酯等。

【采收加工及炮制方法】

采收：夏、秋二季茎叶茂盛或花开至三轮时，选晴天，分次采割，晒干或阴干。薄荷在江浙每年可收2次，华北采收1～2次，四川可收2～4次。一般头刀收割在7月，二刀在10月，选晴天采割，摊晒2天，稍干后扎成小把，再晒干或阴干。

加工：除去老茎和杂质，略喷清水，稍润，切短段，及时低温干燥。

炮制：①蜜制薄荷：取炼蜜用适量开水稀释后，加入净薄荷拌匀，稍闷，置锅内，用文火炒至微黄、不粘手为度，取出放凉。②盐制薄荷：先将薄荷叶蒸至软润倾出，放通风处稍晾，再用甘草、桔梗、浙贝母三味煎汤去渣，浸泡薄荷至透，另将盐炒热研细，投入薄荷内，待吸收均匀，即成。

【炮制方法历史沿革】

唐代有取汁法。宋代有干杵细、以纸裹焙法、炙焦法。元代有去老梗法和去枝梗搓碎法。明代有焙法和炒法。清代还有炭法等。现行有蜜制法和盐制法。

【质量要求】

薄荷药材含挥发油不得少于0.8%，饮片含挥发油不得少于0.4%，薄荷挥发油的主要成分为薄荷醇、薄荷酮等。

【贮存】

薄荷饮片应选用包材OPP/PE进行包装，在阴凉干燥处贮存。

甘草（药食同源）

【别名】美草、蜜草、国老、粉草、甜草

【使用部位】豆科甘草属植物甘草、胀果甘草、光果甘草的根和根茎

【植物形态】

多年生草本，高30～100 cm。根及根茎粗壮，呈圆柱形，味甜，外皮红棕色或暗棕色。茎直立，基部带木质，被白色短毛和刺毛状腺体。

【地理分布】

生长于干燥草原及向阳山坡。分布于东北、华北及陕西、甘肃、青海、新疆、山东等地区。喜干旱气候。适于生长在砂土或砂质土壤地带，但不宜在地下水位高的地区栽种。

【药材性状】

甘草的干燥根呈圆柱形，不分枝，多截成长25～100 cm的段，直径0.6～3.5 cm。带皮

的甘草，外皮松紧不等，呈红棕色、棕色或灰棕色。断面纤维性，黄白色，粉性，有一明显的环纹和菊花心，常形成裂隙。

【性味归经】

味甘，性平。入心、脾、胃、肺经。

【功效与主治】

补脾益气，清热解毒，祛痰止咳，缓急止痛，调和诸药。用于脾胃虚弱、倦怠乏力、心悸气短、脘腹胀痛、四肢挛急疼痛、痈肿疮毒等。

【化学成分】

根状茎含有甘草甜素6%～14%，为甘草的甜味成分，是一种三萜皂苷。还含少量甘草黄苷、异甘草黄苷、二羟基甘草次酸、甘草西定、甘草醇、5-O-甲基甘草醇、异甘草醇，此外，尚含有甘露醇、葡萄糖、蔗糖、苹果酸、桦木酸、天冬酰胺等。

【采收加工及炮制方法】

采收：秋季采挖。

炮制：①甘草：拣去杂质，洗净，用水浸泡至八成透时，捞出，润透切片，晾干。②蜜炙甘草：取甘草片，加炼熟的蜂蜜与开水少许，拌匀，稍闷，置锅内用文火炒至变为深黄色、不粘手为度，取出放凉。

【炮制方法历史沿革】

汉代有炙焦为末、微炒的方法。南北朝刘宋时代有"火炮令内外赤黄"及酒浸蒸后炙酥的方法。唐代有蜜制法。宋代有炒、纸裹醋浸煨等炮制方法。明、清又增加了炮再麸炒、蜜炙、酥制、涂麻油炙、姜汁炒、酒炒等法。现在主要的炮制方法有蜜炙等。

【质量要求】

甘草饮片水分不得超过12.0%，总灰分不得超过5.0%，铅不得超过5 mg/kg，镉不得超过1 mg/kg，砷不得超过2 mg/kg，汞不得超过0.2 mg/kg，铜不得超过20 mg/kg，含甘草苷不得少于0.45%，甘草酸不得少于1.8%。

【贮存】

置于通风干燥处，防霉，防蛀；蜜甘草密闭，贮于阴凉干燥处。

第六节

油炙法

将净中草药或切制品与一定量的油脂共同加热处理的炮制方法称为油炙法。油炙辅料包括植物油和动物脂（习称动物油）。

一、目的与要求

（1）增强功效　中草药在用羊脂油炮制后，可以产生增强功效的作用，如淫羊藿。

（2）质构改变　经过炮制后的中草药，大多质地变得十分酥脆，便于制剂和口服。如三七、蛤蚧等。

二、加工工艺

（1）油炒　将羊脂切碎，置锅内加热，炼油去渣，取中草药与羊脂油拌匀，用文火炒至油被吸尽，药物表面呈油亮时取出，摊开晾凉。如淫羊藿多采用此种方法。

（2）油炸　取植物油，倒入锅内加热，至沸腾时，倾入中草药，用文火炸至一定程度，取出，沥去油，粉碎。

（3）油脂涂酥烘烤　将动物类中草药锯成短节，放炉火上烤热，用酥油涂布，加热烘烤，待酥油透入骨内后，再涂再烤，反复操作，直至骨质酥脆，晾凉，粉碎。

三七（终止审查目录-三七花、三七茎叶）

【别名】田七、人参三七、参三七、文州三七

【使用部位】五加科植物三七的干燥根和根茎

【植物形态】

多年生草本。根茎短，斜生；主根粗壮，肉质，倒圆锥形或圆柱形，常有突起的分支。茎直立，不分枝。伞形花序单独顶生，花小，多数两性，少杂性。核果浆果状，近肾形，成熟时红色。

【地理分布】

主产于云南文山州各县，另广西田阳、靖西、田东、德保等地也有种植。云南文山三七历史悠久、产量大、质量好，习称为"三七""田七"，为著名的道地药材。

【药材性状】

主根呈类圆锥形或圆柱形，长 1～6 cm，直径 1～4 cm。表面灰褐色或灰黄色。顶端有茎痕，周围有瘤状突起。体重，质坚实，断面灰绿色、黄绿色或灰白色。

筋条呈圆柱形或圆锥形，长 2～6 cm，上端直径约 0.8 cm，下端直径约 0.3 cm。

剪口呈不规则的皱缩块状或条状，表面有数个明显的茎痕及环纹，断面中心灰绿色或白色，边缘深绿色或灰色。

【性味归经】

味甘、微苦，性温。归肝、胃经。

【功效与主治】

散瘀止血，消肿定痛。用于咯血、衄血、便血、崩漏、外伤出血、胸腹刺痛、跌扑肿痛。

【化学成分】

主要含人参皂苷 Rg1、槲皮素、乙酸、丁香烯、人参皂苷 Re、亮氨酸、β-谷固醇-D-葡萄糖苷、人参炔三醇、三七皂苷等 12 种单体皂苷及止血成分田七氨酸。另含挥发油及多种微量元素。

【采收加工及炮制方法】

采收：秋季开花前采挖。

加工：洗净，分开主根、枝根及根茎，及时干燥。

炮制：①三七：取原药材，除去杂质，用时捣碎。打碎，切片便于煎煮，研粉便于冲服、外敷或生产制剂。②三七粉：取三七，洗净，干燥，碾细粉。③熟三七：取净三七打碎，分

开大小块，用食用油炸至表面棕黄色，取出，沥出油，研细粉。④三七片：取三七，洗净，蒸透，取出，及时切片，干燥。

【炮制方法历史沿革】

三七炮制研末使用始载于明代，至清代增加焙制。目前打碎研粉使用较为普遍，加热炮制则较为少用。

【质量要求】

水分不得超过 14.0 %，酸不溶性灰分不得超过 3.0 %。

【贮存】

置于通风干燥处，防潮，防蛀。

第七章

蒸煮焯法

蒸、煮、焯法是中草药炮制中具有水火共制特点的方法。这里的"水"可以是清水，也可以是酒、醋、姜汁等液体辅料或药汁（如黑豆汁和甘草汁），即便是用固体辅料，操作时仍需加水来进行蒸煮，如豆腐制珍珠、藤黄、硫黄、草乌、熟附片、甘遂、关白附等。

蒸制是利用水蒸气加热中草药（或中草药与辅料）的方法。蒸法在条件上分为直接蒸和间接蒸，在辅料上分为使用辅料蒸和不使用辅料蒸。首先，加辅料蒸制的时间要相对较长，其主要目的在于缓和或改变中草药性味，如醋姜盐蒸陈皮，酒蒸枸杞子、大黄、地黄，黑豆汁蒸何首乌等；也可增强疗效，如甘草汁蒸远志，酒蒸肉苁蓉、黄精、山茱萸、女贞子、五味子等；还可降低或消除副作用和毒性，如酒蒸常山、仙茅等。不加辅料时蒸制时间则较短，其目的是软化中草药以便切制或使中草药便于保存，如清蒸茯苓、木瓜、天麻、芍药、黄芩、人参等。

煮制是利用水、辅料或药汁的温度加热中草药，无论是清水煮（如川乌、草乌）、加液体辅料或药汁煮（如附子、吴茱萸、远志），还是用固体辅料煮（如用豆腐煮藤黄、硫黄），其主要目的都是为了降低中草药的毒性或消除副作用，清洗药材，达到改变药性的目的。

焯制是将种子类中草药投入沸水中翻动片刻，至种皮由皱缩至舒展、能搓去时，捞出放入冷水中，除去种皮后晒干。主要目的在于破坏中草药中的分解酶、毒蛋白等，同时也有利于除去非药用部位或分离不同的药用部位，如苦杏仁、白扁豆、桃仁的皮。

第一节

蒸法

将加入辅料或者不加辅料的中草药置于适宜的容器内，加热蒸透或至规定程度的方法，称为蒸法。直接蒸法是直接利用流通蒸汽来蒸；而间接蒸法是将中草药在密闭条件下隔水蒸；加辅料在密闭条件下隔水蒸制，又称为"炖法"。

一、目的与要求

1．蒸制的目的

（1）改变中草药性能，扩大使用范围　如何首乌、地黄等。

（2）增强功效　如肉苁蓉、山茱萸等。

（3）缓和药性　大黄、女贞子等。

（4）减少副作用　如大黄、黄精等。

（5）保留活性，利于贮存　如黄芩、桑螵蛸等。

（6）便于软化切制　如木瓜、天麻等。

（7）去除非药用部分　如天冬、苦楝子、柏子仁等。

2．要求

① 须用液体辅料拌蒸的中草药，应待辅料被中草药吸尽后再蒸制；

② 蒸制时一般先用武火加热，待"圆汽"（即蒸汽充满整个蒸制容器并从锅盖周围大量溢出）后改为文火，保持锅内有足够的蒸汽即可。但在非密闭容器中酒蒸时，从开始到结束要一直用文火蒸制，防止酒很快挥发，达不到酒蒸的目的。

③ 蒸制时要注意火候，若时间太短则达不到蒸制目的；若蒸得过久，则影响功效，有的中草药可能"上水"，致使水分过大，难于干燥。

④ 须长时间蒸制的中草药，应不断添加开水，以免蒸汽中断，特别注意不要将水蒸干，影响中草药质量。需日夜连续蒸制者应有专人值班，以确保安全。

⑤ 加辅料蒸制完毕后，若容器内有剩余的液体辅料（蒸液），应拌入中草药后再进行干燥。

二、加工工艺

蒸法根据中草药的性质和要求的不同，分为清蒸、加辅料蒸和炖 3 种炮制方法：

（1）清蒸法　取净中草药，大小分档，置于适宜的蒸制容器内，用蒸汽加热蒸至规定程度，放凉，取出，晾至六成干，切片或段，干燥。

（2）加辅料蒸法　取净中草药，大小分档，加入液体辅料拌匀，润透，置适宜的蒸制容器内，用蒸汽加热蒸至规定程度，取出，稍晾，拌回蒸液（蒸后容器内剩余的液体辅料），再晾至六成干，切片或段，干燥。

（3）炖法　取净中草药，大小分档，加入液体辅料拌匀，润透，置适宜的蒸制容器内，密闭。隔水或用蒸汽加热炖透，或炖至辅料完全被吸尽时，放凉，取出，晾至六成干，切片或段，干燥。蒸制的操作工序一般要求先将净药材分档，加辅料蒸或炖，还要加入辅料与中草药拌匀，再隔水或用蒸汽蒸制。质地坚硬的中草药，在蒸制前，可先用水浸润 1～2 h，以改善蒸制效果。蒸制时间一般视中草药性质而定，短者 1～2 h，长者数十小时，有的要求反复蒸制，如九蒸九晒法。

‹ 黄芪（试点药食同源） ›

【别名】绵黄芪

【使用部位】豆科植物蒙古黄芪或膜荚黄芪的干燥根

【植物形态】

多年生草本。茎直立，上部有分枝。奇数羽状复叶互生，小叶 12～18 对；小叶片长椭圆形或椭圆形，下面被茸毛；托叶披针形。总状花序腋生；花萼钟状，密被短茸毛，具 5 萼齿；花冠黄色，旗瓣长圆状倒卵形，翼瓣及龙骨瓣均有长爪；子房有长柄。荚果膜质，半卵圆形，无毛。

【地理分布】

主产于内蒙古、山西及黑龙江；现广为栽培。

【药材性状】

根圆柱形，有的有分枝，上端较粗，略扭曲，长 30～90 cm，直径 1～3.5 cm。表面淡棕黄色至淡棕褐色，有不规则纵皱纹及纵沟，栓皮易剥落而露出黄白色皮部，有的可见网状纤维束。质坚韧，断面强纤维性。

【性味归经】

味甘，性微温。归脾、肺经。

【功效】

补气升阳、固表止汗、利水消肿、生津养血、行滞通痹、拔毒排脓和敛疮生肌等。免疫调节，抗肿瘤，抗衰老，保护心血管。

【化学成分】

皂苷：黄芪皂苷Ⅰ～Ⅷ、乙酰基黄芪皂苷Ⅰ、异黄芪皂苷、大豆皂苷、黄芪皂苷甲、黄芪皂苷乙等。

黄酮：芒柄花素、毛蕊异黄酮、二甲氧基异黄酮、异黄烷苷、二甲氧基二氢异黄酮、红芪木脂素、异甘草素、二甲氧基异黄烷、二异戊烯基异黄酮等。

糖：α-(1→4)(1→6)葡聚糖、α-(1→4)葡聚糖、葡萄糖等。

氨基酸：天冬氨酸、苏氨酸、脯氨酸、谷氨酸、蛋氨酸等。

元素：铁、磷、钾、钙、锌、镉、铬、硼、铝等。

其他成分：黄芪碱 A、黄芪碱 B、黄芪碱 C、黄芪碱 D、黄芪碱 E、黄芪碱 F、香草酸、异阿魏酸、阿魏酸、绿原酸、亚麻酸、咖啡酸、烟酸、香豆素、烟酸、淀粉 E、胡萝卜素、甜菜碱、烟酰胺、亚油酸、叶酸、羽扇豆醇、β-谷固醇、棕榈酸等。

【采收加工及炮制方法】

采收：春、秋季取成熟度适宜者采挖。

加工：除去须根及根头，晒干。

炮制：①酒黄芪：称取中药黄芪加入米酒进行搅拌，使得米酒与药材浸润充分后，静置60 min 后炒干，备用。②炒黄芪：取同一批次的黄芪药材，精密称定后文火直接将黄芪进行翻炒，至颜色为棕黄色后停止，取出晾干后备用。③盐黄芪：称取同一批次黄芪药材，加入盐水进行搅拌，直至盐水充分进入黄芪，文火进行微炒，颜色变为棕黄色后取出，晾干，备用。④生黄芪：取同一批次黄芪净制后，用温水（30～40℃）浸泡 6 min 后取出，温麻布覆盖在药材上润透软化 2 h 后，切制成椭圆形片，置于 60℃恒温干燥箱中干燥，取出晾干后备用。⑤蜜黄芪：取适量炼蜜用开水稀释后，与净制黄芪拌匀闷润后置于锅内，用文火炒至表面深黄色且不粘手时，取出摊晾。

【炮制方法历史沿革】

历代收载的黄芪炮制方法有 30 余种，其中蜜炙、酒炙、盐炙、清炒、米炒、麦麸炒等方法应用较多。蜜炙法是以炼蜜为辅料的炙法，是黄芪炮制沿用下来并且应用最为广泛的方法。

【质量要求】

根据《中国药典》（2020 版），黄芪水分含量不得超过 10.0%，总灰分不得超过 5.0%，浸出物不得少于 17.0%，含毛蕊异黄酮葡萄糖苷（$C_{22}H_{22}O_{10}$）不得少于 0.020%。

【贮存】

贮干燥容器内，蜜黄芪密闭，置通风干燥处。防蛀，防潮。

◁ 肉苁蓉（试点药食同源）▷

【别名】肉松蓉、纵蓉、地精、金笋、大芸

【使用部位】列当科植物肉苁蓉或管花肉苁蓉的带鳞片的肉质茎

【植物形态】

肉苁蓉是多年生寄生草本，高 40~160 cm。茎肉质，单一或由基部分为 2~3 枝，下部宽 5~15 cm，上部渐变细，宽 2~5 cm。

【地理分布】

分布于内蒙古、陕西、宁夏、甘肃、青海、新疆。

【药材性状】

茎肉质，扁圆柱形，有时稍扁，略弯曲，长 3~15 cm，直径 2~18 cm，向上渐细，直径 2~8 cm。表面灰棕色或棕褐色，有纵沟。质坚实，不易折断。木部约占 4/5，有时中空。表面和断面在光亮处有时可见结晶样小亮点。

【性味归经】

味甘、咸，性温。入肾、大肠经。

【功效与主治】

补肾阳，益精血，润燥滑肠。治男子阳痿、女子不孕、带下、血崩、腰膝冷痛、血枯便秘。

【化学成分】

苯乙醇苷：肉苁蓉苷 A、肉苁蓉苷 B、松果菊苷、肉苁蓉苷 C、肉苁蓉苷 D、类叶升麻苷、2′-乙酰类叶升麻苷、肉苁蓉苷 E、肉苁蓉苷 F。

环烯醚萜：8-表马钱子酸、8-表去氧马钱子酸、京尼平酸、苁蓉素、8-表钱子酸葡萄糖苷。

挥发性成分：邻苯二甲酸二丁酯、癸二酸二丁酯和邻苯二酸二异辛酯，丁子香酚。

其他成分：木脂素类、生物碱、单萜苷、多糖、氨基酸、微量元素。

【采收加工及炮制方法】

采收：春季苗刚出土时或秋季冻土之前采挖刚出土的肉苁蓉，留小采大。

加工：去掉花序或苁蓉头，晾晒于干净沙滩上或房顶上，1 个多月后由黄白色变成肉质棕褐色，即为甜大芸。秋季采收者因水分大，不易干燥，故把肥大者投入盐湖中，腌 1~3 年，用时洗去盐分，叫盐大芸。

炮制：①肉苁蓉：拣净杂质，清水浸泡，每天换水 1～2 次（如系咸苁蓉，泡尽盐分），润透，切片（纵切），晒干。②酒苁蓉：取苁蓉片，用黄酒拌匀，置罐内密闭，坐水锅中，隔水加热蒸至酒尽为度，取出，晾干。

【炮制方法历史沿革】

宋代有酒浸炙干、酒浸焙、酒浸煎、酒洗、水煮等炮制方法。明代出现了酒拌炒、酥炒法。清代新增了"泡淡"法，在酒蒸时强调"以甑蒸之"，并"忌铁器"。现在主要的炮制方法有酒炖或酒蒸等。

【质量要求】

根据《中国药典》（2020 版），肉苁蓉水分不得超过 10.0%，总灰分不得超过 8.0%。浸出物按照醇溶性浸出物测定法项下的冷浸法测定，用稀乙醇作溶剂，肉苁蓉不得少于 35.0%，管花肉苁蓉不得少于 25.0%。

【贮存】

贮干燥容器内，密闭，置通风干燥处，防受潮后起霜，防霉，防蛀。

西洋参（试点药食同源）

【别名】西洋人参、洋参、西参、花旗参、广东人参

【使用部位】五加科植物西洋参的根

【植物形态】

西洋参系五加科人参属植物，为多年生直立草本。主根呈纺锤形，支根较主根小，支根上的须根，有疣状突起，主根的顶端有一短小根茎，俗称"芦头"。芦头上生出的越冬芽，称"芽苞"，白色，脆嫩，呈鹰嘴状，由 5 片半透明的椭圆形鳞片包围着，类似地上部的雏体及翌年芽孢的原始体。

【地理分布】

原产于美国威斯康星州和加拿大蒙特利尔、魁北克省。在我国已有 300 多年应用历史，我国于 20 世纪 70 年代开始引种，目前已形成吉林、辽宁和山东 3 个主产区。

【药材性状】

本品呈纺锤形、圆柱形或圆锥形，长 3～12 cm，直径 0.8～2 cm。表面浅黄褐色或黄白色。主根中下部有一至数条侧根；多已折断。体重，质坚实，不易折断，断面平坦，浅黄白色，略显粉性，皮部可见黄棕色点状树脂道。

【性味归经】

味甘、微苦，性凉。入心、肺、肾三经。

【功效与主治】

补气养阴，清虚火，生津止渴。治肺虚久咳、失血、咽干口渴、虚热烦倦。抗肿瘤，抗氧化，降血糖，止吐。

【化学成分】

皂苷：人参皂苷 Ro、人参皂苷 Rb1、人参皂苷 Rb2、人参皂苷 Rc、人参皂苷 Rd、人参皂苷 Re、人参皂苷 Rg1、人参皂苷 Rg2 和人参皂苷 Rg3。

氨基酸：游离氨基酸等。

糖：淀粉、果胶质、单糖及低聚糖。

【采收加工及炮制方法】

采收：9月下旬采收。

加工：把参根泥土冲洗干净，置于室外稍风干，放进干燥室干燥架上，摊薄，加温或红外线干燥，开始温度保持21~22℃，每日使温度略增加，并行翻动，适时排潮，最后干燥的温度不宜超过33℃，3星期至1个月时间干透，按大、中、小分等或加工成各种等级西洋参。

炮制：原药去芦，用清水喷潮，覆盖湿布，润透，夏秋润2天，冬春润3天，取出切薄片，干燥或用时捣碎。近代炮制方法还有蒸制、姜制等。

【炮制方法历史沿革】

清代始有蒸制、姜制、桂圆拌蒸、姜汁制黄色等炮制方法。

【质量要求】

根据《中国药典》（2020版），西洋参水分不得超过13.0%，总灰分不得超过5.0%。铅不得超过5 mg/kg，镉不得超过1 mg/kg，砷不得超过2 mg/kg，汞不得超过0.2 mg/kg，铜不得超过20 mg/kg。醇溶性浸出物不得少于30.0%。本品含人参皂苷Rg1、人参皂苷Re、人参皂苷Rb1的总量不得少于2.0%。

【贮存】

置阴凉干燥处，密闭，防蛀。

天麻（试点药食同源）

【别名】赤箭、鬼督邮

【使用部位】兰科植物天麻的干燥块茎

【植物形态】

多年生寄生草本，高60~100 cm，全体不含叶绿素。块茎肥厚，肉质长圆形，长约10 cm，直径3~4.5 cm，有不甚明显的环节。茎直立、圆柱形，黄赤色。叶呈鳞片状，膜质，长1~2 cm，具细脉，下部短鞘状。

【地理分布】

天麻为兰科多年生草本植物，分布于全国大部分地区，主产于云南、贵州、四川、陕西及河南等地，在日本、韩国等国也有广泛分布。

【药材性状】

本品呈椭圆形或长条形，略扁，皱缩而稍弯曲，长3~15 cm，宽1.5~6 cm，厚0.5~2 cm。表面黄白色至黄棕色，有纵皱纹及由潜伏芽排列而成的横环纹多轮，有时可见棕褐色菌索。质坚硬，不易折断，断面较平坦，黄白色至淡棕色，角质样。

【性味归经】

味甘，性平。归肝经。

【功效与主治】

具有平肝息风、通络止痛的功效，用于小儿惊风、癫痫抽搐、破伤风、头痛眩晕、手足不遂、肢体麻木、风湿痹痛等。

【化学成分】

酚类化合物及苷：天麻素、天麻苷元、对羟基苯甲醛、3,4-二羟基苯甲醛、三[4-(β-D-吡喃葡糖氧)苄基]柠檬酸酯、4,4′-二羟基二苄醚、4-羟苄基醚。

多糖：杂多糖、葡聚糖（天麻多糖）。

固醇、有机酸：β-谷固醇、豆固醇、胡萝卜苷、柠檬酸单甲酯、琥珀酸、棕榈酸、L-焦谷氨酸。

元素：铬、铁、锌、锰、铜、硒。

其他成分：天麻羟胺［双-(对羟苄基)羟胺］、维生素A、黏液质、腺嘌呤、腺嘌呤核苷、生物碱、氨基酸、几丁质酶、β-1,3-葡糖酶。

【采收加工及炮制方法】

采收：于天麻休眠期采收，冬栽的第二年冬（11月）或第三年春采收。春栽的当年冬或第二年春采收。采收时细心将表土扒去，待菌材现出后，先取菌材，再取天麻。

加工：将商品麻、种麻、麻米分开盛放，种麻作种，麻米继续培育，商品麻加工入药。

炮制：①蒸制：取新鲜天麻切片，分别在蒸锅上蒸至软，设置温度100℃，时间10 min，取出后置于60℃烘箱干燥，粉碎过60目筛，待用。②酒制：取新鲜天麻切片，置于稀乙醇溶液中，密封保存，72 h后取出，置于60℃烘箱干燥，粉碎过60目筛，待处理。③姜制：取新鲜天麻、生姜切成同样大小片状，各取一片重叠后分别在蒸锅上蒸至软，温度100℃，时间10 min，取出置于60℃烘箱干燥，粉碎过60目筛，待用。④蜜制：取新鲜天麻切片，分别用蜜汁包裹均匀，在蒸锅上蒸至软，温度100℃，时间10 min，取出置于60℃烘箱干燥，粉碎过60目筛，待用。

【炮制方法历史沿革】

唐代有炒存性、酒浸等法。宋代有去芦、微炒、炙令通黄色、面裹炮、湿纸裹煨、面裹煨等炮制方法。明代出现了火煨等。清代增加了姜制法等方法。现在主要的炮制方法有蒸切、润切等。

【质量要求】

根据《中国药典》（2020版），天麻水分含量不得超过15.0%，总灰分不超过4.5%，二氧化硫残留量不得超过400 mg/kg，浸出物不得少于15.0%，天麻素（$C_{13}H_{18}O_7$）和对羟基苯甲醇（$C_7H_8O_2$）的总量不得少于0.25%。

【贮存】

贮干燥容器内，密闭，置通风干燥处，防蛀。

‹ 马齿苋（药食同源）›

【别名】马齿草、马苋、五行草、九头狮子草、长寿菜

【使用部位】马齿苋科植物马齿苋的干燥地上部分

【植物形态】

一年生草本，长可达35 cm。茎下部匍匐，四散分枝，上部略能直立或斜上，肥厚多汁，绿色或淡紫色，全体光滑无毛。

【地理分布】

生长于菜园、农田、路旁，为田间常见杂草，分布于中国南北各地。

【药材性状】

干燥品皱缩卷曲，常缠结成团。茎细而扭曲，长可达 30 cm。表面黄褐色，有明显纵沟纹。质脆，易折断，折断面中心黄白色。叶多皱缩或破碎，暗绿色或深褐色。枝顶端常有椭圆形蒴果，果内有多数细小的种子。气微弱而特殊，有黏性。以棵小、质嫩、叶多、青绿色者为佳。

【性味归经】

味酸，性寒。入大肠、肝经。

【功效与主治】

清热解毒，散血消肿，止痢。治热痢脓血、热淋、血淋、带下、痈肿恶疮、丹毒、瘰疬等。

【化学成分】

生物碱：去甲肾上腺素、多巴胺、多巴、甜菜红色素、N,N-二环己基脲、尿囊素等。

香豆素：反式对香豆酸、6,7-二羟基香豆素、佛手内酯、伞形花内酯、东莨菪亭、异茴香内酯、大叶桉亭等。

萜类及固醇：4α-甲基-3β-羟基-木栓烷，羽扇豆醇、木栓酮、β-谷固醇、胡萝卜苷、表木栓醇、马齿苋单萜 A、马齿苋单萜 B、$(3S)$-3-O-(β-D-吡喃葡糖)-3,7-二甲基-1,5-辛二烯-3,7-二醇、$(3S)$-3-O-(β-D-吡喃葡糖)-3,7-二甲基-1,6-辛二烯-3-醇、α-香树脂醇、β-香树脂醇、丁酰鲸鱼醇、帕克醇、环阿屯醇、豆甾-4-烯-3-酮、谷甾-4-烯-3-醇、谷甾-5-烯-3-醇等。

黄酮：芹菜素、山柰酚、黄豆苷元、槲皮素、杨梅素、木犀草素、染料木素、染料木苷、橙皮苷等。

有机酸：3,4-二羟基苯甲醛、对羟基苯甲酸、4-羟基-5-甲基呋喃-3-羧酸、5-羟甲基糠酸、原儿茶酸、阿魏酸、没食子酸、咖啡酸、香豆酸、水杨酸、香草酸、羟基安息香酸、丁二酸、丁二酸单甲酯、草酸、富马酸、柠檬酸等。

其他成分：多糖、对羟基苯甲醛、香草醛、原儿茶醛及多种矿物质元素——钾、钙、镁、铁、锰、锌、铜。

【采收加工及炮制方法】

采收：夏、秋二季采收。

加工：洗净泥土，拣去残根和杂质，再用开水稍烫（煮）一下或蒸，上气，取出晒或炕干；亦可鲜用。

炮制：取原药材，除去残根和杂质，抢水洗净，稍润，切段，干燥。或将鲜品洗净，开水烫或略蒸，晒干，切段。

【炮制方法历史沿革】

唐代有烧灰和研取汁法。宋代有切法、去茎节法。清代亦有烧存性、取汁法。现行有净制、切制法。

【质量要求】

饮片水分不得超过 9.0%。

【贮存】

置通风干燥处，防潮。

淡豆豉（药食同源）

【别名】香豉、豉、淡豉、大豆豉

【使用部位】豆科植物大豆的成熟种子（黑豆）的发酵加工品

【植物形态】

淡豆豉粒呈椭圆形，略扁，长 0.6~1 cm，直径 0.5~0.7 cm。表面黑色，皱缩不平。质柔软，断面棕黑色，子叶 2 片，肥厚。

【地理分布】

全国各地广泛栽培。

【药材性状】

加工后的种子呈椭圆形，略扁，长 0.6~1 cm，直径 0.5~0.7 cm。表面黑色，皱缩不平。质柔软，断面棕黑色。

【性味归经】

味苦、辛，性凉。入肺、胃经。

【功效与主治】

解表，除烦，宣郁，解毒。治伤寒热病，头痛，烦躁，胸闷。

【化学成分】

种子含蛋白质、脂肪、胆碱、黄嘌呤、次黄嘌呤、胡萝卜素、维生素 B_1、维生素 B_2、烟酸、天冬酰胺、甘氨酸、苯丙氨酸、亮氨酸、异亮氨酸等。

【炮制方法历史沿革】

晋朝有烧制、熬制。唐代有炒制令香、清酒渍制、九蒸九曝、醋蒸制等炮制法。宋代增加了炒焦法。明代有了盐醋拌蒸法。清代新增清蒸法、酒浸制。现代炮制方法为取桑叶、青蒿各 70~100 g，加水煎煮，滤过，煎液拌入净大豆 1000 g 中，待吸尽后，蒸透，取出，稍凉，再置容器内，用煎过的桑叶、青蒿渣覆盖，闷使发酵至黄衣上遍时，取出，除去药渣，洗净，置容器内再闷 15~20 d，至充分发酵、香气溢出时，取出，略蒸，干燥，即得。

【质量要求】

大豆苷元和染料木素的总量不得少于 0.040%。

【贮存】

置通风干燥处，防蛀。

人参（新食品原料）

【别名】人衔、土精、地精、百尺杵、海腴

【使用部位】五加科植物人参的干燥根和根茎

【植物形态】

多年生宿根草本，高 30~60 cm。主根肥厚，肉质，黄白色，圆柱形或纺锤形，下面稍有分枝；根状茎（芦头）短，直立。茎直立，圆柱形，不分枝。浆果扁圆形，成熟时鲜红色，内有两粒半圆形种子。

【地理分布】

分布于我国东北诸省。辽宁和吉林有大量栽培，近年来河北、山西、陕西、甘肃、宁夏、湖北等省区也有种植。

【药材性状】

生晒参：主根呈纺锤形或圆柱形，长 3～15 cm，直径 1～2 cm。表面灰黄色，上部或全体有疏浅断续的粗横纹及明显的纵皱，下部有支根 2～3 条，并着生多数细长的须根，须根上常有不明显的细小疣状突起。根茎（芦头）长 1～4 cm，直径 0.3～1.5 cm，多拘挛而弯曲，具不定根和稀疏的凹窝状茎痕（芦碗）。质较硬，断面淡黄白色，显粉性，形成棕黄色层环纹，皮部有黄棕色的点状树脂道及放射状裂隙。

生晒山参：主根与根茎等长或较短，呈人字形、菱形或圆柱形，长 1～6 cm。表面灰黄色，具纵皱纹，上端有紧密而深陷的环状横纹，支根多为 2～3 条，须根细长，清晰不乱，有明显的疣状突起，习称"珍珠疙瘩"。根茎细长，上部具密集的茎痕，不定根较粗，形似枣核。

【性味归经】

味甘，微苦，性微温。入脾、肺、心、肾经。

【功效与主治】

大补元气，固脱生津，安神。治劳伤虚损、食少、倦怠、反胃吐食、大便滑泄、虚咳喘促、自汗暴脱、惊悸、健忘、眩晕头痛、阳痿、尿频、消渴、妇女崩漏、小儿慢惊及久虚不复等。

【化学成分】

皂苷：人参皂苷 A、人参皂苷 B、人参皂苷 C、人参皂苷 D、人参皂苷 E 和人参皂苷 F 等。

挥发油：人参烯，β-榄香烯，人参炔醇。

糖：葡萄糖、果糖、蔗糖，3 种三糖：葡萄糖-果糖-果糖、三聚葡萄糖，葡萄糖-葡萄糖-果糖。

黄酮：人参黄苷、三叶苷、山柰醇、人参皂苷、β-谷固醇及糖类。

其他成分：人参酸（软脂酸、硬脂酸及亚油酸的混合物），多种维生素（维生素 B_1、维生素 B_2、烟酸、烟酰胺、泛酸），多种氨基酸、胆碱、酶（麦芽糖酶、转化酶、酯酶），精胺及胆胺。

【采收加工及炮制方法】

采收：一般应采生长 5 年以上的。秋季采挖，特别是野山参，当果实成熟呈鲜红色，较易发现，挖时尽可能连须根一起挖出。

加工：除净泥土，晒干后的产品又称"生晒参"。经水烫，浸糖后干燥的叫"白糖参"。蒸熟后晒干或烘干的叫"红参"。

炮制：①取原药材，除去杂质，大小分档，洗净，软化，闷润至内外湿度一致，润透时吸水量为 25%～35%；切薄片，60～70℃干燥。②生晒参：取原材料，洗净，经晒干或烘干后即为生晒参。用时润透，切薄片，干燥；或用时粉碎，捣碎。③红参：取原材料，洗净，经蒸制干燥后即为红参。用时蒸软或稍浸后烤软，切薄片，干燥；或用时粉碎，捣碎。

【炮制方法历史沿革】

隋唐时期有去四边芦头并黑者、细锉、切法。宋代有烧炭、焙、微炒、去芦、蒸、黄泥裹煨等方法。元代有蜜炙法。明代有盐炒、湿纸裹煨、酒浸、人乳拌烘、人乳浸蒸等方法。清代已有类似今天生晒参加工和类似红参加工的明确记述。现在主要的炮制方法有蒸切、润切等。

【质量要求】

根据《中国药典》（2020 版），生晒参饮片水分不得超过 12.0%，总灰分不得超过 5.0%，人参皂苷 Rg1 和人参皂苷 Re 的总量不得少于 0.27%，人参皂苷 Rb1 不得少于 0.18%。红参水分同生晒参，人参皂苷 Rg1 和人参皂苷 Re 的总量不得少于 0.25%，人参皂苷 Rb 不得少于 0.20%。

【贮存】

宜放置于干燥阴凉处，密闭保存，并防虫蛀。

燕麦（终止审查目录−燕麦苗）

【别名】杜姥草、牛星草、爵麦
【使用部位】禾本科植物雀麦的全草
【植物形态】

一年生草本，高 30～100 cm。叶鞘包茎，被白色茸毛；叶舌透明膜质，顶端具裂齿。5～7 月抽穗。

【地理分布】

主要种植在内蒙古、河北、河南、山西、甘肃、陕西、云南、四川、宁夏、贵州、青海等省区，其中前 4 个省区种植面积约占全国总面积的 90%。但集中产区是内蒙古自治区的阴山南北，河北省阴山和燕山地区，山西省朔州西山山区、太行山和吕梁山区，陕西、甘肃、宁夏、青海的六盘山、贺兰山和祁连山，云南、贵州、四川的大、小凉山高海拔地区。

【药材性状】

茎秆直立，高 30～100 cm。叶鞘紧密贴生于秆，外被茸毛；叶舌长 1.5～2 mm，先端有不规则的裂齿；叶片长 5～70 cm，宽 2～8 mm，两面被毛或背面无毛。

【性味归经】

性平，味甘，无毒。归肝、脾、胃经。

【功效】

抗细菌、抗氧化以及增强人体免疫力，降血糖，降血脂，抗氧化，抗肿瘤。

【化学成分】

主要含有多酚、生物碱、β-葡聚糖以及皂苷。还富含蛋白质、脂肪、矿物质、维生素、淀粉、膳食纤维和抗氧化物。

多酚：包括酚酸类化合物和黄酮类化合物，其中酚酸类化合物主要有咖啡酸、阿魏酸、芥子酸、原儿茶酸、香草酸、对羟基苯甲酸等；黄酮类化合物主要有木犀草素、芹黄素、山柰酚、麦黄酮、槲皮素等。

生物碱：燕麦生物碱 A、燕麦生物碱 B、燕麦生物碱 C 为 3 种主要的生物碱，另外还含有燕麦蒽酰胺。

β-葡聚糖：由 β-(1-3)和 β-(1-4）键连接 D-吡喃葡糖单位而形成的分子量为 5.3～257.2 的线性同聚多糖。

皂苷：主要是燕麦皂苷 A、燕麦皂苷 B、燕麦皂苷 C。

【采收加工及炮制方法】

采收：夏、秋季果实成熟时采收。

加工：脱壳取出种子，晒干。

炮制：晒干或晒干后粉碎。

【炮制方法历史沿革】

古有煎汤服，或"舂去皮作面蒸食及作饼食"。现行有打碎研粉、制成片状、切制等。

【贮存】

密封置于通风干燥处，防潮，防蛀。

瓜蒌子（新食品原料）

【别名】栝蒌实、瓜蒌仁、栝楼子

【使用部位】葫芦科植物栝楼或双边栝楼的干燥成熟种子

【植物形态】

多年生草质藤本，长达 10 m。块根肥厚。茎攀援，多分枝，表面有浅纵沟，光滑无毛；卷须腋生，细长，先端 2 歧。

【地理分布】

在我国分布广泛，大部分地区有种植，主产区有山东、河南、安徽、江苏、湖北、四川、广西、贵州等省区。

【药材性状】

①栝楼：呈扁平椭圆形，长 12～15mm，宽 6～10mm，厚约 3.5mm。表面浅棕色至棕褐色，平滑，沿边缘有 1 圈沟纹。顶端较尖，有种脐，基部钝圆或较狭。种皮坚硬；内种皮膜质，灰绿色，子叶 2，黄白色，富油性。

②双边栝楼：较大而扁，长 15～19mm，宽 8～10mm，厚约 2.5mm。表面棕褐色，沟纹明显而环边较宽，顶端平截。

【性味归经】

味甘，性寒。归肺、胃、大肠经。

【功效】

润肺化痰，滑肠通便。具有降血糖及降血脂功效。

【化学成分】

瓜蒌子中富含油脂、氨基酸、蛋白质、维生素及钙、铁、硒等人体所需元素，其中蛋白质、脂肪酸与总糖等营养成分含量达到总含量的 80%。瓜蒌子乙酸乙酯提取物中共鉴定出了 14 种化学成分，包括 7 种黄酮（含 1 个二聚体黄酮和 1 个橙酮）、5 种酚酸衍生物、1 种单萜糖苷、1 种鞣花酸。

【采收加工及炮制方法】

采收：秋季采摘成熟果实。

炮制：将采收的果实剖开，取出种子，洗净，晒干即可。

【炮制方法历史沿革】

瓜蒌子的炮制，始于《雷公炮炙论》，书中记载"栝楼凡使，皮、子、茎、根，效各别……若修事，去上壳皮革膜并油了"。到了清代《本草必用》中有瓜蒌子"炒研用"以"润肺化燥痰"的记载。瓜蒌子炮制方法沿用至近代，继承了炒法和去油制霜法，增加了蜜炙法，摒弃了干葛粉炒法和蛤粉炒法。

【贮存】

置阴凉干燥处，防霉，防蛀。

第二节

煮法

煮法是将净选过的中草药加辅料或不加辅料放入锅中（固体辅料需先捣碎或切制），加入适量清水同煮的炮制方法。

一、目的与要求

（一）目的

（1）消除或减低原料的毒副作用　如川乌、附子、藤黄等。

（2）清洁作用　如珍珠等。

（二）要求

（1）大小分档　大小不同的原料对煮制时间要求不同，故应分别炮制以保证产品质量均匀一致。

（2）控制适宜的加水量　加水量的多少应根据要求而定，如毒性大的原料清水煮时加水量宜大，要求煮透汁不尽，煮后将成品捞出，去除母液。加液体辅料煮制时，加水量应控制适宜，要求煮透汁尽。若加水过多，汁未吸尽，会造成活性成分损失；若加水量过少，则会因煮不透而影响质量。煮时中途如需加水，应加沸开水。

（3）掌握适当火力　先用大火煮至沸腾，再改用小火，保持微沸，否则水会迅速蒸发，不易向组织内部渗透。对于毒副作用比较大的原料，需要小火慢煮来减低毒副作用。

（4）及时干燥或切片　煮好后出锅，应及时晒干或烘干，如需切片，则可闷润至内外湿度一致，先切片，再进行干燥，如黄芩。或适当晾晒，再切片、干燥，如乌头。

二、加工工艺

因不同食物的性质、辅料种类及炮制要求有所不同，煮制分为以下 3 种方法：

（1）清水煮　将食物净制、大小分档后，加水浸泡至内无干心，取出，置适宜容器内，加水没过表面，大火煮沸，改用小火煮至内无白心，取出，切片，如乌头。或加水大火煮沸，投入食材，煮至一定程度，取出，闷润至内外湿度一致，切片，如黄芍。

（2）药汁煮或醋煮　食物净制、大小分档后，加药汁或醋拌匀，加水没过表面，大火煮沸后，改用小火煮至药透汁尽，取出，切片，干燥。如醋莪术、甘草水煮远志。

（3）豆腐煮　将食物置豆腐中，放置于适宜容器中，加水没过豆腐，煮至规定程度，取出放凉，除去豆腐。如豆腐煮珍珠、藤黄。

◀ 蜂蜜（药食同源）▶

【别名】石蜜、石饴、食蜜、白蜜、沙蜜、蜂糖

【使用部位】蜜蜂科昆虫中华蜜蜂或意大利蜂所酿的蜜

【地理分布】

分布广。目前全国大部分地区养殖的品种主要是意大利蜂。全国大部分地区均产。

【药材性状】

为稠厚的液体，白色至淡黄色（白蜜），或橘黄色至琥珀色（黄蜜）。夏季如清油状，半透明，有光泽；冬季则易变成不透明，并有葡萄糖的结晶析出，状如鱼子。以水分少、有油性、稠如凝脂、用木棒挑起时蜜汁下流如丝状不断、盘曲如折叠状、味甜不酸、气芳香、洁净无杂质者为佳。

【性味归经】

味甘，性平。入肺、脾、大肠经。

【功效与主治】

补中，润燥，止痛，解毒。治肺燥咳嗽、肠燥便秘、胃脘疼痛、鼻渊、口疮、烫伤。具有抗菌、抗氧化、改善胃肠功能与通便、保护心血管等功效。

【化学成分】

蜂蜜因蜂种、蜜源、环境等的不同，其化学组成差异甚大。最重要的成分是果糖和葡萄糖，两者含量合计约 70%。尚含少量蔗糖（有时含量颇高）、麦芽糖、糊精、树胶，以及含氮化合物、有机酸、挥发油、色素、蜡、植物残片（特别是花粉粒）、酵母、酶类、无机盐等。蜂蜜一般只含微量维生素，其中有维生素 A、维生素 C、维生素 D、维生素 B_2、烟酸、泛酸、生物素、叶酸、维生素 K 等。有机酸中往往有柠檬酸，以及苹果酸、琥珀酸、乙酸。也常含甲酸，但含量极低（0.01% 以下）。

【采收加工及炮制方法】

采收：驱散蜜蜂，割开蜂巢，取蜂蜜。

加工：取纯净的蜂蜜，用文火熬炼，过滤去沫。

【炮制方法历史沿革】

作为中药蜜丸的辅料——蜂蜜的炼制工艺：传统炼蜜方法是用敞口容器直火加热熬炼。现在多数药厂是采用夹层锅蒸汽加热常压炼蜜。通过观察、测定其颜色、状态、含水量、黏度来确定。利用不同的黏度，针对不同中成药，起黏合剂的作用，以此来保证中药蜜丸的外观及蜜丸的质量。

作为炮制中药饮片的辅料——蜂蜜的炼制工艺：古代是将蜂蜜置锅内，加热至徐徐沸腾后，改用文火，保持微沸，并除去泡沫及上浮蜡质，然后用箩筛或纱布滤去死蜂、杂质，再倾入锅内，加热至116～118℃，至锅起鱼泡，用手捻之有黏性，两指间尚无长白丝出现时，迅速出锅，炼蜜的含水量控制在10%～13%为宜。现代蜜炙中药饮片要用炼蜜，要加适量水稀释后应用。但未规定具体炼蜜方法、程度及质量要求。各省市炮制规范也要求炮制饮片用蜜，需进行炼制，但具体工艺各有所不同。如天津：原蜜先稀释再加热，过滤，浓缩至蜜液纯净透明。

【质量要求】

水分不得超过24.0%。

【贮存】

置洁净容器内，密闭，置阴凉干燥处；夏季可在蜜中放少许生姜片，防止发酵。

茯苓（药食同源）

【别名】龟鹤、伏灵

【使用部位】真菌茯苓的干燥菌核

【植物形态】

茯苓呈类球形、椭圆形、扁圆形或不规则团块，大小不一。外皮薄而粗糙，棕褐色至黑褐色，有明显的皱缩纹理。体重，质坚实，断面颗粒性，有的具裂隙，外层淡棕色，内部白色，少数淡红色，有的中间抱有松根。

【地理分布】

寄生于松科植物赤松或马尾松等树根上，深入地下20～30 cm。分布于河北、河南、山东、安徽、浙江、福建、广东等地。主产于安徽、湖北、河南、云南。以云南所产品质较佳，安徽、湖北产量较大。

【药材性状】

茯苓个：呈类球形、椭圆形、扁圆形或不规则团块，大小不一。外皮薄而粗糙，棕褐色至黑褐色，有明显的皱缩纹理。体重，质坚实，断面颗粒性，有的具裂隙，外层淡棕色，内部白色，少数淡红色，有的中间抱有松根。

茯苓片：为去皮后切制的茯苓，呈不规则厚片，厚薄不一。白色、淡红色或淡棕色。

茯苓块：为去皮后切制的茯苓，呈立方块状或方块状厚片，大小不一。白色、淡红色或淡棕色。

【性味归经】

味甘、淡，性平。入心、脾、肺、肾经。

【功效与主治】

利水渗湿，健脾和胃，宁心安神。主治小便不利、水肿胀满、痰饮咳逆、呕吐、脾虚食少、泄泻等。

【化学成分】

三萜：茯苓酸、24-羊毛甾三烯-21-酸、茯苓酸甲酯、16α-羟基齿孔酸甲酯、7,9(11)-去氢茯苓酸甲酯、24(31)-羊毛甾三烯-21-酸甲酯、多孔菌酸C甲酯、3-氢化松苓酸、齿孔酸、去氢齿孔酸、茯苓新酸A、茯苓新酸B、茯苓新酸C、茯苓新酸D、茯苓新酸DM、茯苓新酸AM及7,9(11)去氢茯苓酸。

多糖：茯苓聚糖等。

其他成分：麦角甾醇、辛酸、十一烷酸、月桂酸、十二碳酸酯、棕榈酸、十二碳烯酸酯、辛酸。

【采收加工及炮制方法】

采收：多于7~9月采挖。

加工：挖出后除去泥沙，堆置"发汗"后，摊开晾至表面干燥，再"发汗"，反复数次至现皱纹、内部水分大部分散失后，阴干。或将鲜茯苓按不同部位切制，阴干，分别称为"茯苓皮"及"茯苓块"。

炮制：用水浸泡，洗净，捞出，闷透后，切片，晒干。朱茯苓：取茯苓块以清水喷淋，稍闷润，加朱砂细粉撒布均匀，反复翻动，使其外表粘满朱砂粉末，然后晾干。

【炮制方法历史沿革】

南朝宋有去皮。唐代有煮制。宋代增加了炒制、乳拌制。金元时期增加了蒸制、焙制、酒浸法、面裹煨制等炮制方法。明代新增了砂仁蒸制、乳炙制、乳浸制、乳蒸制、乳煮制、酒蒸制、酒洗法、米泔制等炮制法。清代增加了雄黄制，乳、桂、酒、童便复制，肉桂合酒复制，酒煮法，酒炒法，姜汁蒸制，土炒法等。目前，其炮制方法已达20余种。

【质量要求】

茯苓水分不得超过18.0%，总灰分不得超过2.0%，醇浸出物不得少于2.5%。

【贮存】

置干燥处，防潮。

‹ 百合（药食同源） ›

【别名】蒜脑薯、重箱、强仇、百合蒜、夜合花

【使用部位】百合科植物卷丹、百合或细叶百合的干燥肉质鳞叶

【植物形态】

多年生草本，高60~100cm。鳞茎球状，白色，肉质，先端常开放如荷花状，长3.5~5cm，直径3~4cm，下面着生多数须根。茎直立，圆柱形，常有褐紫色斑点。叶片线状披针形至长椭圆状披针形，长4.5~10cm，宽8~20mm；花梗长达3~10cm；花被6片，乳白色或带淡棕色，倒卵形。蒴果长卵圆形，室间开裂，绿色；种子多数。

【地理分布】

原产于中国，主要分布在亚洲东部、欧洲、北美洲等北半球温带地区。在国内，主产于

湖南、四川、河南、江苏、浙江，全国各地均有种植，少部分为野生资源。

【药材性状】

干燥的鳞叶，呈长椭圆形，长 2~5 cm，宽 1~2 cm，肉质肥厚，中心较厚，边缘薄而呈波状，或向内卷曲，表面乳白色或淡黄棕色，光滑细腻，略有光泽，瓣内有数条平行纵走的白色维管束。质坚硬而稍脆，折断面较平整，黄白色似蜡样。

【性味归经】

味甘，性寒。归心、肺经。

【功效与主治】

养阴润肺，清心安神。主阴虚久嗽，痰中带血，热病后期，余热未清，或情志不遂所致的虚烦惊悸、失眠多梦、精神恍惚，痈肿，湿疮。

【化学成分】

多糖：D-甘露糖、葡萄糖和 D-半乳糖。

甾体皂苷：百合中甾体皂苷主要以异螺甾烷醇型皂苷为主；目前分离得到螺甾烷醇型皂苷 4 种、异螺甾烷醇型皂苷 14 种、变形螺甾烷醇型皂苷 6 种、呋甾烷醇型皂苷 5 种。

甾醇：目前已发现百合鳞茎中含有甾醇及其苷类化合物共 9 种，其中胆甾烷醇苷 5 种、豆甾烷醇及其苷类 4 种。

黄酮：芦丁、槲皮素、山柰酚、查尔酮、柚皮素、黄芩素等。

生物碱：秋水仙碱、甾体生物碱、黄酮类生物碱、小檗碱等。

其他成分：含有丰富的氨基酸、磷脂以及膳食纤维。

【采收加工及炮制方法】

采收：秋季采挖。

加工：除去地上部分，洗净泥土，剥取鳞片，用沸水捞过或微蒸后，焙干或晒干。

炮制：①百合：拣去杂质、黑瓣，簸除灰屑。②蜜百合：取净百合，加炼熟的蜂蜜与开水适量，拌匀，稍闷，置锅内用文火炒至黄色不沾手为度，取出，放凉。

【炮制方法历史沿革】

汉代有"擘""水洗百合浸一宿，当白沫出，去其水""炙"。唐有"熬令黄色，捣筛为散"。宋代，继承了以前的水洗法、蜜制法，并提出了一些新的炮制方法，如"捣罗为末""炒令黄色""蒸焙""水浸洗"。明清有蒸焙法。

【质量要求】

根据《中国药典》（2020 版），水分不得超过 13.0%，总灰分不得超过 5.0%，浸出物不得少于 18.0%，百合多糖以无水葡萄糖计，不得少于 21.0%。

【贮存】

置通风干燥处。

◀ 蒲公英（药食同源） ▶

【别名】兔公英、耩褥草、仆公英、黄花郎、婆婆丁

【使用部位】菊科植物蒲公英、碱地蒲公英或同属数种植物带根全草

【植物形态】

多年生草本，含白色乳汁，高 10～25 cm。

【地理分布】

生长于山坡草地、路旁、河岸沙地及田野间。分布于中国江苏、湖北、河南、安徽、浙江、黑龙江、吉林、辽宁、内蒙古、河北、山西、陕西、甘肃、青海、山东、浙江、福建北部、台湾、湖南、广东北部、四川、贵州、云南等地区。

【药材性状】

干燥的根，略呈圆锥状，多弯曲，长 3～7 cm，表面棕褐色，皱缩；根头部有棕褐色或黄白色的茸毛，或已脱落。叶皱缩成团，或成卷曲的条片。外表绿褐色或暗灰绿色，叶背主脉明显。有时有不完整的头状花序。以叶多、色灰绿、根完整、无杂质者为佳。

【性味归经】

味苦、甘，性寒。入肝、胃经。

【功效】

清热解毒，消肿散结，利尿通淋。抗炎，降血糖，增强免疫系统，抗肿瘤，抗衰老，利尿，降血脂。

【化学成分】

萜类及固醇：蒲公英赛醇、蒲公英甾醇、$β$-香树脂醇、山金车烯二醇和款冬二醇、$α$-香树脂醇、羽扇豆醇、新羽扇豆醇、蒲公英羽扇豆醇等。

黄酮：木犀草素、槲皮素、木犀草素-7-O-$β$-D-葡糖苷、木犀草素-4′-O-$β$-D-葡糖苷、木犀草素-3′-O-$β$-D 葡糖苷、木犀草-7-O-$β$-D-芸香糖苷、木犀草-7-O-$β$-D-龙胆糖苷、槲皮素-7-O-$β$-D-葡糖苷、异鼠李素-3-O-$β$-D-葡糖苷、异鼠李素-3,7-O-$β$-D-双葡糖苷、黄酮苷、橙皮苷、香叶木素、芹菜素、芹菜素-7-O-$β$-D-葡糖苷、芸香苷、槲皮素-3-O-$β$-D-葡糖苷、槲皮素-3-O-$β$-D-半乳糖苷等。

倍半萜：四氢日登内酯 B、蒲公英内酯-1′-$β$-D-葡糖苷、蒲公英酸-1′-$β$-D 葡糖苷、11,13-二氢蒲公英-$β$-D-吡喃葡糖苷、蒲公英酸-$β$-D-吡喃葡糖苷、11,13-二氢蒲公英酸-1-O-$β$-D 吡喃葡糖苷等。

酚酸：对羟基苯甲酸、对羟基苯乙酸、原儿茶酸、咖啡酸、阿魏酸、反式对羟基苯丙烯醇、反式对羟基苯丙烯醛、对羟基苯丙酸等。

其他成分：胡萝卜素、对羟基苯乙酸甲酯、原儿茶醛、丁二酸单乙酯、$α$-棕榈酸单甘油酯、单亚油酸甘油酯、正丁基-$β$-D 葡糖苷等。

【采收加工及炮制方法】

采收：春至秋季开花前或刚开花时连根挖取。

加工：拣去杂质，洗净泥土，切段，晒干即可。

炮制：①蒲公英素粉：蒲公英（干品），拣净杂质，洗净、切碎，置于大锅中，加清水煮制。滤出汁液，加清水继续煮制，再滤出汁液。将两次汁液混合，静置，抽取上清液，取石灰乳慢慢倒入蒲公英汁液中，边倒边搅，调节 pH 值达 11～12，停止加石灰乳，继续搅拌 20 min，汁液中即析出大量黄绿色沉淀物。将汁液静置 24 h，抽去上清液，将沉淀物取出过滤，干燥，粉碎，过 80 目筛，即得蒲公英素粉。②蒲公英酒：干蒲公英全草（拣去杂质，清洗，切碎，晒干）、白酒、白砂糖一同放于大瓶中，密闭保存于阴暗处 1 年以上。去渣取酒。

【炮制方法历史沿革】

元代有烧灰法。明代有洗净、摘净、切法。清代有捣汁、煎膏、炙脆存性、瓦上炙枯黑、存性研末法。现行有净制、切制法。

【质量要求】

本品按干燥品计算，含菊苣酸（$C_{22}H_{18}O_{12}$）不得少于0.30%。

【贮存】

置通风干燥处，防潮，防蛀。

葛仙米（新食品原料）

【别名】地耳、天仙米、地软、地木耳、地皮菜

【使用部位】念珠藻科植物念珠藻的全植物

【植物形态】

藻体形似木耳。质坚固，外被透明的胶质物。干后卷缩，呈灰褐色，易碎裂，鲜品蓝绿色。

【地理分布】

生长于夏、秋季雨后潮湿草地或湿水滩旁。分布于东北、华东、中南、西南及陕西等地。

【药材性状】

显微鉴别：藻丝体由念珠状单列有异形胞的藻丝组成，藻丝细胞呈短桶形或近球形，长约5 μm，异形胞近球形，直径约7 μm。繁殖细胞和营养细胞等大，极罕见。

【性味归经】

味甘、淡，性寒。归肝经。

【功效与主治】

清热明目。治目赤红肿、夜盲症、烫伤。具有抗氧化、抗菌消炎、增强免疫活性、抑制肿瘤活性及抗凝血活性功效。

【化学成分】

葛仙米中蛋白质含量高达52%，总氨基酸含量为93.72 g/100 g蛋白质，其中6种必需氨基酸占总氨基酸的42.3%，维生素C、维生素B_1和维生素B_2的含量分别为521 mg/100 g、2.63 mg/100 g、0.58 mg/100 g，并含有如铁、钙、钾等多种有益人体健康的元素。

挥发性成分：未经熟制的葛仙米中检测到48种挥发性物质，包含14种烷烃类、10种酸类和11种酯类物质。

藻胆蛋白：葛仙米中藻胆蛋白含量丰富，主要包括藻红蛋白和藻蓝蛋白等。

脂肪：葛仙米中脂肪含量很少，包含有色素、游离脂肪酸、维生素E和蜡酯等成分，其中游离脂肪酸的含量约为15%，游离脂肪酸中包含有棕榈酸、棕榈油酸、亚油酸和亚麻酸，色素主要为β-胡萝卜素。

【采收加工及炮制方法】

采收加工：夏、秋雨后采收，洗净，晒干。

炮制：研磨成粉或水煮后可食。

【质量要求】

需炮制成墨绿色颗粒，复水呈墨绿色球状体，具有独特的清香味，汤汁清澈明亮。水分≤18%，灰分≤10%，蛋白质≥20%。

【贮存】

置通风干燥处，防蛀。

盐肤木（新食品原料–盐肤木果油）

【别名】盐霜柏、盐酸木、敷烟树、蒲连盐、五倍子树

【使用部位】漆树科植物盐肤木的根、茎、叶、皮、花、果实

【植物形态】

盐肤木是漆树科盐肤木属落叶小乔木或灌木，高可达 10 m；小枝棕褐色，叶片多形，卵形、椭圆状卵形或长圆形，先端急尖，基部圆形，顶生小叶基部楔形，叶面暗绿色，叶背粉绿色，小叶无柄。

【地理分布】

漆树科盐肤木在我国分布广泛，资源丰富。盐肤木除在国内有大量分布外，还广泛分布于印度、中南半岛、马来西亚、印度尼西亚、日本和朝鲜等地。

【药材性状】

长圆形或纺锤形囊状，长 2.5～9 cm，直径 1.5～4 cm。表面灰褐色或灰棕色，微有茸毛。质硬脆，易破碎，断面角质样，有光泽，壁厚 2～3 mm，内壁平滑，有黑褐色死蚜虫及灰色粉状排泄物。

【性味归经】

味酸、咸，性凉。归肾经。

【功效与主治】

清热解毒，散瘀止血。可治感冒发热、支气管炎、咳嗽咯血、腹泻、痢疾、痔疮出血。

【化学成分】

三萜：达玛烷型、木栓烷型、羽扇豆烷型等。

黄酮：槲皮素、漆黄素、3′,4′,7-三羟基黄酮、二氢漆黄素、盐肤木查尔酮 A、梨根苷和盐肤木双黄酮 A。

多酚及酚酸：鞣质、没食子酸乙酯、没食子酸甲酯、没食子酸、原儿茶酸。

其他成分：(+)-异落叶松树脂醇、甲基新南美牛奶菜三糖苷、3,5-二羟基甲苯、二甲基咖啡酸、梨根苷、β-谷固醇、胡萝卜苷。

【采收加工及炮制方法】

采收加工：根茎、皮全年可采，夏秋季采叶、花、果实，晒干。

炮制：目前临床上大多用盐肤木根、茎、皮的水煎剂，用于治疗冠心病、心绞痛、胸闷、憋气、肺脓疡、小儿久泻等，显效率高，副作用少。盐肤木叶可挤出汁水用于外涂伤处。盐肤木花研磨敷用或调成药膏使用。盐肤木果实主要用于榨油，其不饱和脂肪酸含量可达 70%。

【炮制方法历史沿革】

盐肤木作为传统中药，根、茎、叶、皮、花和果实均入药，且无需与其他中药配伍，单

独使用效果就很好。各部位药用一般分内服和外用两种，内服煎汤，外用则捣敷、煎水洗或研末调敷。

【质量要求】

含水量不得超过 13.0%。

【贮存】

置于阴凉干燥处。

牛蒡根（普通食品）

【别名】恶实根、鼠粘根、牛菜

【使用部位】菊科植物牛蒡的根

【植物形态】

牛蒡植株高。茎直立，带紫色，上部多分枝。基生叶大形，丛生，有长柄；茎生叶广卵形或心形，边缘微波状或有细齿，基部心形，下面密被白短茸毛。头状花序多数，排成伞房状；总苞球形，总苞片披针形，先端具短钩；花淡红色，全为管状。瘦果椭圆形，具棱，灰褐色，冠毛短刚毛状。

【地理分布】

牛蒡遍及欧洲、北美和亚洲等地。后被日本人培育出多个品种，并引种入我国。目前在山东、江苏、安徽、黑龙江均有种植，年种植面积在万亩左右，主要出口日本、韩国等地。

【药材性状】

根呈纺锤状，肉质，直，皮部黑褐色，有皱纹，内呈黄白色。

【性味归经】

味苦、微甘，性凉。归肺、心经。

【功效与主治】

散风热，消毒肿。用于风热感冒、头痛、咳嗽、热毒面肿、咽喉肿痛、齿龈肿痛、风湿痹痛。具有抗菌、抗癌、抗衰老、降血脂功效。

【化学成分】

氨基酸：除了含有苏氨酸、缬氨酸、蛋氨酸、异亮氨酸、苯丙氨酸、赖氨酸等人体必需的氨基酸外，还含有天冬氨酸和精氨酸等多种氨基酸，且含量较高。

牛蒡菊糖：由 D-果糖经 β（$2{\rightarrow}1$）糖苷键脱水聚合，终端以 α（$1{\rightarrow}2$）糖苷键连接一分子葡萄糖所形成的大分子物质。

挥发油：乙酸、丙酸、丁酸、巴豆酸等。

脂肪酸：棕榈酸、油酸、亚油酸、亚麻酸等。

醛：甲醛、乙醛、丙醛、异丙醛、丁醛等。

多炔：1,11-十三碳二烯-3,5,7,9-四炔、1,3,11-十三碳三烯-5,7,9-三炔。

【采收加工及炮制方法】

采收：10 月间采挖 2 年以上的根。

炮制：取原药材，除去杂质，洗净，润透，切片，晒干，筛去灰屑。药材经炮制后，可使药物洁净，有利于药效成分溶出，便于调剂与制剂。

【炮制方法历史沿革】

牛蒡根传统常用于煎汤或捣汁。

【质量要求】

含杂质不得超过 2.0%；不得有虫蛀、霉变现象；含水分不得超过 14.0%。

【贮存】

贮干燥容器内，密闭，置通风干燥处，防蛀。

菊芋（新食品原料）

【别名】洋姜、鬼子姜、五星草、洋羌、番羌

【使用部位】菊科菊芋的块根、茎、叶

【植物形态】

菊芋为多年生草本植物，高 1～3 m，地下茎块状。茎直立，有分枝，被白色短糙毛或刚毛。叶通常对生，有叶柄，但上部叶互生；下部叶卵圆形或卵状椭圆形，有长柄，长 10～16 cm，宽 3～6 cm，叶脉上有短硬毛，上部叶长椭圆形至阔披针形，基部渐狭，下延成短翅状，顶端渐尖，短尾状。

【地理分布】

原产于北美，经欧洲传入我国，由于适应性强而在我国各地均有栽培。

【药材性状】

根茎块状。茎上部分枝，被短糙毛或刚毛。基部叶对生，上部叶互生，长卵形至卵状椭圆形，长 10～15 cm，宽 3～9 cm，3 脉。上表面粗糙，下表面有茸毛，叶缘具锯齿，先端急尖或渐尖，基部宽楔形，叶柄上部具狭翅。

【性味归经】

味甘、微苦，性凉。归肝、肾经。

【功效与主治】

清热凉血，接骨。主治热病、肠热出血、跌打骨伤。可提高免疫力、排毒养颜，也可作为糖尿病患者的功能性食品。

【化学成分】

块根含菊糖、蔗糖 1F-β-D-果糖转移酶、核酮糖-1,5-二磷酸羧化酶、多酚氧化酶、旋覆花酶、果糖低聚糖。

叶含向日葵精、肿柄菊内酯 E、密花绵毛叶菊素。

叶的腺毛含勒普妥卡品、14-羟基勒普妥卡品、巴德来因 A、巴德来因 A 巴豆酸酯、巴德来因 A2-甲基丁酸酯、巴德来因 A 异丁酸酯、巴德来因 A 甲基丙烯酸酯、4,5-异-巴德来因 A 异丁酸酯、3-羟基-阿吹坡利西内酯醇巴豆酸酯、8β,14-二羟基木香烯内酯、去乙酰锯齿泽兰内酯、1α,2-二羟基羽状半裂素、棘壳孢菌素 A、棘壳孢菌素 B、茉莉酮酸、甲基 β-D-吡喃葡糖块茎酮酸酯。

地上部分的挥发油含向日葵醇 A，芳香性成分中主要含有 β-甜没药烯。

【采收加工及炮制方法】

采收加工：9~10 月采收根茎，鲜叶可随采随用。

炮制：除去杂质，洗净，切块或片，干燥，有利于保存药效和贮存药。

【炮制方法历史沿革】

除去杂质，腌制。

【质量要求】

水分不得超过 13.0%。

【贮存】

在秋季挖浅窖，长宽依块茎数量而定，窖中放一层块茎随即覆一层土，保持湿度和良好的通气状况，最上面用土封好，大约高出地面 17 cm。如果第 2 年春季要用菊芋，可以在秋季割去茎秆留下块茎，待来年春季早些取出。

置通风干燥处，防蛀。

荞麦（终止审查目录-荞麦苗）

【别名】乌麦、净肠草、花荞、荞子

【使用部位】蓼科植物荞麦的种子

【植物形态】

一年生草本。茎直立，分枝，光滑，红色，稀具乳头状突起。叶互生，呈三角状箭形，花白色或淡粉红色，具细长的小花梗，基部有小苞片。

【地理分布】

主要分布于内蒙古、陕西、甘肃、宁夏、山西、云南、四川、贵州，其次是西藏、青海、吉林、辽宁、河北、北京、重庆、湖南、湖北等地区。

【中草药食品性状】

瘦果三角状卵形或三角形，先端渐尖，具 3 棱，棕褐色。质软，体轻。

【性味归经】

性凉，味甘。归脾、胃、大肠经。

【功效与主治】

开胃宽肠，下气消积。主治霍乱、消化不良、复发性腹泻、痢疾、溶血性链球菌感染引起的急性皮肤传染病、背部急性化脓性蜂窝织炎、淋巴结核、热水烫伤。

【化学成分】

黄酮：芦丁、荭草苷、牧荆碱、槲皮素、异牧荆碱和异红草苷。

甾体：β-谷固醇、过氧化麦角甾醇、胡萝卜甾醇、β-谷固醇棕榈酸酯、豆甾-4-烯-3,6-二酮。

有机酸：绿原酸、没食子酸、阿魏酸、咖啡酸、原儿茶酸、对羟基苯甲酸。

蛋白质：精氨酸、赖氨酸、色氨酸、组氨酸。

【采收加工及炮制方法】

采收与加工：霜降前后种子成熟收割，打下种子，除去杂质，晒干。

炮制：取原药材，除去杂质及枝梗，筛去灰屑。

【炮制方法历史沿革】

宋代有煮制。明代有炒黄、炒焦、研末。现行有研末、炒黄、炒焦等。

【贮存】

置于通风干燥处，防潮，防蛀。

‹ 金线兰（新食品原料−金线莲）›

【别名】金丝线、金线虎头蕉、金线入骨消

【使用部位】兰科植物花叶开唇兰和金线兰的全草

【植物形态】

花叶开唇兰，陆生植物，高 10～18 cm。根茎匍匐，伸长。

金线兰，陆生植物，高 4～10 cm。

根茎匍萄，叶互生，叶片卵形。

【地理分布】

分布于西南及浙江、福建、广东、海南、广西等地。

【药材性状】

根茎较细，节明显，棕褐色。叶上面黑紫色，有金黄色网状脉，下面暗红色，主脉 3～7条。总状花序顶生，花序轴被茸毛，萼片淡紫色。

【性味归经】

味甘、性凉。归肺、肝、肾、膀胱经。

【功效】

护肝，抗炎，镇静。

【化学成分】

金线兰含较多的脂肪与维生素 C，还含矿物质元素钙、磷、钾、钠、镁、铁、锰、锌、铜。

【采收加工及炮制方法】

6～10 月采收，鲜用或晒干。

【贮存】

应贮存在阴凉、通风、干燥、清洁的室内，并有防尘、防蝇、防虫、防鼠设施，不得与有毒、有害、易污染的物品混贮。

‹ 牛大力（终止审查目录−牛大力粉）›

【别名】猪脚笠、山莲藕、金钟根、倒吊金钟、大力薯

【使用部位】豆科崖豆藤属植物美丽崖豆藤的根

【植物形态】

攀援灌木，长 1～3 m。根系向下直伸，长 1 m。幼枝有棱角，披褐色茸毛，渐变无毛。叶互生；叶片长椭圆形或长椭圆披针形，长 4～8 cm，宽 1.5～3 cm，先端钝短尖。花两性，腋生，短总状花序稠密；花梗长 1～1.5 cm。荚果长 8～10 mm，径约 5 mm。种子 2枚，圆形。

【地理分布】

生长于山坡草丛中。分布于我国海南、福建、台湾、广西、广东、湖北、湖南，贵州、江西等地。

【药材性状】

块根圆柱状或几个纺锤状体连成一串，浅黄色或土黄色，稍粗糙，有环纹。商品多切成长 4~9 cm、宽 2~3 cm、厚 0.5~1 cm 的块片。横切面皮部近白色，其内侧为一层不很明显的棕色环纹，中间部分近白色，粉质，略疏松。老根近木质，坚韧，嫩根质脆，易折断。

【性味归经】

性平，味甘。归肺、肾经。

【功效】

抗菌消炎，镇咳平喘，促进造血功能，改善肝脏功能，调节免疫功能。

【化学成分】

主要含有黄酮、多糖和多种微量元素。还有维生素和多种其他营养成分。

黄酮：高丽槐素、紫檀素类化合物和异甘草素等。

多糖：鼠李糖、岩藻糖、果胶糖、五碳醛糖、甘露糖、葡萄糖和半乳糖等。

元素：钾、钙、镁、铝、锌、铁。

维生素：维生素 A、维生素 B_2、烟酸、维生素 B_6、维生素 B_{12}、维生素 C、维生素 E。

【采收加工及炮制方法】

采收：全年可采收，以秋季采挖者质较佳。

加工：挖取根部，除去芦头及细根，洗净，大个的趁鲜纵向切厚片或斩为短段，晒干。

炮制：除去杂质，洗净，润透，切片，晒干。

【炮制方法历史沿革】

可与其他中药如杜仲、五指毛桃等水煎服炖肉饮用。现行有打碎研粉、焙制、净制、切制等。

【贮存】

置于阴凉干燥处，防潮，防蛀。

珠芽蓼（终止审查目录-珠芽蓼果实粉）

【别名】猴娃七、山高粱、蝎子七、剪刀七、染布子

【使用部位】珠芽蓼的根茎

【植物形态】

多年生草本。根状茎粗壮，弯曲，黑褐色，直径 1~2 cm。茎直立，高 15~60 cm，不分枝，通常 2~4 条自根状茎发出。基生叶长圆形或卵状披针形，长 3~10 cm，宽 0.5~3 cm，顶端尖或渐尖，基部圆形、近心形或楔形，两面无毛，边缘脉端增厚。外卷，具长叶柄；茎生叶较小披针形，近无柄；托叶鞘筒状，膜质，下部绿色，上部褐色，偏斜，开裂，无缘毛。

【地理分布】

分布于中国、朝鲜、日本、蒙古国、高加索地区、哈萨克斯坦、印度、欧洲及北美洲。在中国分布于东北、华北、河南、西北及西南等地。

【中草药性状】

本品呈块状，扭曲，有时呈钩状。表面棕红色至棕黑色，有皱纹及多数疣状突起。其下附有多数细长须根。红棕色或灰棕色。质坚，断面扁圆形，浅红色，颗粒状，中心部分色深，沿中心部分外围有维管束一圈。

【性味归经】

味苦、涩、微甘，性温。归脾、胃、大肠经。

【功效与主治】

止泻，健胃，调经。治胃病、消化不良、腹泻、月经不调、崩漏等。

【化学成分】

主要含有黄酮类化合物、二苯乙烯类化合物、糖酯类化合物、蒽醌及其衍生物、萜类、甾体、挥发油。还含有β-谷固醇、胡萝卜苷、槲皮素、6-O-没食子酰熊果苷、蔗糖，挥发性油成分、鞣质等。

【采收加工及炮制方法】

采收：春初发芽时或秋季茎叶将枯萎时采挖根茎。

加工：去除须根、泥土、茎叶。

炮制：取原药材，除去杂质，略浸，洗净，润透，切薄片，干燥。

【贮存】

置阴凉干燥处。

刺梨（普通食品）

【别名】茨梨、文先果、团糖二

【使用部位】蔷薇科植物刺梨的果实

【植物形态】

落叶灌木，高约1 m。多分枝，遍体具短刺，刺成对生于叶基部。果实扁球形，被有密刺，成熟时为黄色，内含多数骨质瘦果，卵圆形，先端具束毛。

【地理分布】

生长于中山及低山地区的沟旁、路边或灌木林旁。分布于江苏、湖北、四川、贵州、云南、广东等地。是云贵高原及四川西部高原特有的野生资源。

【药材性状】

果实呈扁球形或圆锥形、纺锤形，直径2~4 cm。表面黄褐色，密被针刺，有的并具褐色斑点；先端常有黄褐色宿存的花萼5瓣，亦被披针刺。纵剖面观：果肉黄白色；种子多数，着生于萼筒基部凸起的花托上，卵圆形，浅黄色，直径1.5~3 mm，骨质。

【性味归经】

味甘、酸、涩，性平。归脾、胃经。

【功效与主治】

具有健胃消食、利咽平喘、止泻之功效，主要用于食积饱胀、肠炎、腹泻等。具有抗氧化，增强免疫力，巩固结缔组织，强健皮肤、骨骼、牙齿和肌肉，淡化黑色素，改善色斑、暗沉，促进铁质、钙质吸收，预防或缓解便秘功效。

【化学成分】

维生素：主要有维生素 C、维生素 E、维生素 K_1、维生素 B_2、维生素 P 及胡萝卜素等。

黄酮：其苷元分别为杨梅素、槲皮素、山奈素。

元素：主要有铁、锰、锌、锶、硒、铷、铜、钴、镍、铝、钒、氟、硅等。

有机酸：主要含有苹果酸、乳酸、酒石酸、柠檬酸、草酸和琥珀酸 6 种有机酸组分。

五环三萜：刺梨苷、五环三萜酯苷、委陵菜酸（R-6）、刺梨酸（R-7）、野蔷薇苷（R-9）。

其他成分：超氧化物歧化酶、苯丙氨酸、缬氨酸及亮氨酸、异亮氨酸、苏氨酸、赖氨酸、蛋氨酸；此外还含有天冬氨酸、丝氨酸、谷氨酸、甘氨酸、丙氨酸、酪氨酸、组氨酸、精氨酸等。

【采收加工及炮制方法】

采收：9～10 月采收。

加工：鲜用或晒干。

炮制：①刺梨：取原药材，除去杂质，洗净，干燥。药材经净制后，使药物洁净，便于调剂，药物有效成分更易于溶出。②刺梨酒：鲜刺梨适量，蒸熟，晒干，浸制成酒剂服用。③刺梨蜜膏：刺梨适量，加水煎汤，浓缩成膏，或加蜂蜜。

【炮制方法历史沿革】

前有蒸制、晒干、鲜果榨汁，现在可采用微波干燥。

【质量要求】

维生素 C 不得少于 5.15%，总黄酮以芦丁计不得少于 0.74%，总多酚以没食子酸计不得少于 8.09%。

【贮存】

置阴凉干燥处，防霉、防蛀。

碱蓬（新食品原料-盐地碱蓬籽油）

【别名】盐蓬

【使用部位】为梨科植物灰绿碱蓬的全草

【植物形态】

一年生草本，高 30～150 cm。茎直立，有条棱，上部多分枝，核细长，斜伸或开展。叶互生；无柄；叶片线形，半圆柱状，肉质，长 1.5～5 cm，宽约 1.5 mm，先端尖锐，灰绿色，光滑或微被白粉。花两性或兼有雌性，单生或 2～5 朵，集生于叶腋的短柄上，排列成聚伞花序。胞果扁球形，包于多对有隆脊的花被内，先端露出。种子双凸镜形，黑色，表面有颗粒状点纹。

【地理分布】

生长于海滩、河谷、路旁、田间等处盐碱地上。分布于东北、西北、华北等地。

【药材性状】

全草灰黄色。叶多破碎，完整者为丝状条形，无毛。花多着生于叶基部。果实包在宿存的花被内，果皮膜质。种子黑色，直径约 2 mm。表面具清晰的颗粒状点纹，稍有光泽。

【性味归经】

味微咸，性凉。归肾经。

【功效与主治】

具有清热、消积等功效。治疗瘰疬、腹胀，还可抗炎、增强免疫力、降血脂。

【化学成分】

脂肪酸：亚油酸、亚麻酸、棕榈酸、棕榈油酸、硬脂酸、花生酸、油酸、顺-7-十六碳烯酸、顺-11-二十碳烯酸、11,14,17-花生三烯酸、花生四烯酸、15-二十四烯酸。

色素：甜菜红素、类胡萝卜素、花青素。

维生素：维生素C、维生素B_1、维生素B_5、维生素B_6、维生素B_{12}。

多糖：碱蓬多糖。

其他成分：膳食纤维、氨基酸、微量元素等。

【采收加工及炮制方法】

采收：夏、秋季收割地上部分。

加工：除去泥沙、杂质。

炮制：晒干、煎熬。炮制后可洁净药材，便于调剂和制剂。

【炮制方法历史沿革】

烧灰煎盐。

【质量要求】

水溶性浸出物含量不得少于22.0%，醇溶性浸出物含量不得少于15.0%。

【贮存】

置于干燥处。

凉粉草（普通食品）

【别名】仙人草、仙人冻、仙草

【使用部位】唇形科植物凉粉草的全草

【植物形态】

一年生草本。茎下部伏地，上部直立，长15~50 cm，枝疏长毛。花期秋季末。

【地理分布】

栽培，田野间也有野生。分布于广东、广西等地，我国南部各省区普遍栽种。

【药材性状】

干燥全草，多切成长约20 cm的段。茎方形，被灰棕色长毛，外表棕褐色或黑色，有沟槽，幼茎常扭曲；质脆易断，中心有髓。叶对生，多皱缩，纸质，稍柔韧，不易捻碎，长圆形或卵圆形，两面皆被疏长毛。花不常见。气微，嚼之味淡甘，有胶性。

【性味归经】

味甘、淡，性凉。归肺、脾、胃经。

【功效】

消暑解渴，清热解毒。具有抗氧化、降血糖、降血脂、降血压、抗菌功效。

【化学成分】

黄酮：紫云英苷、山奈酚-3-O-[6′-O-(反式-对-肉桂酰基)]-β-D-葡糖苷、山奈酚-3-O-β-D-吡喃葡糖基-7-O-α-L-鼠李糖苷、山奈酚、山奈酚-3-7-双-O-β-D-吡喃葡糖苷、山奈酚-7-O-α-L-鼠李糖-4′-O-β-D-吡喃葡糖苷、异槲皮苷、槲皮素-3-O-(6″-O-反式对香豆酰基)-β-D-吡喃葡糖苷、木犀草素-3-O-β-D-(6-O-Z-对香豆酰基)-吡喃葡糖苷、槲皮素-3-O-(6″-O-E-咖啡酰基)-β-D-吡喃葡糖苷、槲皮素、芦丁。

酚酸：迷迭香酸、迷迭香酸甲酯、迷迭香酸葡糖苷、迷迭香酸甲酯葡糖苷、丹酚酸 A、9′,9′-紫草酸 B 二甲酯、紫草酸 B、紫草酸甲酯、紫草酸、咖啡酸、咖啡酸葡糖苷、原儿茶酸、丹参素、丹酚酸。

糖：果糖、2-甲基-α-D-呋喃果糖、2-甲基-4-D-呋喃果糖、葡萄糖、1-乙基-β-D-葡萄糖、2-甲基-β-D-吡喃果糖、半乳糖、蔗糖、β-D-半乳糖(1→6)-α-L-葡萄糖(1→2)-β-D-果糖。

萜：齐墩果酸、β-胡萝卜苷。

含氮化合物：3-吲哚甲酸、尿嘧啶核苷、腺苷。

【采收加工及炮制方法】

采收：春夏采收，晒干；或晒至六七成干时堆闷，使之转黑褐色，再晒至足干。

加工：拣除杂质，切段，筛去泥屑。加水煎汁可制成凉粉。或浸酒。

炮制：除去杂质，洗净，切段，干燥。炮制后可洁净药材，便于调剂和制剂。

【炮制方法历史沿革】

全草煎服。

【质量要求】

凉粉草的水分不得超过 14.0%，总灰分不得超过 9.0%，热浸法测定下浸出物不得少于 18.0%。

【贮存】

置于干燥阴凉处。

‹ 黄明胶（普通食品）›

【别名】水胶、牛皮胶、海犀胶、广胶、明胶

【使用部位】牛科动物黄牛的皮所熬的胶

【动物形态】

黄牛，体长 1.5～2 m，体重一般在 280 kg 左右。体格强壮结实，头大额广，鼻阔口大，上唇上部有两个大鼻孔。眼、耳都较大。头上有角 1 对，左右分开，角之长短、大小随品种而异。四肢匀称，4 路，均有蹄甲，其后方 2 趾不着地，称"悬蹄"。尾较长，毛色大部分为黄色，无杂毛掺混。

【地理分布】

黄明胶来源于牛科动物黄牛，全国各地均有饲养，以南方水稻田地区为多。

【药材性状】

本品呈长方形，褐绿色，近半透明。

【性味归经】

味甘，性平。归肺、大肠经。

【功效与主治】

滋阴润燥，止血消肿。治虚劳肺痿、咳嗽咯血、吐衄、崩漏、跌扑损伤、痈肿、烫伤。补血，抗疲劳，促进胃黏膜修复。

【化学成分】

含有丰富的氨基酸，如甘氨酸、丙氨酸、缬氨酸、亮氨酸、异亮氨酸、脯氨酸、羟基脯氨酸、苯丙氨酸、酪氨酸、丝氨酸、苏氨酸、蛋氨酸、精氨酸、组氨酸、赖氨酸、羟基赖氨酸、天冬氨酸、谷氨酸。

【采收加工及炮制方法】

主要炮制方法为传统的水熬制方法，具体如《食疗本草》记载的制作工艺：将干燥的牛皮，铡成小方块，置清水中浸洗2日，经常搅拌换水，至牛皮柔软时洗净取出，入铜锅内，加入约5倍量的清水，加热使徐徐沸腾，并随时添水，每24h滤取清液，如此反复3次，将全部滤液用明矾沉淀，倾取清汁，再入铜锅内加热浓缩，至滴于滤纸上不化为度，加入黄酒或冰糖等辅料收胶，倒入胶盘内，候冷，切成小块，晾干。

【炮制方法历史沿革】

唐代以前，动物皮所熬的胶称为阿胶，宋代开始才出现明显的区分变化——驴皮熬制的为阿胶，牛皮熬制的为黄明胶。主要方法从古沿用至今均为：传统水熬制方法。具体如《食疗本草》记载的制作工艺（同【采收加工及炮制方法】）。现仍在探索快速、高效制备黄明胶的方法，主要阶段分为明胶化和浓缩胶体，通过胶凝温度、浓缩时间等参数的最优化，探究快速制胶工业化的方法。

【质量要求】

国家药品标准 WS3—B—3337—98 质量要求，水分不得超过 15.0%；总灰分不得超过1.0%；重金属取检总灰分项下的残渣，含重金属不得超过百万分之三；含砷量不得超过百万分之三。

【贮存】

密闭，置阴凉干燥处。

花胶（普通食品）

【别名】鱼白、白鳔、鱼脬、鱼肚

【使用部位】鱼鳔干制品

【地理分布】

花胶来源于大型鱼类的鱼鳔。全国各地均有饲养，主要来源于南方地区。

【药材性状】

外观上，新鱼胶较白而透明，旧鱼胶则趋于深黄，而且皱皮，布满裂纹。食味方面，新鱼胶口感黏腻，旧鱼胶则全无黏性，且煲后变得很厚。

【性味归经】

味甘、咸，性平。入肾、肝二经。

【功效】

花胶具有促进消化、促进乳汁分泌以及镇静安神的功效。

【化学成分】

花胶中蛋白质含量较高，可达到 80%，其中主要以胶原蛋白为主；花胶中氨基酸有甘氨酸、脯氨酸、谷氨酸、丙氨酸、精氨酸、天冬氨酸等；脂肪含量为 0.38%～1.55%，以十七碳-烯酸、二十二碳五烯酸和二十五碳为主；含有多种元素，如铁、铜、锰、锌、铬、钴和硒。

【采收加工及炮制方法】

传统处理方法比较简单。从鱼腹取出鱼鳔后，将其剖开清洗并除去血污，晾晒风干后保存，现在为了更好地保存鱼胶干，不少商家还会通过适当的药水浸泡、熏蒸等方式改善鱼胶的品质。除此之外，还有直接将鱼鳔制成鱼胶的生产模式，通常鱼胶的生产包括 3 种处理方式：碱处理、酸处理和酶处理，将鱼胶浓缩凝固，然后再将凝固成形的胶冻用刮刀切成均匀的薄片，制成鱼胶片。鱼胶可用于保健品，也可以鱼鳔、猪肉、红薯粉和食盐为原料，经过打浆、搅拌、蒸煮后得到一种可即食的鱼鳔肉糕。

【炮制方法历史沿革】

北魏："齐净洗空，著白盐，令小倍咸，内（纳）器中，密封置日中，夏二十日、春秋五十日、冬百日乃好，熟时下姜醋等。"唐朝："盐藏鱼肠也……今人以鳔煮冻作膏，切片，以姜醋食之，呼为鱼膏是也。"到现代，鱼胶主要干制后贮藏，用于炖汤，也可制作成即食花胶罐头进行售卖。

【质量要求】

水分含量不可超过 10%。

【贮存】

常温储存即可，置阴凉干燥处。

第三节

焯法

将药物置沸水中浸煮短暂时间，取出，分离种皮的方法称为焯法。

一、目的与要求

1. 目的

① 在保存有效成分的前提下，除去非药用部分如苦杏仁等。

② 分离不同的药用部位如桃仁、白扁豆等。

③ 破坏一些药物中的分解酶和毒蛋白如苦杏仁、白扁豆等。

2. 要求

① 用水量宜大，以确保水温，一般为中草药量的 10 倍以上。如炮制苦杏仁时水量过少，加入苦杏仁后，水温会迅速降低，不能快速地使酶失活，反而使苷被酶解而影响药效。

② 水沸腾后投入中草药，加热时间以 5～10 min 为宜。若水烫时间过长，容易导致成分损失。

③ 去皮后，宜当天晒干或低温烘干，否则易泛油，颜色变黄，影响成品质量。

二、加工工艺

先将多量清水加热至沸，再把药物连同具孔盛器（如笊篱、漏勺等），一起投入沸水中，稍微翻烫片刻，5～10 min，加热烫至种皮由皱缩到膨胀，种皮易于挤脱时，立即取出，浸漂于冷水中，捞起，搓开种皮、种仁，晒干，簸去或筛去种皮。

◀ 薤白（药食同源）▶

【别名】薤根、藠头、野蒜、宅蒜、薤白头

【使用部位】百合科植物小根蒜或薤的鳞茎

【植物形态】

多年生草本，高达 70 cm。鳞茎近球形，外被白色膜质鳞皮。

【地理分布】

主产于东北、河北、江苏、湖北等地。

【药材性状】

干燥鳞茎，呈不规则的卵圆形。大小不一，高 0.5～1.5 cm，直径 0.5～1.8 cm，上部有茎痕；表面黄白色或淡黄棕色，半透明，有纵沟与皱纹，或有数层膜质鳞片包被，揉之易脱。质坚硬，角质，不易破碎，断面黄白色。

【性味归经】

味辛、苦，性温。归心、肺、胃、大肠经。

【功效与主治】

通阳散结，行气导滞。用于胸痹心痛，痰饮咳喘，泻痢后重。抑菌，保护心血管系统，抗动脉粥样硬化。

【化学成分】

苷元：薤白苷 A、薤白苷 D、薤白苷 E、薤白苷 F，胡萝卜苷，腺苷，β-谷固醇，21-甲基二十三（烷）酸，琥珀酸，前列腺素 A_1 及前列腺素 B_1。

含硫化合物：主要有二甲基三硫化物、甲基丙基三硫化物、甲基丙基二硫化物、丙基异丙基二硫化物、甲基烯丙基三硫化物以及二甲基二硫化物、烯丙基异丙基硫醚。

【采收加工及炮制方法】

采收：栽后第 2 年 5～6 月采收，将鳞茎挖起。

加工：除去叶苗和须根，洗去泥土，用鲜品或略蒸一下，晒干或炕干。

炮制：①薤白：夏、秋二季采挖，洗净，除去须根，蒸透或置沸水中烫透，晒干。②焯薤白：将净薤白置沸水中，加热烫至表皮微膨起即捞出，在凉水中稍泡，捞起，干燥。

【炮制方法历史沿革】

汉代就有酒煮法记载。南北朝梁代记载"除青令尽"，唐代有切段法。宋代有"净洗去土""同黄柏煮""与蜜同捣，涂汤火伤"等记载。明代有"去青留白""去青细切"的记载。现在主要的炮制方法有燀法、蒸法。

【质量要求】

根据《中国药典》(2020版)，薤白的水分含量不得超过10.0%，总灰分不得超过5.0%，浸出物照醇溶性浸出物测定法下的热浸法测定，用75%乙醇作溶剂，不得少于30.0%。

【贮存】

置干燥处，防蛀。

桃仁（药食同源）

【别名】桃核仁

【使用部位】蔷薇科植物桃或山桃的干燥成熟种子

【植物形态】

落叶小乔木，高达8m。小枝绿色或半边红褐色，无毛，冬芽有细茸毛。

【地理分布】

主产于四川、云南、陕西、山东、河北、山西、河南等地。

【药材性状】

桃仁呈扁长卵形，长1.2~1.8cm，宽0.8~1.2cm，厚0.2~0.4cm。表面呈黄棕色至红棕色，密布颗粒状突起。一端尖，中部膨大，另端钝圆稍偏斜，边缘较薄。尖端一侧有短线形种脐，圆端有颜色略深不甚明显的合点，自合点处散出多数纵向维管束。种皮薄，子叶2，类白色，富油性。气微，味微苦。

山桃仁呈类卵圆形，较小而肥厚，长约0.9cm，宽约0.7cm，厚约0.5cm。

【性味归经】

味苦、甘，性平。归心、肝、大肠经。

【功效】

祛瘀血，抑制血液凝固，抗炎，抗过敏，驱虫。

【化学成分】

脂肪酸：棕榈酸、硬脂酸、油酸、亚油酸。

苷：苦杏仁苷、氰苷、野樱苷。

黄酮及其糖苷：儿茶酚、柚皮素、洋李苷、山柰酚、葡糖苷、槲皮素葡糖苷。

固醇：豆甾烯醇乙酸酯、β-谷固醇乙酸酯、菜油固醇乙酸酯、豆固醇乙酸酯、燕麦固醇乙酸酯、羽扇醇乙酸酯、24-亚甲基环阿屯烷醇乙酸酯。

【采收加工及炮制方法】

采收：秋季果实成熟后采收。

加工：除去果肉和核壳，取出种子，晒干。

炮制：①桃仁：取原药材，筛去灰屑杂质，拣净残留的壳及泛油的黑褐色种子，用时捣碎。②燀桃仁：取净桃仁置沸水中，加热烫至种皮微膨起即捞出，在凉水中稍泡，捞起。搓开种皮与种仁，干燥，筛去种皮，用时捣碎。③炒桃仁：取燀桃仁，置锅内用文火炒至黄色，略带焦斑，取出放凉，用时捣碎。

【炮制方法历史沿革】

汉代有去皮尖和熬法。南北朝刘宋时代有白术乌豆制、酒蒸法。唐代有"去皮尖，炒熟研如膏"、酒煮法。宋代增加了麸炒、炒焦、童便浸及盐炒等炮制方法。元代新增焙法。明代又增加了吴茱萸炒、蛤壳粉炒、酒制、烧存性、盐水炒、黄连水炒法等。现在主要的炮制方法有焯法和炒法等。

【质量要求】

桃仁含苦杏仁苷（$C_{20}H_{27}NO_{11}$）不得少于 1.60%；桃仁饮片酸值不得超过 10.0。

【贮存】

贮存于干燥容器内，置阴凉干燥处，防蛀。

白扁豆（药食同源）

【别名】藊豆、白藊豆、南扁豆

【使用部位】豆科植物扁豆的成熟种子

【植物形态】

一年生缠绕草质藤本，长达 6 m。三出复叶；叶柄长 4～14 cm，托叶披针形或三角状卵形。总状花序腋生，长 15～25 cm，直立，花序轴较粗壮；花萼宽钟状，子房线形，有绢毛，基部有腺体。荚果镰形或倒卵状长椭圆形，扁平，长 5～8 cm，宽 1～3 cm，先端较宽。种子 2～5 颗，扁椭圆形，白色、红褐色或近黑色，长 8～13 mm，宽 6～9 mm，厚 4～7 mm。

【地理分布】

全国各地均有栽培。主要分布于辽宁、河北、山西、陕西、山东、江苏、安徽、浙江、江西、福建等地。

【药材性状】

种子扁椭圆形或扁卵圆形，长 0.8～1.3 cm，宽 6～9 mm，厚约 7 mm。表面淡黄白色或淡黄色，平滑，稍有光泽，有的可见棕褐色斑点，一侧边缘有隆起的白色半月形种阜。长 7～10 mm，剥去后可见凹陷的种脐，紧接种阜的一端有珠孔，另端有种脊。质坚硬，种皮薄而脆，子叶 2 片，肥厚，黄白色。以粒大、饱满、色白者为佳。

【性味归经】

味甘，性微温。归脾、胃经。

【功效】

抑菌解毒，抗氧化，抗肿瘤，提高造血功能，降血糖，降胆固醇，提高免疫功能。

【化学成分】

脂肪酸：棕榈酸、亚油酸、反油酸、油酸、脂酸、花生酸。

氨基酸：蛋氨酸、亮氨酸、苏氨酸。

糖：蔗糖、葡萄糖、水苏糖、麦芽糖。

其他成分：山嵛酸、葫芦巴碱、维生素 B_1、维生素 C、胡萝卜素、植物凝集素、甾体。

【采收加工及炮制方法】

采收：秋冬成熟时，摘取荚果。

加工：剥出种子，晒干，捡净杂质。

炮制：取原料，分离不同的部分，增加使用品种，除去杂质，用时捣碎。

【炮制方法历史沿革】

宋代有炒制、焙制、蒸制、姜汁略炒、火炮等炮制方法。元代用煮制、姜汁浸去皮、炒熟去壳、生姜烂煮、微炒等法。明代有微炒黄、姜制、煮烂去皮、炒熟去壳等方法。清代有连皮炒、炒黑、同陈皮炒、醋制等法。

【质量要求】

根据《中国药典》（2020版），本品为扁椭圆形，表面淡黄白色，平滑具有光泽，质坚硬。种皮薄，种仁黄白色，嚼之有豆腥味。水分不得超过 14.0%。

【贮存】

装入铁箱内加盖，防虫，防鼠。

苦杏仁（药食同源）

【别名】杏核、杏子、木落子、杏梅仁

【使用部位】蔷薇科植物杏或山杏等的干燥成熟种子

【植物形态】

落叶乔木，高 4~9 m。树皮暗红棕色，幼枝光滑，有不整齐纵裂纹。

【地理分布】

分布于黑龙江、辽宁、吉林、内蒙古、河北、河南、山东、江苏、山西、陕西、甘肃、宁夏、新疆、四川、贵州等地。

【药材性状】

干燥种子，呈扁心形，长 1~1.9 cm，宽约 1 cm，顶端渐尖，基部钝圆，左右不对称。种皮呈红棕色或暗棕色，自基部向上端散出褐色条纹，表面有细微纵皱；尖端有不明显的珠孔，其下方侧面脊棱上，有一浅色棱线状的种脐，合点位于底端凹入部，自合点至种脐，有一颜色较深的纵线为种脊，种皮菲薄，内有乳白色肥润的子叶两片，富含油质，接合面中间常有空隙，胚根位于其尖端。

【性味归经】

味苦，性微温，有小毒。归肺、大肠经。

【功效】

祛痰止咳，平喘，润肠。

【化学成分】

苷和酶：苦杏仁苷、苦杏仁酶、樱叶酶。

脂肪酸：油酸、亚油酸、亚麻酸、棕榈酸、二十碳烯酸。

挥发性成分：紫罗兰酮、芳樟醇、癸酸内酯、己醛、(E)-2-己烯醛、(E)-2-壬烯醛、(E,E)-2,4-癸二烯醛、7-十二酸内酯、α-萜品醇、三甲基四氢萘、十四烷酸。

氨基酸：谷氨酸等。

固醇和雌酮：胆固醇、雌二醇。

【采收加工及炮制方法】

采收：夏季采收成熟果实。

加工：除去果肉和核壳，取出种子，晒干。

炮制：①苦杏仁：取原药材，筛去皮屑、杂质，拣净残留的核壳及褐色油粒，用时捣碎。②煮苦杏仁：取净苦杏仁置沸水中，加热至种皮微膨起即捞出。用凉水浸泡，取出，搓开种皮与种仁，干燥，筛去种皮，用时捣碎。③蒸苦杏仁：将带皮苦杏仁分层置于高压灭菌柜中，用流通蒸气蒸 10 min，置室温晾干。④微波苦杏仁：将盛有苦杏仁的器皿置于微波炉中，调档（约 100℃）加热 4 min，置室温晾干。⑤烤苦杏仁：将苦杏仁置于 80℃烘箱中，时间为 1 h，此法所得炮制品中苦杏仁苷含量较高，酶也被破坏。

【炮制方法历史沿革】

汉代有去皮尖炒、熬黑、捣令如膏等。晋代有熬令黄法。南北朝刘宋时代有"沸汤浸少时去皮膜……"梁代记述有"得火良"。宋代增加了面炒、制霜法。明代又增加了蜜拌炒、蛤粉炒、童便浸、酒浸、盐水浸等炮制方法。现在主要的炮制方法有焯制、炒制等。

【质量要求】

苦杏仁的水分不超过 0.7%，过氧化值不超过 0.11。苦杏仁饮片过氧化值不得超过 0.11，含苦杏仁苷不得少于 3.0%。炒苦杏仁要求苦杏仁苷不得少于 2.4%，水分不得超过 6%。

【贮存】

贮存于干燥容器内，置阴凉干燥处，防蛀。

第八章
发酵法、发芽法

第一节
发酵法

一、目的与要求

中草药通过微生物发酵，借助于酶和微生物的作用改变中草药活性物质，使大分子降解、活性物质富集，可增强功效以及改善口感。如建神曲、六神曲、淡豆豉。发酵过程不得中断，需严格控制温度和湿度来控制发酵的速度。

二、加工工艺

传统发酵多依靠中草药本身的内生菌进行发酵，如淡豆豉是直接进行发酵的，而现代发酵技术的先进之处在于可以人为筛选单一或混合菌种，通过微生物的深层发酵和多种酶的复合作用，控制温度、湿度、时间等因素。现代化发酵工艺更加多样，在菌种筛选、发酵过程可控等多方面具有更多的优势和创新。经过现代化发酵，中药产品质量更加稳定，而且效率高、成本低，容易实现工业化大生产。

第二节
发芽法

一、目的与要求

通过发芽，淀粉被分解为糊精、葡萄糖及果糖，蛋白质被分解成氨基酸，脂肪被分解成甘油和脂肪酸，并产生各种消化酶、维生素，同时可升高活性物质含量，使其具有新的功效，扩大保健食品品种，如谷芽、麦芽健脾消食；大豆黄清热解暑；青豆芽花青素、多酚、黄酮含量高，抗氧化能力强。

二、加工工艺

选择新鲜、粒大、饱满、无病虫害、色泽鲜艳的种子或果实，用清水适度浸泡，捞出，置于能透气漏水的容器中，或已垫好竹席的地面上，用湿物盖严，每日喷淋清水 2～3 次，保持湿润，经 2～3 d 即可萌发幼芽，待幼芽长出 0.2～1 cm 时，取出干燥。

赤小豆（药食同源）

【别名】红豆、红小豆、虱拇豆、朱赤豆、金红小豆

【使用部位】豆科植物赤小豆或赤豆的成熟种子

【植物形态】

为一年生半攀援草本，茎长可达 1.8 m。三出复叶；叶柄长 8～16 cm；托叶披针形或卵状披针形。总状花序腋生，小花多枚，花柄极短；花冠蝶形，黄色，花柱线形。荚果线状扁圆柱形。种子 6～10 颗，暗紫色，长圆形，两端圆，有直而凹陷的种脐。

【地理分布】

主要分布于浙江、江西、湖南、广东、广西、贵州、云南等地。

【药材性状】

赤小豆种子圆柱形而略扁，两端稍平或圆钝，长 5～8 mm，直径 3～5 mm。表面紫红色或暗红棕色。平滑，稍具光泽或无光泽；一侧有线形突起的种脐，偏向一端，白色，约为种子长度的 2/3，中央凹陷成纵沟；另一侧有一条不明显的种脊。质坚硬，不易破碎；剖开后种皮薄而脆，子叶 2 枚，乳白色，肥厚，胚根细长，弯向一端。以颗粒饱满、色紫红发暗者为佳。

【性味归经】

味甘、酸，性平。入心、小肠经。

【功效】

利水消肿，解毒排脓。

【化学成分】

酚：D-儿茶精、表没食子儿茶精、原矢车菊素 B_1 和原矢车菊素 B_3。

皂苷：赤豆皂苷Ⅰ、赤豆皂苷Ⅱ、赤豆皂苷Ⅲ、赤豆皂苷Ⅳ、赤豆皂苷Ⅴ、赤豆皂苷。

糖苷：3-羟甲基呋喃葡糖苷、杨梅素-3-O-β-D-葡糖苷、槲皮素 7-O-β-D-葡糖苷、儿茶素-5-O-β-D-葡糖苷、槲皮素-3'-O-α-L-鼠李糖苷。

其他成分：大豆皂醇 B、赤豆皂醇、刺叶丝石竹酸。

【采收加工及炮制方法】

采收：秋季荚果成熟而未开裂时拔取全株。

加工：晒干，打下种子。去杂质，晒干。

炮制：取原料，除去杂质，洗净，晒干。用时捣碎。炮制后可防止赤小豆萌芽变质，利于有效成分溶出，便于调剂和制剂。

【炮制方法历史沿革】

唐代有烧作末、熬令坼、浸令芽出、曝干法等。宋代有炒熟、捣研、煮、酒浸、焙法等。明代有去皮、醋浸、酒煮法等。清代沿用前法。现行有发芽、取赤豆皮法。

【质量要求】

根据《中国药典》（2020 版），赤小豆中水分不得超过 14.0%，总灰分不得超过 5.0%，用 75%乙醇作溶剂时醇溶性浸出物不得少于 7.0%。

【贮存】

贮于干燥容器内，密闭，置于通风干燥处，防蛀。

第九章
其他方法

第一节
煅法

煅法，是将净制或切制后的中草药食品置于无烟炉火中或适当耐火容器内高温煅烧的一种炮制方法。一些中草药煅红后，需趁其炽热投入液体辅料中骤然冷却，称"煅淬法"。

煅法的主要目的是改变药物原有性状以提高其活性功能，煅法能除去中草药药粒间的吸附水和部分硫、砷等易挥发物质，能使中草药成分发生氧化、分解等反应，减少或消除副作用，从而提高活性功能或产生新的活性功能。还能使受热后不同药物组分在不同方向胀缩的比例产生差异，致使煅后药粒间出现孔隙，质地变酥脆，便于粉碎，以利于调剂、制剂和煎煮，以及有利于煎出有效成分。

煅法主要适用于矿物类以及质地坚实的药物，如石决明、贝壳类药物等。在煅制操作过程中，注意药物受热要均匀，严格掌握煅至"存性"的质量要求，植物药及动物药需特别注意防止灰化。药物均须煅至颗粒断面的中心部分与边缘部分色泽、性质一致，达到体松质脆。

一、明煅法

将净制并适当破碎的矿物药，置于无烟火炉上或适当的耐火容器中，不隔绝空气高温煅烧的方法称为明煅法。由于矿物药质地坚硬，一般无法切制，多采用碾捣法制成颗粒状药物，便于调剂和煎煮。但是由于其质地比较坚硬难碎，直接碾捣不便操作，因此多先煅烧，便于粉碎。

煅制方法有炉口煅、平炉煅、反射炉煅。后两法煅制温度高，生产量大，但不耐高温。中草药不宜用后两法煅制。煅制时应将药物大小分档，药物受热均匀，煅至内外一致而"存性"，应一次性煅透。对主含云母类、石棉类、石英类矿物，煅时温度应高，时间长。对这类矿物药来说，短时间煅烧即使达到"红透"，其理化性质也难改变。含铁量高而又裹挟黏土、砷药物，如从除去砷的角度考虑，粒径要小，温度不一定太高，但时间应稍长。如从改变黏土性质考虑，一般温度应在 500℃以上，而对主含硫化物类和硫酸盐类药物，煅时温度不一定太高，后者时间需稍长，以便结晶水挥发彻底和达到理化性质应有的变化。

二、煅淬法

煅淬法使药物质地酥脆，易于粉碎，利于有效成分的煎出，改变中草药食品的理化性质，减少副作用，增强疗效，清除药物中夹杂的杂质，洁净药物。质地坚硬的矿物药煅淬时要反复进行，使淬液全部吸尽、药物完全酥脆为度，所用的淬液种类和用量，应根据药物的性质和煅淬目的要求而定。根据药物性质，控制好煅制温度和时间，避免生熟不均。

煅淬法适用于质地坚硬，经高温仍能疏松的矿物药，以及临床上因特殊需要而必须煅淬的药物。经高温仍不能酥脆的药物，主要原因是其质地较为均一，膨胀系数相同或近似，因此在受热时晶格并未膨胀或膨胀很小，晶格间未能形成足以裂解的缝隙，冷却后仍保持原形，相互间引力未发生变化。若在受热膨胀后投入淬液迅速冷却，则表面晶格迅速缩小，内部晶格因仍处在膨胀状态而产生裂隙，淬液浸入裂隙还可继续冷却，产生新的裂隙，经反复煅淬晶格完全裂解，因此达到了酥脆目的。一些矿物药煅淬前后，矿物组分或化学成分发生变化是多方面的。既有单纯的晶体结构变化，如赭石中赤铁矿转化为磁赤铁矿；也有晶体结构、化学成分都有改变的，如自然铜中黄铁矿的二硫化铁转化为硫化铁；更常见的则是煅淬中局部成分的氧化，醋淬中的醋酸化或水化。煅淬时应注意：煅淬要反复进行几次，液体辅料要吸尽，以药物全部酥脆为度，避免生熟不均。

三、扣锅煅法

药物在高温缺氧条件下煅烧成炭的方法称扣锅煅法，亦称闷煅法。煅制为了改变药物性能，产生新的疗效，增强止血作用，如血余炭、棕榈炭等；有些有毒药物经煅炭后可降低毒性，如干漆等；有些药物经煅炭后可增强收涩、敛疮等作用，如灯心草、蜂房等。煅烧过程中应随时用湿泥堵封，以防空气进入，使药物灰化；中药材煅透后应放置冷却再开锅，以免药材遇空气后燃烧灰化；煅锅内药料不宜放得过多、过紧，以免煅制不透，影响煅炭质量。

加工工艺为将净制或切制后的药物均匀铺放于煅锅内，上覆盖一个较小的盖锅，两锅的接缝处用衬纸和黄泥或盐泥（六一泥）严密封固，盖锅上压一重物，待封泥稍干后，武火加热煅烧 2~5 h，火候足时放冷打开。

第二节

复制法

复制法，即将净选后的中草药加入一种或数种辅料，按规定程序，或浸、泡、漂，或蒸煮或数法共用，反复炮炙至规定程度的一种炮制方法。

一、目的与要求

降低或消除中草药的毒性：如半夏、天南星、白附子等。改变药性：如胆汁制天南星，可使其味由辛温变为苦凉。增强生理活性：如用鲜姜、白矾制白附子，可增强其祛风逐痰的功效。复制法常使用多种辅料，利用不同的辅料炮制中草药可对中草药的功效产生不同的影响，如半夏单以白矾制，可增强燥湿化痰的作用；以生姜、生矾制，可增强降逆止呕的功效；以甘草、石灰制，能调和脾胃、清化寒痰。矫臭矫味：如酒制乌梢蛇，可去除腥臭气味，便于服用。选择春秋季进行，避免出现"化缸"；选择阴凉处，避免曝晒，以免腐烂；如要加热处理，水量要多，以免糊汤。

二、加工工艺

复制法没有统一的加工工艺流程，具体工艺流程和辅料的选择可根据中草药而定。

第三节

制霜法

中草药食品经过去油制成松散粉末、析出细小结晶或升华的方法称制霜法。含脂肪油较多的果实种子类及动物类材料，这类材料常有一定的毒副作用，将其制霜后，可降低毒性，缓和药性。巴豆制霜后能降低毒性，防止致泻的作用过猛而影响健康，同时还消除副作用。柏子仁制霜可降低毒性和滑肠致泻的作用，适用于脾胃虚弱的患者。瓜蒌子制霜可除去致恶心呕吐、腹泻的油脂，也适用于脾虚患者。西瓜制霜有清火消肿的作用，可用于咽喉肿痛、口舌生疮、牙疳等。

一、去油制霜法

药物经过去油制成松散粉末的方法称为去油制霜法。该法具有降低毒性、缓和药性的作用。如：瓜蒌子泻下作用猛烈，经去油制霜后缓和泻下作用，保证临床用药安全有效；千金子有毒性，泻下作用猛烈，易引起呕吐，去油制霜，可降低毒性，缓和泻下作用。去油制霜法的过程为将中草药除去外壳取仁，碾成细末或捣烂如泥，用多层吸油纸包裹，蒸热，或置炉边或烈日下曝晒后，压榨去油，反复压榨换纸，至纸不显油迹为度。

二、渗析制霜法

药物经过物料析出细小结晶的方法，称为渗析制霜法。渗析制霜适宜在秋凉时节进行。该法用于制造新的药物，增强疗效。如西瓜霜，西瓜能清热解暑，芒硝能清热泻火，两药合制，性味改变，起到了协同作用，使药物更加纯净，增强清热泻火之功。渗析制霜法的步骤为将中草药放入瓦罐、植物果实或动物体内，置于阴凉通风处，数日后收集瓦罐、果实或动物体表面结晶物。

三、升华制霜法

药物经过高温升华成结晶或细粉的方法，称为升华制霜法。适用于在一定温度下能够升华的物质，如百草霜、砒霜、轻粉的制备。其目的是纯净中草药。升华制霜后药物更纯、毒性更大，制霜时需注意安全。升华制霜法的过程是取粉碎后的原材料置煅锅内，上置一口径较小的锅，两锅接合处用盐泥封固，上压重物，盖锅底贴一白纸条或几粒大米，用文武火加热煅至白纸或大米呈老黄色，离火待凉后，收集盖锅上的结晶。

第四节
煨法

将药物用湿面或湿纸包裹，埋于热火灰中缓慢加热的炮制方法称为煨法。对煨法进行改良，常用滑石粉或麦麸加热后煨制中草药，也属于煨法。该法可除去药物中部分挥发油及刺激性成分，降低副作用，缓和药性，增强药物作用。煨法分为面粉煨法及纸煨法。

（1）面粉煨法 将中草药以湿面片包裹，埋入热滑石粉或用砂子拌炒煨至面皮呈焦黑或焦黄色。如面粉煨肉豆蔻，将适量面粉打湿压成薄片，将肉豆蔻逐个包裹，或用清水将肉豆蔻表面湿润后，如水泛丸法裹面粉3~4层，稍晾倒入炒热的滑石粉或砂子（药物100 kg，滑石粉50 kg或砂子适量）中，在170~190℃拌炒煨20 min左右至面皮呈焦黄色，取出筛去滑石粉或砂子剥去面皮，放凉。

（2）纸煨法 取草纸打湿，将药物包裹三层，入火或火灰中爆至纸烧焦为度，剥去纸即得。如纸煨木香，取未经干燥的木香片，在铁丝匾中，一层草纸一层木香片地间隔平铺数层压紧，置于烟炉火上，或者置于烘干室内，用文火或低温烘煨至木香中所含的部分挥发油渗透至纸上，取出放凉。

第五节
烘焙法

将净选后的药物用文火直接或间接加热，使之充分干燥的方法，称为烘焙法。对于某些昆虫或其他类原材料，为了便于粉碎和贮存，往往采用烘焙的方法进行处理。烘焙法还可降低毒性、矫臭矫味等。烘焙法不同于炒法，一定要用文火，并勤翻动，以免焦化。

加工工艺：烘，是将药物置于近火处或利用烘箱、干燥室等设备，使药物中所含水分徐徐蒸发。焙，是将净选后的药物置于金属容器或锅内，用文火经较短时间加热，并不断翻动，至药物颜色加深、质地酥脆为度。

牡蛎（药食同源）

【别名】蛎蛤、牡蛤

【使用部位】牡蛎肉与壳

【地理分布】

生活于低潮线附近至水深 7 m 左右的江河入海近处，适盐度为 10%～25%。杂食性，以细小浮游生物为食。繁殖季节 5～9 月。

栖息于从潮间带至低潮线以下 10 多米深的泥滩及泥沙质海底，通常在正常海水中生活的个体小；在盐度较低海水中生活的个体大。我国沿海均有分布，为河口及内湾养殖的优良品种。

栖息于潮间带的蓄水处及低潮线以下 20 m 左右的岩礁上，适盐度高，繁殖期 6～8 月。

栖息于低潮线以下水深 15～30 m 左右的岩礁上，或泥沙质海底，有时在低潮线下数米处也能见到。盐适度 27%～34%，繁殖季节 5～9 月，当水温在 17～19℃时即开始产卵。

【药材性状】

为不规则的卵圆形、三角形或长圆形贝壳，大小不等，通常长 10～30 cm，宽 5～10 cm，厚 1～3 cm；外表灰色、浅灰棕色或灰蓝色，呈层状，并有弯曲的粗糙层纹。壳内面多为乳白色，平滑且有光泽。质坚硬，不易破碎，断面白色，层状。

【性味归经】

味咸，性微寒。归肝、胆、肾经。

【功效与主治】

生牡蛎重镇安神、潜阳补阴、软坚散结，用于惊悸失眠、眩晕耳鸣、瘰疬痰核、癥瘕痞块。

【化学成分】

含 80%～95% 的碳酸钙、磷酸钙及硫酸钙，并含镁、铝、硅及氧化铁等。大连湾牡蛎的贝壳，含碳酸钙 90% 以上，有机质约 1.72%；尚含少量镁、铁、硅酸盐、硫酸盐、磷酸盐和氯化物。煅烧后碳酸盐分解，产生氧化钙等，有机质则被破坏。

【炮制方法历史沿革】

古代有熟制法、煅法、炙制、熬令黄色、火烧通赤、煨制、炒制、童便煅、醋煅、韭菜叶和泥煅水飞制法。现有使用生牡蛎或煅牡蛎。

【质量要求】

以个头大、整齐、壳内面光洁者为佳。牡蛎含碳酸钙不得少于 94.0%。

【贮存】

置干燥处。

玉竹（药食同源）

【别名】荧、委萎、黄芝、萎蕤、玉术

【使用部位】百合科植物玉竹的根茎

【植物形态】

多年生草本，高 40~65 cm。地下根茎横走，黄白色，直径 0.5~1.3 cm，密生多数细小的须根。茎单一，自一边倾斜，光滑无毛，具棱。

【地理分布】

全国大部分地区有分布，并有栽培。主产于河南、江苏、辽宁、湖南、浙江。

【药材性状】

干燥根茎，呈细长圆柱形或略扁，多不分枝，长 5~15 cm，直径 0.5~1 cm。表面淡黄色或淡黄棕色，半透明，稍粗糙，有细纵皱纹。干燥者质坚硬，角质样而脆，受潮则变柔软。折断面带颗粒性，黄白色。

【性味归经】

味甘，性微寒。入肺、胃经。

【功效与主治】

养阴润燥，除烦，止渴。治热病阴伤、咳嗽烦渴、虚劳发热、消谷易饥。

【化学成分】

甾体皂苷：$3\beta,14\alpha$-二羟基-(25S)-螺甾烷醇-5 烯、3β-羟基-(25S)-螺甾-1-O-α-L-吡喃鼠李糖基$(1\to2)$-α-L-吡喃阿拉伯糖苷、3β-羟基-(25R)-螺甾-1-O-α-L-吡喃鼠李糖基$(1\to2)$-α-L-吡喃阿拉伯糖苷、3β-羟基-(2R)-螺甾-1-O-α-L-吡喃鼠李糖基-$(1\to2)$-β-D-吡喃半乳糖苷、3β-羟基-(25S)-螺甾-1-O-α-L-吡喃鼠李糖基$(1\to2)$-β-D-吡喃半乳糖苷。

高异黄酮：5,7-二羟基-8-甲氧基-3-(2′-羟基-4′-甲氧基苄基)-色烷-4-酮、(3S)-3,5,7-三羟基-6-甲基-8-甲氧基-3-(4′-羟基苄基)-色烷-4-酮(30)、(3S)-3,5,7-三羟基-6,8-二甲基-3-(4′-羟基苄基)-色烷-4-酮(31)、(3R)-5,7-二羟基-6-甲基-8-甲氧基-3(4′-羟基苄基)-色烷-4-酮。

糖：葡萄糖、甘露糖、半乳糖、半乳糖醛酸。

挥发油：十六酸、(E)-9-烯基十八酸、9,12-二烯十八酸、正己醛、雪松醇、五烷酸、亚油酸乙酯、8,11-十八碳二烯酸甲酯、E,E,Z-1,3,12-十九碳三烯-5,14-二醇、E-10,13,13-三甲基-11-十四烯-1-乙酸酯、3-甲氧基-2,5,6-三甲基酚、1,7,7-三甲基-二环［2.2.1］七-2-基酯。

其他成分：β-谷固醇、无刺枣苷 I、棕榈酸甲酯、α-软脂酸甘油酯、(Z)-6-十九碳烯酸、二十八碳酸。

【采收加工及炮制方法】

采收：春、秋二季都可采挖。

加工：除去茎叶、须根和泥土，晾晒至外表有黏液渗出，轻撞去毛，分开大小个，继续晾晒至微黄色，进行揉搓、晾晒，如此反复数次，至柔润光亮、无硬心，再晒至足干。或将鲜玉竹蒸透后，边晒边揉，至柔软而透明时再晒干。

炮制：①取原药材，除去杂质，洗净，闷润至透，切厚片，干燥。筛去碎屑。②制玉竹：将玉竹除去杂质，洗净捞出沥干，置木蒸桶内蒸 3~4 h，闷 1 夜取出，晒半干，再复蒸 2~3 h，闷 1 夜至呈棕褐色，取出，切厚片，晒干。筛去碎屑。③清蒸：使玉竹苷类成分分解出多糖，使玉竹多糖含量增加，同时可以使总皂苷分解或者从细胞组织间释放出来，从而使总皂苷含量增加。经蒸制后，玉竹味甘，以滋阴益气为主，用于虚劳干咳，或热病后期，阴液耗损，或热病中期，下后汗出，口干咽燥等。

【炮制方法历史沿革】

南北朝刘宋时代有蜜水浸蒸法。宋代有刮皮蒸、焙制等法。明代增加了蜜浸法。清代又增加了蜜水或酒浸蒸、炒香等炮制方法。

【质量要求】

根据《中国药典》（2020 版），玉竹水分不得超过 16.0%，总灰分不得超过 3.0%，用 70%乙醇作溶剂浸出物不得少于 50.0%。按干燥品计算，含玉竹多糖（以葡萄糖计）不得少于 6.0%。

【贮存】

置通风干燥处，防霉，防蛀。

鱼腥草（药食同源）

【别名】岑草、蕺、蒩菜、臭菜、热草

【使用部位】三白草科植物蕺菜的新鲜全草或干燥地上部分

【植物形态】

多年生草本，高 15～50 cm，有腥臭气。茎下部伏地，生根，上部直立；托叶条形，下半部与叶柄合生成鞘状。

【地理分布】

生长于阴湿地或水边。分布于浙江、江苏、湖北、安徽、福建、四川、广东、广西、湖南、贵州、陕西等地。

【药材性状】

鲜鱼腥草：茎呈圆柱形，长 20～45 cm，直径 0.25～0.45 cm；上部绿色或紫红色，下部白色，节明显。叶互生，叶片心形，长 3～10 cm，宽 3～11 cm；上表面绿色，密生腺点，下表面常紫红色；叶柄细长，基部与托叶合生成鞘状。

干鱼腥草：茎呈扁圆柱形，扭曲而细长，长 10～30 cm，粗 2～4 mm，表面黄棕色，具纵棱数条；质脆，易折断。叶片卷折皱缩，展平后呈心形，上表面暗黄绿色至暗棕色，下表面灰绿色或灰棕色。

【性味归经】

味辛，性微寒。入肺经。

【功效与主治】

清热解毒，消痈排脓，利尿通淋。用于肺痈吐脓、痰热喘咳、喉蛾、热痢、热淋。具有抗菌、利尿、镇痛及止血功效。

【化学成分】

黄酮：槲皮素、槲皮苷、金丝桃苷、芦丁、山奈素、异鼠李素等。

生物碱：头花千金藤二酮、马兜铃酸内酰胺 B、马兜铃酸内酰胺 A、胡椒内酰等。

挥发油：水芹烯、月桂烯、4-松油醇、癸醛、癸醇、十二烷醛等。

多酚：绿原酸。

【采收加工及炮制方法】

采收：夏季茎叶茂盛花穗多时采收。鲜品全年均可采割。

加工：除去杂质，迅速洗净，切段，晒干或阴干。

炮制：取原药材，除去杂质及根，快速洗净，晾至半干，切段，低温干燥。炮制后使药物洁净，便于药效成分的煎出，便于调剂、制剂。

【炮制方法历史沿革】

宋代有淡竹筒内煨法。明代有晒干、为末法。现行有净制、切制法。

【质量要求】

水分（干鱼腥草）不得超过15.0%。酸不溶性灰分（干鱼腥草）不得超过2.5%。干鱼腥草按照水溶性浸出物测定法项的冷浸法测定，不得少于10.0%。

【贮存】

置阴凉干燥处。

‹ 山柰（药食同源） ›

【别名】三奈子、三赖、山辣、三藾、沙姜

【使用部位】姜科植物山柰的干燥根茎

【植物形态】

多年生宿根草本。块状根茎，单生或数枚连接，淡绿色或绿白色，芳香；果实为蒴果。

【地理分布】

产于我国福建、台湾、广东、海南、广西、云南等地。

【药材性状】

根茎横切片圆形或近圆形，直径1～2 cm，厚3～5 mm，有时2～3个相连。外皮皱缩，浅褐色或黄褐色，有的有根痕及残存须根；切面类白色，富粉性，常略凸起，习称"缩皮凸肉"。质坚脆，易折断，气芳香，味辛辣。

【性味归经】

味辛，性温。归脾、胃经。

【功效与主治】

温中化湿，行气止痛。用于急性胃肠炎、消化不良、胃寒疼痛、牙痛、风湿关节痛、跌打损伤。具抗癌、保护肠道平滑肌、抑菌、抗氧化、镇痛、抗炎功效。

【化学成分】

根茎含挥发油，其主要成分是对甲氧基桂皮酸乙酯、顺式及反式桂皮酸乙酯、龙脑、樟烯、3-蒈烯、对甲氧基苏合香烯。还含香桧烯水芹烯、对聚伞花素、柠檬烯、1,8-桉叶素、4-松油醇、松油醇、优葛缕酮、茴香醛、乙酸龙脑酯、百里香酚、松油醇乙酸酯、榄香烯、芹子烯、十五烷、莘茄烯、十六烷、十七烷、3-(4-甲氧基苯基)-2-甲基-2-丙烯酸、5-苯基噻唑、3-亚甲基-6-异丙基环己烯、松油醇、异龙脑、2,5,6-三甲癸烷、2,4,6-三甲基辛烷、9,12-十八碳二烯醛。又含黄酮类成分：山柰酚，山柰素，还含维生素P。

【采收加工及炮制方法】

采收：12月至次年3月间，地上茎枯萎时，挖取二年生的根茎。

加工：洗去泥土，除去须根横切成片。

炮制：用硫黄熏1天后，铺在竹席上晒干。切忌火烘，否则易变成黑色，减弱香气。

【炮制方法历史沿革】

明代有碾细、切片、面裹煨法。现行有净制、切制法。

【质量要求】

水分不得超过13.0%，总灰分不得超过8.0%。

【贮存】

置阴凉干燥处。

❮ 沉香（新食品原料-白木香叶）❯

【别名】土沉香、白木香、芫香、六麻树、女儿香

【使用部位】植物白木香含有树脂的木材

【植物形态】

常绿乔木，高可达20 m。根和茎有香气。树皮及枝灰褐色，外皮质薄而致密，易剥落，小枝被茸毛。叶片椭圆形或卵形，长6~9 cm，宽2.5~4.5 cm，先端短渐尖。春末夏初开黄绿色花，数朵排成顶生或腋生伞形花序；子房卵形，密被灰白色毛。

【地理分布】

生长于热带、亚热带山地常绿林中和季雨林中。分布于福建、广西、广东等省区。

【中草药食品性状】

为片状或不规则的长条状，大小不一，一面多具纵沟，由棕黑色的含树脂部分与淡黄色木质部交错形成花纹，微有光亮；另一面（人工伤面或虫伤面）多为黄褐色腐朽的木质，表面凹凸不平，入水半浮或上浮。燃烧时发出浓烟，并有强烈的愉快香气及黑色油状物浸出。本品以色黑质重、树脂显著、入水下沉者为佳。

【性味归经】

味辛、苦，性微温。入脾、胃、肾经。

【功效与主治】

行气止痛，温中止呕，纳气平喘。主治胸腹胀痛、呕吐呃逆、气逆喘促。具有抗肿瘤、抗菌、抗炎、降血糖等生物活性。

【化学成分】

含挥发油及树脂，还含有黄酮、苯甲酮、木脂素、苯丙素、萜类、生物碱、甾体以及其他酚类化合物。

【采收加工及炮制方法】

采收加工：四季可采，一般选用树干直径30 cm以上的小树，用刀在树干上顺砍数刀，伤口深3~4 cm，为菌类所感染数年后，在伤口处如有黑色沉淀物就是中药的"沉香"。取下沉香晒干后，用刀挖去黏附在其上面的白色木片，阴干，即成。

藿香（药食同源）

【别名】土藿香、猫把、野藿香

【使用部位】全草入药

【植物形态】

一年生或多年生草本，高40~110 cm。茎直立，四棱形，略带红色，稀被微茸毛及腺体。

【地理分布】

藿香主产于东北、华北和华中诸省。广藿香主产于广东、海南等我国南方诸省。

【药材性状】

本品茎方柱形，直，常有对生的分枝，四面平坦或凹入成宽沟，长30~90 cm，直径0.2~1 cm；表面绿色或黄绿色；质脆易折断，断面白色，髓部中空。叶对生，叶片较薄，多皱缩或破碎，完整的叶片湿润展开后呈卵形或长卵形，长2~8 cm，宽1~5 cm。穗状轮伞花序顶生。

【性味归经】

味辛，性温。归脾、胃、肺经。

【功效与主治】

化湿醒脾，辟秽和中，解暑。用于湿阻脾胃、脘痞呕吐、湿温初起、泄泻、暑湿、恶寒发热、胸脘满闷等。

【化学成分】

挥发油成分：主要成分为甲基胡椒酚，占80%以上。并含有茴香醚、茴香醛、D-柠檬烯，以及对甲氧基桂皮醛、α-蒎烯、β-蒎烯、辛酮-3、辛醇-3、对聚伞花素、1-辛烯-3-醇、芳樟醇、石竹烯、β-榄香烯、β-葎草烯、α-衣兰烯、β-金合欢烯、二氢白菖考烯等。

元素：钾、钙、镁、铁、磷等。

其他成分：单萜烯、倍半萜烯、醇类、酮类、醛类与烷酸类等多种化合物。

【采收加工及炮制方法】

采收：北方作一年生栽培，南方种后可连续收获2年，产量以第2年为高。6~7月，当花序抽出而未开花时，择晴天齐地割取全草。

加工：薄摊晒至日落后，收回堆叠过夜，次日再晒。或迅速晾干、晒干或烤干。

炮制：①藿香：拣去杂质，除去残根及老茎，先将叶摘下另放，茎用水润透，切段，晒干，然后与叶和匀。②藿梗：取老茎，水浸润透，切片晒干。

【炮制方法历史沿革】

净制除去残根及杂质，先抖下叶，筛净另放；茎洗净，润透。

【质量要求】

水分不得超过14.0%。

【贮存】

置阴凉干燥处，防潮。

‹ 菊苣（药食同源） ›

【别名】苦苣、法国苦苣、奇可力、咖啡草

【使用部位】菊科植物毛菊苣或菊苣的干燥地上部分或根

【植物形态】

多年生草本，高 50～100 cm。茎有棱，直立，中空，多分枝。根生叶长倒披针形，先端锐尖，基部狭细，边缘具不整齐的牙齿及长毛，中脉有粗毛；茎生叶少数，较小，长圆状披针形，有粗毛。头状花序腋生及顶生；总苞 2 列；花全部舌状，蓝色，聚药雄蕊蓝色，柱头2 裂，有向上的短刚毛。果实有棱角。

【地理分布】

原产于地中海、中亚和北非，早在古罗马和希腊时代已有栽培。菊苣在欧洲栽培甚多，多年来常被用作叶类蔬菜、牧草、制糖原料及咖啡的替代品。我国新疆、山东、内蒙古等地也有分布。菊苣是维吾尔族和蒙古族常用药材。

【药材性状】

毛菊苣：全体被硬毛。茎呈圆柱形，稍弯曲，表面灰绿色或带紫色；断面黄白色，中空。叶多破碎，灰绿色；茎中部的完整叶片呈大头羽裂。瘦果倒卵形，有棱，顶端截形，被鳞片状冠毛，长 0.8～1 mm，黄褐色或棕褐色。

菊苣：茎表面近光滑。茎生叶少或退化，长圆状披针形。头状花序少数，簇生；苞片 2层，外短内长，无毛。

【性味归经】

味微苦、咸，性凉。归肝、胆、胃经。

【功效与主治】

作为维吾尔族习用药材收载于《新疆中草药手册》，具有清肝利胆、健胃消食、利尿消肿的功效，用于治疗湿热黄疸、胃痛食少、水肿尿少等病症。具有降血糖、降血脂、降尿酸、护肝、保护消化系统和心血管系统功效。

【化学成分】

现已确定菊苣根中含有糖、有机酸、生物碱、维生素、三萜、倍半萜内酯、香豆素、挥发油、多种无机元素等成分。

糖：有葡萄糖、果糖、蔗糖以及由果糖组成的寡聚糖，多糖主要是菊糖，还有淀粉、糊精等。菊苣根中含有大量的菊糖。

香豆素：马栗树皮素、马栗树皮苷、野莴苣苷、7-甲氧基香豆素。

挥发油：糠醛、4-乙酰基吡咯、苯甲醛、5-甲基-2-糠醛、苯乙醛、苯噻唑、2-乙酰基吡咯。

有机酸：菊苣中的酸性成分主要为咖啡酸衍生物，且以菊苣酸即二咖啡酰酒石酸为主要成分，另外还含有单咖啡酰酒石酸、咖啡酸、绿原酸，1-O-阿魏酰基-β-D 葡糖苷、棕榈酸、亚油酸、硬脂酸、油酸、棕榈油酸、甲酸、酒石酸、苹果酸、柠檬酸、丁二酸、羟基乙酸、乳酸、羟乙酸、焦谷氨酸、奎宁酸等。

维生素和胡萝卜素：菊苣中含有维生素 A、B 族维生素、维生素 C 等多种维生素。

萜：菊苣中发现的倍半萜类化合物可分为 3 类：愈创木烷型内酯类、桉烷型内酯类和吉马烷型内酯类。三萜类化合物主要有乙酸降香萜烯醇酯、α-香树脂醇、蒲公英萜酮、伪蒲公英甾醇。

生物碱：菊苣中含有咖啡因等生物碱。

【采收加工及炮制方法】

采收加工：夏、秋二季采割地上部分或秋末挖根，除去泥沙和杂质，晒干。

炮制：净制除去杂质，切段。

【炮制方法历史沿革】

现行有净制、切制法。

【质量要求】

水分不得超过 10.0%，总灰分不得超过 10.0%，浸出物不得少于 10.0%。

【贮存】

置阴凉干燥处。

香薷（药食同源）

【别名】香菜、香戎、香茸、蜜蜂草

【使用部位】唇形科植物青香薷或江香薷的干燥地上部分

【植物形态】

青香薷：长 30～50 cm，基部紫红色，上部黄绿色或淡黄色，全体密被白色茸毛。茎为方柱形，基部类圆形，直径 1～2 mm，节明显，节间长 4～7 cm；质脆，易折断。叶对生，多皱缩或脱落，叶片展平后呈长卵形或披针形，暗绿色或黄绿色，边缘有 3～5 疏浅锯齿。穗状花序顶生及腋生，苞片圆卵形或圆倒卵形，脱落或残存；花萼宿存，钟状，淡紫红色或灰绿色，先端 5 裂，密被茸毛。小坚果球形，直径 0.7～1.1 mm，具网纹。

江香薷：长 55～66 cm。表面黄绿色，质较柔软。边缘有 5～9 疏浅锯齿。果实直径 0.9～1.4 mm，表面具疏网纹。

【地理分布】

香薷是唇形科香薷属直立草本植物，多生长于路旁、山坡、荒地、河岸等地，我国除新疆、青海等地外几乎遍布全国，特别是湖南、江西、广西、广东、福建等地分布最集中，湖北、四川、贵州、云南、浙江等地分布最多。

【药材性状】

干燥全草，全体被有白色茸毛。茎挺立或稍呈波状弯曲，长 30～50 cm，直径 1～2 mm；近根部为圆柱形，上部方形，节明显，淡紫色或黄绿色；质脆，易折断。叶对生，皱缩破碎或已脱落；润湿展平后，完整的叶片呈披针形或长卵形，长 2.5～3.5 cm，宽 3～5 mm。茎顶带有穗状花序，呈淡黄色或淡紫色，宿存的花萼钟状，苞片脱落或残存。

【性味归经】

味辛，性微温。归肺、胃经。

【功效与主治】

具有发汗解表、化湿和中、利水消肿作用。用于夏季外感风寒、内伤于湿，恶寒发热、头痛无汗、脘腹疼痛、呕吐腹泻等。

【化学成分】

黄酮：5-羟基-6,7-二甲氧基黄酮、5-羟基-7,8-二甲氧基黄酮、5,7-二羟基-4′-甲氧基黄酮、5,7-二甲氧基-4′-羟基黄酮、洋芹素等。

香豆素：5-(3″-甲基丁基)-8-甲氧基呋喃香豆素、5-(3″-羟基-3″-甲基丁基)-8-甲氧基呋喃香豆素、5-(3″,3″-甲基烯丙基)-8-甲氧基呋喃香豆素、5-(3″-甲基-2′-烯丁基)-8-甲氧基呋喃香豆素。

木脂素：3-羟基牛蒡子苷。

萜：β-谷固醇-3-β-D-葡糖苷、β-谷固醇、熊果酸。

脂肪酸：棕榈酸，亚油酸、亚麻酸、琥珀酸、丁二酸。

【采收加工及炮制方法】

采收：夏季茎叶茂盛、果实成熟时采割。

加工：拣去杂质，晒干。

炮制：取原药材，除去残根及杂质，抢水洗净，切段，晾干。炮制后可洁净药材，便于调剂。

【炮制方法历史沿革】

南北朝刘宋时代有去根、留叶、细锉、曝干、勿令犯火制法。宋代有去梗法。明代有姜汁炒法、炒法。现行有净制、切制法。

【质量要求】

香薷含挥发油不得少于 0.60%。本品按干燥品计算，含麝香草酚与香荆芥酚的总量不得少于0.16%。水分不得超过 12.0%。总灰分不得超过 8.0%。

【贮存】

置阴凉干燥处。

龙眼肉（桂圆）（药食同源）

【别名】龙目、鲛泪、圆眼、海珠丛、桂圆

【使用部位】无患子科植物龙眼的假种皮

【植物形态】

常绿乔木，高通常 10 余米，间有高达 40 m、胸径达 1 m 者。叶连柄长 15～30 cm 或更长；小叶 4～5 对，长圆状椭圆形至长圆状披针形，两侧常不对称，长 6～15 cm，宽 2.5～5 cm。花序大型，多分枝；花梗短；花瓣乳白色，披针形；花丝被短硬毛。果近球形，直径 1.2～2.5 cm，通常黄褐色或有时灰黄色，外面稍粗糙，或少有微凸的小瘤体；种子茶褐色，光亮，全部被肉质的假种皮包裹。

【地理分布】

我国西南部至东南部栽培很广，以福建最盛，广东次之；云南及广东、广西南部亦见野生或半野生于疏林中。亚洲南部和东南部也常有栽培。

【药材性状】

为顶端纵向裂开的不规则块片，长约 1.5 cm，宽 2～4 cm，厚不及 1 mm，表面黄棕色，半透明；靠近果皮的一面皱缩不平，粗糙；靠近种皮的一面光亮而有纵皱纹。质柔韧而微有黏性，常黏结呈块状。

【性味归经】

味甘，性温。归心、脾经。

【功效】

龙眼肉含很多活性成分，如多糖、脂类、多元酚、黄酮类等。有补益心脾、养血安神、止痛消肿之功，近年发现它还有抗癌、抗衰老、抗氧化和免疫调节功能。

【化学成分】

糖：果糖、葡萄糖、蔗糖等。

脂：溶血磷脂酰胆碱、磷脂酰胆碱、磷脂酰肌醇、磷脂酰丝氨酸、磷脂酰乙醇胺、磷脂酸、磷脂酰甘油、大豆脑苷脂Ⅰ、大豆脑苷脂Ⅱ、龙眼脑苷脂Ⅰ、龙眼脑苷脂Ⅱ、苦瓜脑苷脂Ⅰ及商陆脑苷脂等。

挥发性成分：苯并噻唑、1,2-苯并异噻唑、正十三烷、2-甲基萘、新戊酸 6-烯酯等。

多酚：没食子酸、鞣花单宁、鞣花酸。

【采收加工及炮制方法】

夏、秋二季在果实充分成熟后采收。晴天倒于晒席上，晒至半干后再用焙灶焙干，到七八成干时剥取假种皮，继续晒干或烘干，干燥适度为宜。或将果实放开水中煮 10 min，捞出摊放，使水分散失，再用火烤一昼夜，剥取假种皮，晒干。

【炮制方法历史沿革】

明代有取肉。清代有去壳取肉，去核及采摘晒干等。现行有净制。

【质量要求】

以片大而厚、色黄棕、半透明、甜味浓者为佳。水分不得超过 15.0%，总灰分不得超过 4.0%，按照水溶性浸出物测定法里的热浸法测定，浸出物不得少于 70.0%。

【贮存】

置通风干燥处，防潮，防蛀。

葛根（药食同源）

【别名】干葛、甘葛、粉葛、葛麻茹、葛于根

【使用部位】豆科植物野葛的干燥根

【植物形态】

多年生藤本，长达 10 m，全株被黄褐色粗毛。块根肥厚。

【地理分布】

生长于山坡草丛中或路旁及较阴湿的地方。全国大部分地区有产，主产于河南、湖南、浙江、四川等地。

【药材性状】

干燥块根呈长圆柱形，药材多纵切或斜切成板状厚片，长短不等，约长20 cm，直径5～10 cm，厚0.7～1.3 cm。白色或淡棕色，表面有时可见残存的棕色外皮，切面粗糙，纤维性强。质硬而重，富粉性，并含大量纤维，横断面可见由纤维所形成的同心性环层，纵切片可见纤维性与粉质相间，形成纵纹。

【性味归经】

味甘、辛，性凉。入脾、胃、肺经。

【功效与主治】

升阳解肌，透疹止泻，除烦止渴。治外感发热、头痛项强、烦热消渴、泄泻、痢疾、高血压、心绞痛、耳聋。

【化学成分】

葛根含异黄酮成分葛根素、葛根素木糖苷、大豆黄酮、大豆黄酮苷及β-谷固醇、花生酸，淀粉含量较高（新鲜葛根中含量为19%～20%，干葛根含淀粉37%，三裂叶野葛藤的根部含淀粉15%～20%）。

【采收加工及炮制方法】

采收：秋、冬二季采挖。

加工：野葛多趁鲜切成厚片或小块；干燥。

炮制：①葛根：取原药材，除去杂质，洗净，稍泡，捞出闷润，切厚片，晒干。②湿纸煨葛根：取葛根片或块，用三层湿纸包好，埋入无烟热火灰中，煨至纸呈焦黑色，葛根呈微黄色时取出，去纸放凉，备用。③麦麸煨葛根：取麦麸撒入热锅中，用中火加热，待冒烟后，倒入葛根片，上面再撒麦麸，煨至下层麦麸呈焦黄色时，随即用铁铲将葛根与麦麸不断翻动，至葛根片呈焦黄色时取出。筛去麦麸，放凉，备用。

【炮制方法历史沿革】

唐代有蒸制。宋代增加有醋制、炙、焙制等法。元、明代又增加了炒制、微炒、干煮、炒黑等炮制方法。清代新增煨法。现在主要的炮制方法有湿纸煨、麦麸煨等。

【质量要求】

以块肥大、质坚实、色白、粉性足、纤维性少者为佳。葛根水分不得超过13.0%，总灰分不得超过6.0%，稀乙醇热浸出物不得少于24.0%，含葛根素不得少于2.4%。

【贮存】

贮存于干燥容器内，置通风干燥处。

◁ 生姜（药食同源） ▷

【别名】姜根、百辣云、勾装指、因地辛、炎凉小子

【使用部位】姜科植物姜的新鲜根茎

【植物形态】

多年生草本，高50～80 cm。根茎肥厚，断面黄白色，有浓厚的辛辣气味。叶互生，排

成 2 列，无柄，几抱茎；叶舌长 2～4 mm；叶片披针形或线状披针形，长 15～30 cm，宽 1.5～2.2 cm，先端渐尖，基部狭，花莛长 15～25 cm；穗状花序椭圆形，长 4～5 cm。种子多数，黑色。

【地理分布】

全国大部分地区有产，主产于四川、广东、山东、陕西等地。

【药材性状】

鲜根茎为扁平不规则的块状，并有指状分枝，各枝顶端有茎痕或芽，表面黄褐色或灰棕色，有光泽，具浅棕色环节。质脆，折断后有汁液渗出；断面浅黄色，有一明显环纹，中间稍现筋脉。以块大、丰满、质嫩者为佳。

【性味归经】

味辛，性微温。入肺、胃、脾经。

【功效与主治】

解表散寒，止呕，化痰止咳。治风寒感冒、呕吐、寒痰喘咳、胀满、泄泻；解半夏、天南星及鱼蟹、鸟兽肉毒。治风湿痛、腰腿痛、胃痛、十二指肠溃疡、疟疾、急性细菌性痢疾、蛔虫性肠梗阻、急性睾丸炎。

【化学成分】

烃：α-姜烯、β-水芹烯、β-甜没药烯、α-姜黄烯、樟烯、β-罗勒烯、α-香柑油烯、β-金合欢烯、月桂烯、β-蒎烯、α-金合欢烯、1,3,3-三甲基三环[2.2.1.02,6]-庚烷、2,6-二甲基-6-(4-甲基-3-戊烯基)-二环[3.1.1]-2-庚烷、1,3,3-三甲基-2-氧杂二环[2.2.2]辛烷。

醇：β-檀香萜醇、姜醇、2-蒈醇、3-蒈醇、异小茴香醇、6-姜辣醇、3-姜辣醇、4-姜辣醇、5-姜辣醇、8-姜辣醇、10-姜辣醇、12-姜辣醇、6-姜辣二醇、4-姜辣二醇、8-姜辣二醇、10-姜辣二醇、6-甲基姜辣二醇。

醛：紫苏醛、橙花醛、牻牛儿醛、柠檬醛。

芳香族化合物：1-(1,5-二甲基-4-乙烯基)-4-甲基苯。

酯：4-姜辣二醇双乙酸酯、6-姜辣二醇双乙酸酯、6-甲基姜二醇双乙酸。

酮：6-姜辣二酮、10-姜辣二酮、6-去氢姜辣二酮、10-去氢姜辣二酮、6-乙酰姜辣醇、6-姜辣烯酮、呋喃大牻牛儿酮。

氨基酸：天冬氨酸、谷氨酸、丝氨酸。

【采收加工及炮制方法】

采收加工：秋、冬二季采挖，除去须根及泥沙。

炮制：①生姜：拣去杂质，洗净泥土，用时切片。②鲜姜粉：取鲜生姜，洗净，捣烂，压榨取汁，静置，分取沉淀的粉质，晒干，或低温干燥。③煨姜：取净生姜，用纸六七层包裹，水中浸透，置火灰中煨至纸色焦黄，去纸用。④姜皮，拣去杂质，用水洗净泥沙，捞入筐内，滤干水分，晒干备用。

【质量要求】

根据《中国药典》(2020 版)，生姜的总灰分不得超过 2.0%，挥发油不得少于 0.12%，6-姜辣素不得少于 0.050%，8-姜酚和 10-姜酚总量不得少于 0.040%。

【贮存】

生姜用砂坛藏，姜皮用木箱装，加盖防潮。

◀ 粉葛（药食同源）▶

【别名】葛根、干葛、甘葛、粉葛、葛麻茹

【使用部位】豆科植物甘葛藤的干燥根

【植物形态】

多年生落叶藤本。根肥大。茎枝被黄褐色短毛或杂有长硬毛。

【地理分布】

分布于我国辽宁、河北、河南、山东、安徽、江苏、浙江、福建、台湾、广东、广西、江西、湖南、湖北、四川、贵州、云南、山西、陕西、甘肃等地。全国大部分地区有产，主产于河南、湖南、浙江、四川等地。

【药材性状】

干燥块根呈圆柱形，药材多纵切或斜切成板状厚片，长短不等，长 12~15 cm，直径 4~8 cm，厚 0.7~1.3 cm。表面黄白色或淡棕色，表面有时可见残存的棕色外皮，切面粗糙，纤维性强。质硬而重，富粉性，并含大量纤维，横断面可见由纤维所形成的同心性环纹，纵切片可见纤维性与粉质相间，形成纵纹。

【性味归经】

味甘、辛，性凉。归脾、胃经。

【功效与主治】

升阳止泻，解肌退热，透疹止泻，除烦止渴。治外感发热、头痛项强、烦热、消渴、泄泻、痢疾、高血压、心绞痛、耳聋。有保护循环系统、解痉、降血糖、解热的功效。

【化学成分】

黄酮：大豆苷元、大豆苷、染料木素、染料木苷、葛根素、3′-甲氧基葛根素。

萜：苦葛皂苷，羽扇豆醇。

葛酚苷：Pueroside A、Pueroside B 和 Sophoroside A。

香豆素：6,7-二甲氧基香豆素，香豆雌酚。

其他成分：β-谷固醇、胡萝卜苷、没食子酸、尿囊素、5-甲基海因。

【采收加工及炮制方法】

采收：秋、冬二季采挖。

加工：把块根挖出，去掉藤蔓，切下根头作种，除去泥沙，刮去粗皮，切成 1.5~2 cm 厚的斜片，晒干或烘干。广东、福建等地切片后，用盐水、白矾水或淘米水浸泡，再用硫黄熏后晒干，色较白净。

炮制：采收当年生粉葛，清水洗净，刮去外部褐色皮，纵切成片块或再横切成长方形小片块，护色后，晾干或烘干。也可不去皮而将完整根部烘干或晾干。冒烟后，倒入葛根片，上面再撒麦麸，煨至下层麦麸呈焦黄色时，随即用铁铲将葛根与麦麸不断翻动，至葛根片呈焦黄色时取出。筛去麦麸，放凉，备用。

【炮制方法历史沿革】

唐代有蒸制。宋代增加有醋制、炙、焙制等法。元、明代又增加了炒制、微炒、干煮、炒黑等炮制方法。清代新增煨法。现在主要的炮制方法有湿纸煨、麦麸煨等。

【质量要求】

粉葛根一等：粉白色，断面显环纹，粉性足，纤维少。剖瓣长 13~17 cm，中部直径 5 cm以上。二等：表皮黄白色。断面色白，有环纹，纤维较多，有粉性。中部直径 1.5 cm 以上。间有断根、碎破小块。

【贮存】

置通风干燥处，防蛀。

肉豆蔻（药食同源）

【别名】迦拘勒、豆蔻、肉果

【使用部位】肉豆蔻科植物肉豆蔻的种仁

【植物形态】

常绿乔木，高可达 20 m。果实梨形或近于圆球形，下垂，长 3.5~6 cm，淡红色或黄色，成熟后纵裂成 2 瓣，显出绯红色假种皮，种子长球形，种皮红褐色，木质。

【地理分布】

热带地区广为栽培。分布于马来西亚、印度尼西亚、巴西等地。主产于马来西亚及印度尼西亚。

【药材性状】

干燥种仁卵圆形或椭圆形，长 2~3 cm，宽 1.5~2.5 cm。外表面灰棕色或灰黄色，粗糙，有网状沟纹。质坚硬。纵切面可见表层的暗棕色的外胚乳向内伸入类白色的内胚乳，交错而成大理石样纹理。

【性味归经】

味辛，性温。归脾、胃、大肠经。

【功效与主治】

温中行气，消食，固肠。治心腹胀痛、虚泻冷痢、呕吐、宿食不消。

【化学成分】

挥发油：D-莰烯、α-蒎烯、肉豆蔻醚、肉豆蔻酸。

【采收加工及炮制方法】

采收：早晨摘取成熟果实。

加工：剖开果皮，剥去假种皮，再敲脱壳状的种皮，取出种仁用石灰乳浸一天后，缓火焙干。

炮制：洗净，取白面加水揉和包裹。另取蛤粉或滑石粉置锅内加热，将包好的肉豆蔻倒入，拌炒至外面呈焦黄色取出，除去面皮，趁热切片。另外也可将原药用清水略淘捞起，放在箩内润 12h 后，用麸皮置锅内加热炒至老黄色为度。取出，筛去麸皮，趁热切片。肉豆蔻含脂肪油较多，并有毒副作用。煨制后，油脂含量降低，毒副作用降低，固肠作用增强。

【炮制方法历史沿革】

南北朝刘宋时代有糯米粉裹炉灰炮制的记载。宋代新出现了面裹煨、醋面裹煨、湿纸煨、生姜汁和面裹煨、炒黄、粟米炒等炮制方法。明代还增加有醋浸、取霜等法。清代又增有面包捶去油。现在主要的炮制方法有面裹煨、纸包煨、滑石粉煨等。

【质量要求】

以个大、体重、坚实、香浓者为佳。肉豆蔻水分含量不超过 10.0%，每 1000 g 含黄曲霉毒素 B_1 不得超过 5 μg，黄曲霉毒素 G_2、黄曲霉毒素 G_1、黄曲霉毒素 B_2 和黄曲霉毒素 B_1 的总量不得超过 10 μg，挥发油不得少于 6.0%，含去氢二异丁香酚不得少于 0.10%。

【贮存】

贮于干燥容器内，置通风干燥处。防蛀。

◄ 雪莲（新食品原料-雪莲培养物）►

【别名】雪芝、雪里花、大拇花

【使用部位】菊科植物天山雪莲的干燥地上部分

【植物形态】

多年生草本，高 15～35 cm。根粗壮，基部被有多数纤维状棕褐色叶残迹。茎粗壮，基部直径 2～3 cm，无毛。

【地理分布】

生长于海拔 3000 m 以上高山岩缝、砾石和沙质河滩中。分布于甘肃、青海等地，以及新疆的天山、昆仑山的高山区。

【药材性状】

药材多破碎。根棕褐色，木质化，外部栓皮常呈条状剥落，折断面粗糙，内部黄白色。味微苦，气微香。根茎粗短，颈部残存有众多叶基纤维。茎粗壮，具纵肋棱，中空。叶多脱落；完整叶展平后呈卵状长圆形或广披针形，边缘有锯齿和缘毛，黄绿色，近革质。苞叶长卵形或卵形，黄白色，膜质。头状花序 10～30 个密集成球状，梗极短。瘦果长卵形，具纵肋，灰白色。

【性味归经】

味苦，性温。入肝、脾、肾三经。

【功效与主治】

具有通经活血、散寒除湿、止血消肿功效。用于腰膝酸软、女子带下、月经不调、风湿痹痛、外伤出血等。

【化学成分】

黄酮：芹菜素、山柰酚、槲皮素、异槲皮苷、木犀草素、高车前素、金合欢素等。

倍半萜内酯：去氢广木香内酯、二氢去氢广木香内酯、8α-羟基-11βH-11,13-二氢去氢广木香内酯、11βH-11,13-二氢去氢广木香内酯-8-O-β-D-葡糖苷、3α-羟基-11βH-11,13-二氢去氢广木香内酯、3α-羟基-11βH-11,13-二氢去氢广木香内酯-8-O-β-D-葡糖苷、11βH-11,13-二氢去氢广木香内酯-3-O-β-D-葡糖苷、雪莲内酯、11β,13-二氢去氢广木香内酯-8α-O-[6′-O-乙酰基-

β-D-吡喃葡糖苷]、大苞雪莲碱、洋蓟苦素。

香豆素：蛇床子内酯、佛手内酯、异茴芹内酯、爱得尔庭、叶鞘二醇二乙酸酯、花椒香豆素、伞形花内酯、伞形花内酯-7-O-β-D-葡糖苷、东莨菪素、东莨菪素苷。

木脂素：牛蒡苷元、牛蒡苷、2-羟基拉伯酚B、紫丁香苷、丁香脂素。

有机酸：咖啡酸、没食子酸、丁二酸、原儿茶酸、对羟基苯甲酸、β-苯基乳酸。

甾体：α-香树素、β-香树素、麦角烷-3β,24-二醇、羽扇醇及其乙酸酯、棕榈酸脂、β-谷固醇、豆甾烷醇、豆甾-7-烯-3-醇、胡萝卜苷。

其他成分：对羟基苯乙酮、3-吲哚乙酸、秋水仙碱、苯甲基葡糖苷、对羟基甲苯、尿苷。

【采收加工及炮制方法】

采收：夏、秋二季花开时采收。

加工：除去泥沙等杂质，晾干。

炮制：取原药材，除去杂质，抢水洗净，稍润，切段，干燥。炮制后可洁净药材，便于调剂和制剂。

【炮制方法历史沿革】

清代有浸酒法。

【质量要求】

根据《中国药典》（2020版），水分不得超过12%，总灰分不得超过12%，酸不溶性灰分不得超过3.0%，70%乙醇浸出物不得少于15.0%。

【贮存】

置阴凉干燥处。

赶黄草（新食品原料）

【别名】水杨柳、水滓蓝、扯根菜

【使用部位】虎耳草科扯根菜属植物赶黄草的全草

【植物形态】

多年生草本，高40～60 cm，茎带红紫色或黄褐色。种子极小，红色。

【地理分布】

生长于河坎溪边湿地。分布于河北、陕西、江苏、安徽、浙江、江西、河南、湖南、广东、广西、四川、贵州等地。广东主要分布于东莞、清远。

【药材性状】

赶黄草的茎呈圆形，全株长达100 cm，直径0.2～0.8 cm。表面黄红色或绿色，较光滑，叶痕两侧有两条微隆起向下延伸的纵向褐色条纹。易折断，断面纤维性，黄白色，中空。单叶互生，常卷曲易碎，完整叶片展开后呈披针形，长3～10 cm，宽约0.8 cm，两面无毛，上表面黄红色或暗绿色，下表面红黄色或灰绿色。

【性味归经】

味甘，性温。入肝、肾经。

【功效与主治】

具有利尿、活血化瘀、健脾等功能，主治黄疸、水肿、经闭、血崩、带下、跌打损伤，以及各型肝炎、胆囊炎、脂肪肝。防醉解酒。抗癌，抗病毒，降血脂，利胆退黄。

【化学成分】

黄酮：乔松素、乔松素-7-O-β-D-葡糖苷、洋芹素、山奈黄素、木犀草素和槲皮素、芦丁、槲皮素-3-O-β-D-葡糖苷、乔松素-7-葡糖苷、乔松素-7-新橙皮糖苷和槲皮素-3-鼠李糖苷。

苯丙素：东莨菪素、2,6-二羟基苯乙酮-4-O-β-D-吡喃葡糖苷、东莨菪内酯、东莨菪苷。

萜：羽扇豆醇、桦木酸、乌苏酸、2β,3β-23-三羟基-乌苏酸、熊果酸、熊果酸-28-木糖-(1-3)-葡糖苷。

有机酸：棕榈酸(1-)甘油酯、月桂酸(1-)甘油酯、棕榈酸、没食子酸和没食子酰葡糖苷。

其他成分：β-谷固醇和β-胡萝卜苷、钙、镁、铁、铜、铬、锌、锰、镍。

【采收加工及炮制方法】

采收：秋后采收。

加工：洗净晒干或鲜用。

炮制：取原药材，除去杂质，洗净，淋润，低温干燥后磨粉或切段。炮制后可洁净药材，便于调剂和制剂。

【炮制方法历史沿革】

明代有炒制、净制。现代有酒制、净制、切制。

【质量要求】

根据《中国药典》，水分不得超过13%，总灰分应不得超过9.0%，酸不溶性灰分不得超过1.5%，水溶性热浸法浸出物不得少于14.0%。

【贮存】

置阴凉干燥处。

＜ 狭基线纹香茶菜（新食品原料） ＞

【别名】血风草、台湾延胡索、土黄连、四方蒿、香茶菜

【使用部位】唇形科香茶菜属植物狭基线纹香茶菜的根、全草

【植物形态】

多年生草本，高60～80 cm。茎直立，四方形，分枝，稍被毛。

【地理分布】

生长于海拔430～2900 m的杂木林下及灌丛中，分布于广东、海南、广西、江西等地。清远、云浮、肇庆是广东的主要分布地区。

【药材性状】

茎呈方柱形，上部多分枝，长20～50 cm，直径约2 mm；表面灰绿色或灰棕色，四面凹下成纵沟，密被倒向的茸毛；质脆易折断，断面木部窄，黄棕色，髓部大，白色。叶对生，灰绿色，多皱缩，破碎，完整叶片展平后呈卵形，卵状披针形，长3～7 cm，宽1.5～4 cm，

边缘具粗锯齿，先端渐尖，基部楔形，两面有茸毛；叶柄长 0.2~2.5 cm。

【性味归经】

味甘、苦，性凉。入肝、胆、大肠经。

【功效与主治】

清热解毒，利湿退黄，散瘀消肿。用于湿热黄疸、胆囊炎、赤白痢下、跌打损伤、瘀血肿痛等。

【化学成分】

6-去羟基迷迭香酸甲酯、迷迭香酸甲酯、咖啡酸、6,7-二羟基香豆素、槲皮素、蓟黄素、线形呋喃香豆素、β-谷固醇、胡萝卜苷、熊果酸、2α-羟基熊果酸、$2\alpha,19$-二羟基熊果酸和迷迭香酸等。

【采收加工及炮制方法】

采收加工：每年可采 2~3 次，第 1 次约在栽后 3 个月收割，第 2 次在第 1 次收割后约 75 日进行，第 3 次在冬前收割，割后晒干即可。

炮制：取原药材，除去泥沙、杂草，抢水洗净，润软切段，晒干，筛去灰屑。炮制后除去杂质，使药物纯净，便于药效成分的煎出。

【炮制方法历史沿革】

现代有净制、酒制、焙制、研末、切制等法。

【质量要求】

茎、叶、花、果实混合。茎四方形，稍被毛。叶对生，常破碎，卵形至卵状椭圆形，基部阔楔形，有腺点。

【贮存】

置于阴凉干燥处。

连翘（终止审查目录-连翘叶）

【别名】旱莲子、大翘子、空壳

【使用部位】木樨科植物连翘的干燥果实

【植物形态】

落叶灌木。小枝土黄色或灰褐色，略呈四棱形，疏生皮孔，节间中空，节部具实心髓。叶通常为单叶，或 3 裂至 3 出复叶；叶片卵形、宽卵形或椭圆状卵形至椭圆形。花通常单生或 2 至数朵着生于叶腋，先于叶开放。

【地理分布】

分布于辽宁、河北、河南、山东、江苏、湖北、江西、云南、山西、陕西、甘肃等地。

【药材性状】

干燥的果实呈长卵形，长 1.5~2.5 cm，直径 0.6~1.3 cm。顶端锐尖，基部有小果梗或已脱落。表面有不规则的纵皱纹及多数凸起的小斑点，两侧各有 1 条明显的纵沟。青翘多不开裂，表面绿褐色，表面凸起的灰白色小斑点较少。种子多数，细长，一侧有翅，黄绿色。老翘自尖端开裂或裂成两瓣，表面黄棕色或红棕色，内表面多为浅黄棕色，种子棕色，多已脱落。

【性味归经】

味苦，性微寒。入心、肺、小肠经。

【功效与主治】

连翘具有抗炎、抑菌、抗病毒、抗氧化、保肝、抗肿瘤、免疫调节等活性作用。可清热解毒、消肿散结。用于痈疽、瘰疬、乳痈、丹毒、风热感冒、温病初起、温热入营、高热烦渴、神昏发斑、热淋尿闭。

【化学成分】

苯乙醇：连翘酯苷 A、连翘酯苷 B、连翘酯苷 C、连翘酯苷 D、连翘酯苷 E、连翘酯苷 F、连翘酯苷 H、连翘酯苷 I、连翘酯苷 J、连翘酚、异连翘酯苷、calceolarioside A、plantainoside A、suspensaside A、suspensaside B、毛柳苷、β-羟基泽丁香酚苷、泽丁香酚苷、木通苯乙醇苷 B、2-(3,4-二羟基苯基)乙基-β-D-吡喃葡糖苷等。

木脂：连翘苷、(+)-松脂素-β-D-吡喃葡糖苷、(+)-表松脂素-β-D-吡喃葡糖苷、cedrusin、(+)-1-羟基-松脂素 4′-O-β-D-吡喃葡糖苷、(+)-异落叶松脂素 6α-O-β-D-吡喃葡糖苷、(−)-橄榄脂素-4′-D-吡喃葡糖苷、3,4-二羟基-烯丙基苯-4-O-β-D-吡喃木糖基-(1→6)-β-D-吡喃葡糖苷、8-羟基松脂素、连翘脂素、异橄榄脂素、forsythialan A、forsythialan B。

萜：五福花苷酸、齐墩果酸、熊果酸、2α,23-羟基熊果酸、苯甲醇樱草糖苷、苯甲醇 O-(2′-O-β-D-吡喃木糖苷)-β-D-吡喃葡糖苷、乙酰齐墩果酸、异降香萜烯醇乙酸酯、β-香树脂醇乙酸酯、积雪草酸、商陆种酸、甲基-β-D-吡喃葡糖、长管大青素 A、20(S)-达玛烷-24-烯-3β,20-二醇-3-乙酸酯、20S,24S-环氧达玛烷-25-醇-3α-羟基乙酸酯、白桦脂酸等。

黄酮：槲皮素、异槲皮素、木犀草苷、山柰酚、异鼠李素、芦丁、橙皮苷、木犀草素、异鼠李素 3-O-α-L-吡喃鼠李糖苷-(1→2)-β-D-吡喃葡糖苷、翻白叶苷 A、金丝桃苷等。

有机酸：咖啡酸、阿魏酸、没食子酸、对羟基苯乙酸、3,4-二羟基苯甲酸、硬脂酸、棕榈酸、香荚兰酸、琥珀酸、丁二酸等。

甾体：胡萝卜苷、β-谷固醇、18-去甲基 5α,20ε-去氧胆酸等。

其他成分：3β,20-二羟基-4,4,8,14-四甲基-γ-内酯、乙酸酯等。

【采收加工及炮制方法】

采收：连翘定植 3~4 年后开花结实。药用分"青翘""老翘"两种。青翘在 9 月上旬，果皮呈青色尚未成熟时采下，老翘在 10 月上旬果实熟透变黄，果壳裂开时采收。

加工：青翘采下后，置沸水中稍煮片刻或放蒸笼内蒸约 0.5 h，取出晒干拣净杂质，搓开，除去枝梗；老翘采收后，晒干，筛去种子及杂质。

炮制：①连翘。取原药材，除去杂质及果柄，抢水洗净，晒干。筛去脱落的心及灰屑。②朱连翘。取净连翘，用清水喷湿，置容器内搅拌均匀，将朱砂粉撒匀稍拌，取出晾干。③连翘炭。取净连翘置锅内，用武火加热炒至七八成黑，取出晾凉。

【炮制方法历史沿革】

宋代有去膈，焙，以手搓细，去梗碾法等。明代有洗，酒制、炒，择去枝梗及心，研碎入火煎法。清代有去心，打碎，取心用，酒炒法等。现行有去心，炒炭，朱砂制法等。

【质量要求】

青翘以色青绿、无枝梗、不开裂者为佳；老翘以色黄、壳厚、无种子、纯净者为佳。

青翘水分不得过 10%；总灰分不得过 4.0%。

【贮存】

置于通风干燥处，防潮，防蛀。

五指毛桃（普通食品）

【别名】五爪龙、母猪奶

【使用部位】桑科植物裂掌榕的根

【植物形态】

灌木或小乔木，高 1～2 m，全株具贴伏短硬毛和白色乳汁。根浅黄色，皮柔韧，有香气。茎直立，很少分枝。叶互生，纸质，长椭圆披针形或广卵形。夏季花序托球形，成对腋生。花序成熟时由红变黑。

【地理分布】

生长于山林中或山谷灌木丛中，以及村寨沟旁。分布于福建、广东、海南、广西、贵州、云南等地。

【药材性状】

根略呈圆柱形，有分枝，长短不一，直径 0.2～2.5 cm，表面灰棕色或褐色，有纵皱纹，可见明显的横向皮孔及须根痕。部分栓皮脱落后露出黄色皮部。质坚硬，难折断，断面呈纤维性。饮片通常厚 1～1.5 cm，皮薄，木部呈黄白色，有众多同心环，可见放射状纹理，皮部与木部易分离。

【性味归经】

味甘，性平。入脾、肺、肝经。

【功效与主治】

具有健脾益气、化湿舒筋的功效。用于脾虚浮肿、自汗、慢性支气管炎、风湿痹痛、腰痛等。

【化学成分】

苯丙素：香豆素类化合物补骨脂素及佛手柑内酯；苯并呋喃类及其他苯丙素类等。

黄酮：以 2-苯基色原酮为基本母核的一系列化合物。

萜：β-香树脂醇、齐墩果酸、齐墩果-12-烯-11α-甲氧基-3β-乙酸、α-香树脂醇、熊果酸、羽扇豆醇、1,5-环氧-4-羟基胍-11(13)-烯-12-油酸、吐叶醇、去氢催吐萝芙木醇、淫羊藿苷 B_2、二氢红花菜豆酸、毛脉五味子醇 A。

固醇：主要有(24S)-24-乙基胆甾-3β,5α,6β-三醇、β-谷固醇、β-胡萝卜苷、24-亚甲基环戊醇、豆甾-5,22-二烯-3β-7α-二醇、7-酮基谷甾醇、7α-羟基甾醇、β-谷甾醇-3β-吡喃葡糖苷- 6′-O-棕榈酸、7-酮基谷甾-3-O-β-D-吡喃葡糖苷、β-羟基-4,22-豆甾二烯醇- 3-酮。

挥发油：十六酸、油酸、亚油酸及十四酸、乙酸乙酯、2,3-二丁醇、2-丁醇等。

酚：香草醛、香草酸、对羟基苯甲酸、丁香酸、榕树葡糖苷、(8R)-4,5′二羟基-8-羟甲基-3′-甲氧脱氧安息酸等。

【采收加工及炮制方法】

采收加工：全年均可采收，洗净，切片晒干。

炮制：取原药材，除去杂质。产地未切片者，洗净，润透，切厚片，干燥。药材经炮制后，可使药物洁净，有利于药效成分溶出，便于调剂与制剂。

【炮制方法历史沿草】

清代何谏的《生草药性备要》："根治热咳痰火，理跌打刀伤，浸酒祛风壮筋骨。"古代五指毛桃常用于煎汤药，用量为1~2两。现五指毛桃多用于泡茶以及煲汤。

【质量要求】

水分不得超过12.0%。总灰分不超过5.0%。

【贮存】

置于干燥处。

魔芋（普通食品）

【别名】蒟蒻、磨芋、蒻头、鬼芋、花梗莲

【使用部位】天南星科植物魔芋的球状块茎

【植物形态】

魔芋块茎大多呈扁球状，由于生长年限的长短和魔芋品种的差异，其块茎的大小不一，一般3~5年可采摘。魔芋植株高40~70 cm，喜阴好湿，叶柄粗壮，开紫色花朵，有特殊气味。

【地理分布】

魔芋主要分布在中国、日本、缅甸、越南、印度尼西亚等国。我国魔芋主要分布于南方各省山地丘陵区，云南有15种，广东有8种，广西有6种，台湾有5种，湖南有4种，福建、江西、四川各有3种，湖北、贵州、浙江、安徽、江苏、西藏等省有1~2种。

【药材性状】

呈扁圆形厚片，切面灰白色，有多数细小维管束小点，周边暗红褐色。有细小圆点及根痕，质坚硬，粉性，微有麻舌感。

【性味归经】

味辛、苦，性寒。

【功效与主治】

消肿散结，解毒止痛。用于肿瘤、颈淋巴结结核；外用治痈疽肿毒、毒蛇咬伤。降血脂，降血糖，通便，减肥。

【化学成分】

糖：葡甘露聚糖（44%~64%）及淀粉和其他多糖等。

蛋白质和氨基酸：魔芋块茎中含有粗蛋白（5%~10%）、包括7种必需氨基酸在内的16种氨基酸（6.8%~8.0%）。

元素：钾、钙、镁、铁、锰、铜、钴等。

其他成分：生物碱、草酸钙结晶、桦木酸、β-谷固醇、蜂花烷、木糖以及胡萝卜素、维生素B_1、维生素B_2、维生素C等。

【采收加工及炮制方法】

采收加工：10~11月采收，挖起块茎，鲜用或洗净，切片晒干。

炮制：取原药材，除去杂质，洗净，润透，切厚片，干燥，筛去灰屑。

【炮制方法历史沿革】

宋《开宝本草》记载："主痈肿风毒，磨敷肿上；捣碎，以灰汁煮成饼，五味调和为茹食……主消渴。"

《安徽中草药》："本品有毒，外用时间不可太长，以免起疱；内服不可过量，宜久煎2~3 h，可以减少毒性。"

【贮存】

贮于干燥容器内，置阴凉通风处，防蛀。

大麦苗（普通食品）

【别名】麦苗

【使用部位】禾本科植物大麦的幼苗

【植物形态】

越年生草本。秆粗壮，光滑无毛，直立，高50~100 cm。叶鞘松弛抱茎；两侧有较大的叶耳；叶舌膜质，长1~2 mm；叶片扁平，长9~20 cm，宽6~20 mm。穗状花序长3~8 cm（芒除外），径约1.5 cm，小穗稠密。

【地理分布】

我国各地普遍栽培。

【药材性状】

大麦苗颜色翠绿，株株直立，株高在8~15cm的大麦苗营养最佳。

【性味归经】

味辛、苦，性寒，无毒。入脾、肺二经。

【功效】

消肿，利湿，理气。增强体质，调控血糖，起均衡营养的作用。

【化学成分】

维生素：维生素A、维生素B_1、维生素B_2、维生素B_6、维生素B_{12}、维生素C、维生素D、维生素E。

元素：钾、钙、铁、磷、镁等。

酶：超氧化物歧化酶、谷胱甘肽过氧化物酶、过氧化氢酶、抗坏血酸过氧化物酶等。

【采收加工及炮制方法】

采收：催苗后的大麦苗生长至8~10 cm，一般需要8天左右，就可以采收食用。采收时，用剪刀从根部平整剪下即可。

加工：鲜用或晒干。

炮制：榨汁、煮汁。

【质量要求】

无肉眼可见外来杂质，含水量不得大于12.0%，总灰分不得大于13.0%。

【贮存】

置阴凉干燥处，防蛀。

仙人掌（普通食品）

【别名】火掌、龙舌、观音掌

【使用部位】仙人掌科植物仙人掌及绿仙人掌的根及茎

【植物形态】

多年生肉质植物，常丛生，灌木状。茎下部稍木质，近圆柱形，上部有分枝，具节；茎节扁平，倒卵形至长圆形，幼时鲜绿色，老时变蓝绿色，有时被白粉，其上散生小瘤体，每一瘤体上簇生数条针刺和多数倒生短刺毛，针刺黄色，杂以黄褐色斑纹。

【地理分布】

全世界有 70~110 个属，2000 余种，主要分布在南美洲、非洲、东南亚等热带、亚热带的干旱地区。我国主要分布于云南、广西、四川、贵州、广东、福建等地，多为野生。

【药材性状】

茎下部稍木质，近圆柱形，上部肉质、扁平、绿色、具节；叶肉质细小，披针形，先端尖细。以全株入药（刺除外）。四季可采。鲜用或切片晒干。

【性味归经】

味苦，性寒。归心、肺、胃经。

【功效】

有行气活血、凉血止血、解毒消肿的功效。抗炎，抗菌，降血糖，降血脂，缓解衰老。

【化学成分】

生物碱：无盐掌宁、佩洛宁、无盐掌定、须盘掌碱、墨斯卡灵、N-2-酰墨斯卡灵、邻-甲基-D-无盐掌定等。

酸：苹果酸、琥珀酸等。

糖：由 L-阿拉伯糖、D-半乳糖等单糖组成的多糖。

【采收加工及炮制方法】

采收：栽培 1 年后进行采收。

加工：鲜用或切片晒干。

炮制：①捣碎：取新鲜仙人掌，除刺后捣为糊状，涂抹。②煎汤。③干制：将汤焙干研末，得粉末。

【炮制方法历史沿革】

《中国药用植物图鉴》记载：仙人掌外皮捣烂，可敷火伤。煎水服，可治痢疾。

【质量要求】

杂质不得超过 2%。

【贮存】

放在地势高、排水好、空气干爽、光线充足、通风良好的场所，切忌阴暗、潮湿、不通气。

第十章
现代中草药食品加工技术应用

一、蒸汽爆破技术

1. 蒸汽爆破技术原理

蒸汽爆破是近年来新兴的一种绿色预处理技术，最早由美国科研人员 Mason 提出，并将其应用于制浆加工。蒸汽爆破的原理是指物料在高温（160～260℃）、高压（0.69～4.83 MPa）条件下，用蒸汽短时间（3～5 min）处理后，瞬间释放压力，从而实现物料有效成分的分离。蒸汽爆破处理过程主要分为以下两个阶段。①蒸煮阶段：物料在高温高压蒸汽下蒸煮，蒸汽渗入物料内的孔隙，经过一段时间的作用，使部分物料发生物理化学反应。②爆破阶段：渗入物料内的高温蒸汽和由物料内的液态水汽化形成的蒸汽以气流的方式瞬间释放，气流以冲击波的形式作用于软化的物料使其变形，结构发生改变，一定程度上有利于萃取溶剂的渗透，也有利于物料中的有效成分释放，其技术原理如图10-1。

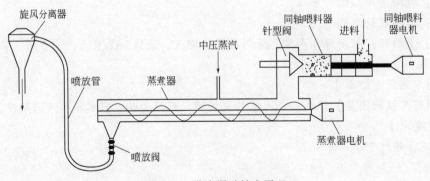

图 10-1　蒸汽爆破技术原理

蒸汽爆破过程中存在以下几方面作用。①酸性水解及热降解作用：蒸汽爆破过程中，高压热蒸汽进入纤维原料，并渗入纤维内部的孔隙。由于蒸汽和热的联合作用产生纤维原料的类酸性降解，低分子物质溶出，纤维聚合度下降。②机械断裂作用：在高压蒸汽释放时，已渗入纤维内部的热蒸汽分子以气流的方式从较封闭的孔隙中高速瞬间释放出来，纤维内部及周围热蒸汽的高速瞬间流动，使纤维发生一定程度上的机械断裂。这种断裂不仅表现为纤维素大分子中的键断裂，还原端羟基增加，纤维素内部氢键的破坏，还表现为无定形区的破坏和部分结晶区的破坏。③氢键破坏作用：在蒸汽爆破过程中，蒸汽渗入纤维各孔隙中并与纤维素分子链上的部分羟基形成氢键。同时高温、高压、含水的条件又会加剧对纤维素内部氢键的破坏，游离出新的羟基，增加了纤维素的吸附能力。瞬间泄压爆破使纤维素内各孔隙间的蒸汽瞬间排入空气中，打断了纤维素内的氢键。分子内氢键断裂，同时纤维素被急速冷却至室温，使得纤维素超分子结构被"冻结"，只有少部分的氢键重组。这样使溶剂分子容易进入片层间，而渗入的溶剂进一步与纤维素大分子链进行溶剂化，并引起残留分子内氢键的破坏，最后导致其他晶区完全破坏，直至完全溶解。④结构重排作用：在高温高压下，纤维素分子内氢键受到一定程度的破坏，纤维素链的可动性增加，有利于纤维素向有序结构变化。同时，纤维素分子链的断裂，使纤维素链更容易再排列。

2. 蒸汽爆破技术应用

近年来蒸汽爆破技术发展迅速，因其具有操作简便和高效环保等优点，在中草药食品加工中受到了广泛的关注。在中草药食品原料活性成分的提取过程中，由于细胞壁的阻碍作用，导致提取效率低、纯度低，难以满足现代中草药食品产业的发展需求。而蒸汽爆破可以破碎细胞壁，促进活性成分的释放，当前已被广泛用于提取中草药食品原料中的有效成分，如经蒸汽爆破预处理后，粉葛的总黄酮提取率明显提升，且其抗氧化能力也有明显提高。蒸汽爆破技术用来提取茯苓多糖，茯苓多糖的得率为1.95%。经气爆耦合超微粉碎处理后，灵芝粉体的多糖溶出率提高，水溶性指数提高，适宜加工成速溶茶饮。杜仲采用爆破预处理后，明显提高了杜仲黄酮和绿原酸的得率，这是由于汽爆前球磨和剪碎使原料比表面积增大，汽-质充分接触，有利于活性成分的溶出。蒸汽爆破技术在中草药食品中有效成分的改性方面也有一定的研究成果。蒸汽爆破改性处理能促进刺梨中不溶性膳食纤维向可溶性膳食纤维转化，改性后的刺梨渣可溶性膳食纤维占总膳食纤维比例约34.52%，可作为优质的膳食纤维来源。

蒸汽爆破主要受物料种类及成分、含水率、预浸泡、化学预处理、粉碎程度、流动性等内因和蒸汽压力（温度）、维持压力时间等外因影响。适当强度的蒸汽爆破处理可提高中草药食品原料中有效成分的提取率，但强度过高的处理条件会产生相反的效果。研究者使用蒸汽爆破技术提取赤小豆中的多酚物质，在压力0.25~0.75 MPa范围内，自由多酚和结合多酚提取率随维压时间的延长呈上升趋势。然而，当蒸汽压力为1.00 MPa时，随维压时间延长，自由多酚和结合多酚含量呈下降趋势，这可能是由于赤小豆中酚类物质发生了不同程度的降解或聚合。在较低压力条件下（1.00 MPa），随着维压时间的延长，粉葛中总黄酮提取率明显提高，但当压力提高至2.00 MPa时，粉葛中总黄酮提取量随维压时间的延长呈上升后下降的趋势，这可能是在高压、高温条件下过长的维压时间导致黄酮发生降解，且细胞内部溶出的黄酮又重新聚合形成不溶性物质进而导致提取率下降。使用蒸汽爆破技术提取银杏叶中黄酮，随着压力的增加，银杏黄酮得率呈逐渐增加的趋势，但汽爆压力超过0.4 MPa时银杏黄酮得率下降，这与之前粉葛中总黄酮在高温高压下经长时间处理，提取率反而下降的研究结果一致。因此，在选择蒸汽爆破技术时，不同的物料要选择合适的物料处理压强，避免造成有效成分的降解。

此外，蒸汽爆破技术在中草药食品脱毒方面也有一定的贡献，如中草药食品中乌头碱等有毒物质在高温高压的条件下会发生降解而达到脱毒的效果，解决了传统中草药食品加工技术难以完全脱毒的难题。近年来，科研人员使用蒸汽爆破技术联合其他预处理方法（如超声波、酶解）提取中草药食品原料中的有效成分，能进一步提高提取率。相信随着研究的不断深入，蒸汽爆破技术在中草药食品加工行业的应用范围将会进一步拓宽。

二、分子蒸馏技术

1. 分子蒸馏技术原理

分子蒸馏是在高真空条件下进行的一种特殊的液-液分离技术。它不同于传统蒸馏依靠沸点差分离原理，分子蒸馏的原理是根据在高度真空度条件下物料中的轻、重分子平均自由程不同而实现物质的分离（图 10-2）。如对液体混合物分离，首先要加热提供能量，得到足够能量的分子就会逸出液面成为气相分子。不同物质分子由于运动速度和有效分子直径不同而具有不同分子运动平均自由程，一般轻分子平均自由程较大，重分子平均自由程较小。若在离液面小于轻分子平均自由程而大于重分子平均自由程处设置一个冷凝面，当轻分子到达冷凝面后就被冷凝，从而使轻分子不断逸出；而重分子达不到冷凝面就会发生碰撞而返回溶液中，很快与液相中重分子趋于动态平衡，表观上不再从液相中逸出。通过这种方法，就可将轻分子与重分子进行分离。如表 10-1 所示，与常规蒸馏技术相比，分子蒸馏技术作为一种与国际同步的高新分离技术，其具有的优点：①操作温度低（远低于沸点）、真空度高（空载≤1.0 Pa）、受热时间短（以秒计）、分离效率高等，特别适宜于高沸点、热敏性、易氧化物质的分离；②可有效地脱除低分子物质（脱臭）、重分子物质（脱色）及脱除混合物中杂质；③其分离过程为物理分离过程，可很好地保护被分离物质不被污染，特别是可保持天然提取物的原来品质；④分离程度高，高于传统蒸馏及普通的薄膜蒸发器。

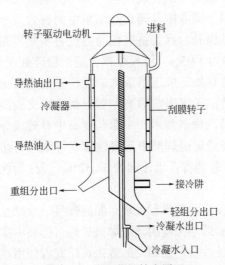

转子驱动电动机
进料
导热油出口
冷凝器
刮膜转子
导热油入口
重组分出口
接冷阱
轻组分出口
冷凝水出口
冷凝水入口

图 10-2　分子蒸馏技术原理

表 10-1　常规蒸馏与分子蒸馏对比

项目	常规蒸馏	分子蒸馏
效率	低	高
温度	沸点	远低于沸点
系统压力	常压或真空	超高空
时间	1 h	10 s
平衡状态	气液平衡	液液平衡
蒸发与冷凝过程	不可逆	可逆

2. 分子蒸馏技术应用

随着中草药食品现代化和国际化进程的发展，分子蒸馏技术对中草药食品中有效成分的分离浓缩呈现良好的适应性，在中草药食品加工中必定有广阔的应用前景。目前，分子蒸馏技术在中草药食品中挥发油的提取和纯化方面研究较多，如利用分子蒸馏技术提取广藿香挥发油，广藿香挥发油的质量分数和提取率分别达到 40.71% 和 76.55%，明显优于传统的水蒸气蒸馏法；采用分子蒸馏技术制备的姜黄挥发油纯度高达为 90.3%；分子蒸馏技术用于纯化紫苏油中 α-亚麻酸，纯化后 α-亚麻酸纯度能达到 97.42%；分子蒸馏技术用于纯化亚麻籽油中的 α-亚麻酸，纯化后 α-亚麻酸纯度为 81.15%。

分子蒸馏主要受蒸馏温度、蒸馏压力、刮板转速及进料速度等因素影响。不少研究者考察了这些因素对分子蒸馏的影响作用大小，如影响分子蒸馏技术纯化紫苏油中 α-亚麻酸的因素从大到小依次排序为：蒸馏温度、蒸馏压力、进料速度及刮板转速。采用分子蒸馏技术富集甜杏仁油中多不饱和脂肪酸，通过单因素实验确定的蒸馏温度、操作压力和刮膜器转速是影响多不饱和脂肪酸纯度和收率最主要的三个因素。在此基础上，通过响应面实验确定分子蒸馏富集甜杏仁油中多不饱和脂肪酸的最佳工艺条件为：蒸馏温度为 109℃，蒸馏压力为 3 Pa，刮膜器转速为 350 r/min，得到的不饱和脂肪酸的含量为 93.88%，收率为 58.46%。

天然抗氧化剂主要存在于传统的中草药中，传统的中草药炮制加工方式会导致天然抗氧化剂损失，因此分子蒸馏技术在中草药天然抗氧化剂中的提取也取得一定进展，如采用超临界-分子蒸馏联合提取工艺完成对姜黄油和姜黄素分步提取，姜黄素提取率达 93.60%，姜黄精油得率达 5.49%。此外，分子蒸馏技术在当归中亲脂性成分、川芎中挥发油和连翘中挥发油的分离纯化也有一定的应用。分子蒸馏作为一种特殊的液-液分离技术，能在远低于液体沸点的温度下进行，对于高沸点、热敏性、易氧化物系的分离纯化比普通蒸馏的方法要优越得多。随着分子蒸馏技术研究的不断深入和发展，以及人们对高品质和天然绿色产品的追求，分子蒸馏技术在中草药食品加工中的研究还需进行更深入、更系统的研究。

三、超临界 CO_2 萃取技术

1. 超临界 CO_2 萃取技术原理

超临界 CO_2 萃取技术是一种新兴的绿色提取技术，其原理是当 CO_2 处于临界点时，微小的压力和温度便会引起 CO_2 的溶解能力发生改变，从而实现有效成分的分离或提纯。具体的操作过程是指将原料放置在萃取釜中，加入 CO_2 后，改变萃取釜中的压力和温度，使 CO_2 形成超临界流体，原料中的有效成分选择性地溶解在超临界 CO_2 中，然后通过变温或变压，使超临界 CO_2 恢复成亚临界 CO_2 后与目标物质分离（图 10-3）。

超临界 CO_2 萃取技术有以下优势：①超临界萃取可以在接近室温（35～40℃）及 CO_2 气体笼罩下进行提取，有效地防止了热敏性物质的氧化和逸散。因此，在萃取物中保持着药用植物的有效成分，而且能把高沸点、低挥发性、易热解的物质在远低于其沸点温度下萃取出来。②由于全过程不用有机溶剂，因此萃取物绝无残留的溶剂物质，从而防止了提取过程中对人体有害物的存在和对环境的污染，保证了 100% 的纯天然性。③萃取和分离合二为一，当饱和的溶解物的 CO_2 流体进入分离器时，由于压力的下降或温度的变化，使得 CO_2 与萃取物迅速成为两相（气液分离）而立即分开，不仅萃取的效率高而且能耗较少，提高了生产效率也降低了费用成本。④CO_2是一种不活泼的气体，萃取过程中不发生化学反应，且属于不燃性气体，无味、无臭、无毒、安全性非常好。⑤压力和温度都可以成为调节萃取过程的参数，通过改变温度和压力达到萃取的目的。将压力固定，通过改变温度也同样可以将物质分离开来；反之，将温度固定，通过降低压力使萃取物分离，因此工艺简单容易掌握，而且萃取的速度快。

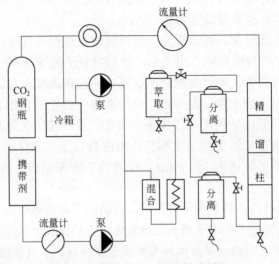

图 10-3　超临界 CO_2 萃取技术原理

2. 超临界 CO_2 萃取技术应用

超临界 CO_2 萃取技术具有分离简单、提取效率高、绿色环保和无损提取等多种优点，在中草药食品有效成分的分离提取中有广泛的应用。如使用超临界 CO_2 萃取技术提取藿香油，藿香油的得率 3.51%；如采用超临界 CO_2 萃取牛蒡子油，其出油率平均值为 17.4%，最高可以达到 18.6%，提取出的牛蒡子油呈淡黄色且色泽清亮，无任何有机溶剂残留，可以安全用于食品及药品等各行业。利用超临界萃取技术萃取蒲公英中抗衰老成分，其结果显示萃取的成分能有效提高衰老小鼠血清和脑组织中过氧化氢酶、超氧化物歧化酶、谷胱甘肽过氧化物酶的活力。此外，超临界 CO_2 萃取技术也被用于小茴香中挥发油、荜茇中胡椒碱、茶叶中黄酮、丹参中丹参酮ⅡA 和人参中人参皂苷的提取。

灵芝中萜类化合物的常用方法为醇回流提取法，但存在提取时间长和浪费有机溶剂等缺陷。分别使用超临界 CO_2 流体萃取法和醇回流提取法提取灵芝中三萜类成分，结果表明：两种方法得到的三萜类成分的色谱图具有相似的峰形，灵芝三萜和灵芝酸 B 含量相近，表明超临界 CO_2 流体萃取法可替代醇回流提取法来提取灵芝子实体中三萜类成分。超临界 CO_2 萃取技术也被用于银耳脱脂研究，对脱脂银耳中多糖进行提取，提取率为 20.5%，较未脱脂银耳多糖的提取率提高了 2.65%，这是由于超临界 CO_2 萃取脱除了脂溶性物质，改善了溶解程度和亲和效果，减少了阻力因素，进而提高了银耳多糖的提取率。当归挥发油的相对密度（1.043）与水相近，采用常规的水蒸气蒸馏法提取，往往存在油水不易完全分开、提取低等缺点。采用超临界 CO_2 萃取当归挥发油，其出油率为 1.41%，相对水蒸气蒸馏法其出油率有明显提升。

超临界 CO_2 萃取主要受萃取压力、萃取温度、萃取时间和 CO_2 流量等因素影响。通过研究萃取压力、温度、时间对当归挥发油萃取效果的影响，结果表明三个因素的主次顺序为萃取时间＞萃取压力＞萃取温度。萃取压力升高对藿香油产率有积极影响，萃取温度升高则有不利影响，而 CO_2 流量对产率的影响较小。

虽然超临界 CO_2 萃取技术在中草药食品有效成分的提取方面已经取得较为满意的成就，但设备成本高、投资大、工业化应用少，目前比较适合生产附加值高的产品。所以降低设备投资费用、生产低成本高压设备是超临界技术实现工业化应用的关键。对于比较复杂的物料，单一使用超临界技术得到的目标产物其含量可能很低，结合其他方法例如超声波破碎、酶辅助、超声辅助或者加入夹带剂等可以强化超临界萃取技术，使其萃取率更高、应用范围更加广泛，也可以使产物纯度增加。同时夹带剂可能会存在残留问题，如何减少夹带剂残留也是今后需要深入研究的核心科学问题之一。

四、超高压技术

1. 超高压技术原理

超高压技术是一种新兴的物质提取技术，其原理是通过超高压来改变细胞形态以及分子间相互作用力，使细胞内的有效成分快速迁移至细胞外，从而实现目标成分的分离（图 10-4）。超高压技术的优越性在于能最好地保持被加工食物天然的色、香、味及营养成分，又能有效地克服传统的热加工方式处理食品所带来的种种缺陷，给食品工业注入新的活力。超高压技术与传统的热处理相比，可以保留更多的营养成分，减少热敏成分的损失，并且不会产生热处理所带来的蒸煮味，因此能够更好地保持食品原有的性状与风味。目前，超高压技术已被应用于果汁、果酱、肉制品、乳制品、海产品、谷类及中草药的加工中。超高压技术在中草药有效成分提取方面与传统提取方法相比，具有提取时间短、提取得率高、能耗低的优点。超高压提取有效成分可以在室温条件下进行，故不会因热效应而使有效成分的活性降低。

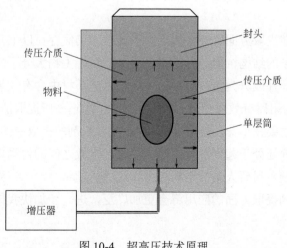

图 10-4　超高压技术原理

2. 超高压技术应用

目前，超高压技术已在中草药多糖类成分、黄酮类成分、皂苷类成分、生物碱类成分、萜类及挥发油、酚类及易氧化成分、有机酸类成分等的提取中得到了应用。超高压技术提取五味子乙素，五味子乙素得率为 0.542%。该技术具有操作简单、提取得率高、时间短、杂质含量少等优点，为五味子乙素的提取提供了一种新工艺。复合酶辅助超高压提取法制备的粗提液中抗氧化活性成分（儿茶素组分）明显高于热水浸提法、复合酶结合乙醇提取法，表明复合酶辅助超高压提取法最适合用于单枞茶中茶多酚的提取，更有利于保持茶多酚的性质。超高压提取乌头原碱，以乌头原碱的提取率为指标，超高压提取 5 min 的收率为 5.21 mg/g，热回流提取 6 h 的收率为 1.06 mg/g，煎煮法提取 1 h 的收率为 0.76 mg/g。可见，超高压法克服了传统提取法耗时长、效率低的缺点。

相比超声波法和热水浸提法，超高压法提取得到的多糖得率高，粗多糖纯度高，蛋白质含量低。如超高压辅助复合酶（纤维素酶:果胶酶:木瓜蛋白酶=1:1:1）提取枸杞多糖，枸杞多糖的得率为 6.58%，是一种高效的提取方法；超高压技术提取灵芝孢子粉多糖，灵芝孢子粉多糖的提取率为 2.762%，较水浸提取高出 37.1%，为灵芝孢子粉多糖的提取提供了一种新技术；使用超高压技术提取灵芝子实体和孢子中的多糖，灵芝子实体多糖的提取率为 1.760%。与水浸提法相比，超高压提取法温度较低，灵芝子实体多糖提取率比水浸提法高出了 37.1%，而提取时间仅为水浸提法的 1/15，制备出的粗多糖杂质少。采用电子扫描显微镜观察灵芝子实体和孢子样品，超高压处理后的样品颗粒外形结构发生了变化，物质孔洞变多，部分细胞完全破碎，更有利于多糖的提取。

由于超高压可以破坏生物大分子之间的非共价键，导致蛋白质变性、酶失活和细胞膜破裂，其在中草药食品灭菌和保鲜方面也有相应的应用。采用超高压处理鲜榨苹果汁，随着处理压力升高和保压时间延长，菌落总数、大肠菌群数均下降显著。

超高压技术主要受保压时间、压力等因素的影响。如保压时间对单枞茶中的茶多酚得率有显著影响。超高压对马铃薯多酚氧化酶和过氧化物酶也有一定的影响，当压力超过 200 MPa 时酶的活性下降；压力为 400 MPa 时，随着时间的延长，多酚氧化酶和过氧化物酶活性都呈下降趋势。

超高压技术虽然在提取方面有许多优点，但该技术仍然存在以下几点不足：①虽然超高压不会影响生物小分子的结构，但会影响蛋白质、淀粉等生物大分子的立体结构。因此，该技术不适于提取主要活性成分为蛋白质类的中药，且当药材中含有大量淀粉时，压力过高会引起淀粉的糊化，从而阻碍有效成分溶入提取溶剂中。②超高压提取法需要特定的提取设备。③目前超高压提取法主要在单味药提取中应用，在复方制剂的提取中的应用研究还未见报道。④该提取技术应用研究还处于起步阶段，对提取工艺参数之间的协同效应等问题尚需做进一步的深入研究。相信随着科研人员的不断努力，这些问题将会一一得到解决，超高压技术在中草药食品有效成分的提取方面的应用将会更加广泛，进一步加快我国中草药食品现代化的进程。

五、低温热泵干燥技术

1. 低温热泵干燥技术原理

低温热泵干燥技术发源于美国，20 世纪 90 年代在日本得到了迅速发展和广泛应用。其原理（图 10-5）是利用热泵机组除去干燥室内湿热空气中的水分，并通过制冷剂相态变化产生的热量重新加热空气，进而通过热空气循环实现物料干燥的目的。热风干燥设备干燥中药材成本较低，效率高，不受天气限制，可起到杀虫防霉的作用，温度可控，适用于干燥大多数中药材。

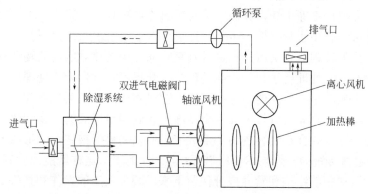

图 10-5 低温热泵干燥技术原理

2. 低温热泵干燥技术应用

低温热泵干燥技术应用于中草药食品加工，能较好地保持产品的品质，促进有效成分的分离提取。如经低温热泵干燥得到的柚子皮粉具有较高含量的类黄酮、多糖和水溶性膳食纤维，与传统热风干燥相比，低温热泵干燥的产品，其外观和营养成分保留情况更好。在淡豆豉预干燥和后干燥过程中，使用 40℃低温热泵干燥法进行干燥，其中预干燥时间设为 8 h，后干燥时间设为 120 min，最终产品的水分含量为 7.3%，淡豆豉溶栓酶酶活力为 16350 U/g，表明低温热泵干燥是一种适合淡豆豉的干燥技术，能较好地保留淡豆豉的溶栓酶酶活力；对比真空冷冻干燥、低温热泵干燥及高温热风干燥三种干燥方式对桑葚特性的影响，结果表明低温热泵干燥工艺能较好地保留桑葚中总多酚、黄酮、花色苷、维生素 C 及粗多糖的含量，相应含量均显著高于高温热风干燥，且低温热泵干燥后桑葚粗多糖的保留率与真空冷冻干燥无显著性差异。尽管真空冷冻干燥的改善效果最佳，但相比于真空冷冻干燥，低温热泵干燥更适合大规模生产，获得利润更多，且对藜麦饭的营养成分影响不大，感官评分较高；经热泵干燥处理后的鹿茸、淮山药和黄芪，能较好地保持它们原有的色、味及有效成分。

热风干燥铁皮石斛会导致铁皮石斛中多糖的聚合反应，增大多糖的分子量，还原端减少，从而导致抗氧化活性下降，而采用低温干燥能有效抑制铁皮石斛多糖的聚合反应，保持多糖的抗氧化性。由于低温热泵干燥在干燥后期时物料的干燥速率变化不明显，去除物料中剩余部分水分需要消耗大量热源和时间，不仅降低了生产效率，还会影响到物料的色泽和其中的活性物质。因此，采用低温热泵-热风联合干燥可以在干燥后期短时热风干燥，从而克服热泵干燥技术干燥后期的缺点。利用低温热泵-热风联合干燥技术对新鲜蔓三七叶进行干燥，得到的蔓三七叶产品含水率较低，色泽碧绿。此联合干燥方法能显著缩短采用热泵单独干燥所需的干燥时间，并最大程度地减少了单独采用热风干燥对物料中绿原酸等有效成分的热破坏，大大提高了干燥产品的品质。但现代低温热泵干燥技术尚存在成本较高、能耗大等特点，在中草药食品加工企业难以大规模应用，可通过与其他干燥技术联合，在降低成本的同时，还能达到较好的干燥效果。

六、真空冷冻干燥技术

1. 真空冷冻干燥技术原理

真空冷冻干燥也称冷冻干燥，其原理是将物料冻结到共晶点温度以下，进一步在真空条件下通过升华除去物料中水分（图 10-6）。真空冷冻干燥技术的过程主要分为以下的几个阶段：①预处理。预处理顾名思义就是在进行真空冷冻干燥之前对所需的物料进行预处理，真空冷冻干燥对物料的预处理是进行预冷冻处理。②升华干燥。预冷冻处理后，需要进行升华才能达到更好的干燥效果。传统的干燥技术会使物料缩小，破坏其生物和化学结构，从而破坏物料的活性、特性和营养成分等，而真空冷冻干燥过程中样品的生物和化学结构都不会被破坏，因为真空冷冻干燥会在物料的内部形成冰，所以物料能被它内部形成的冰所支撑，在冰升华时，它不会像传统的干燥技术那样破坏细胞及其结构，这样就能保护好物料中的细胞，从而将所需要的物料中的结构和营养成分保留下来，减少人工的操作和损失。

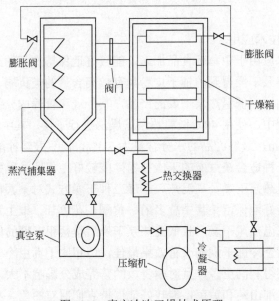

图 10-6　真空冷冻干燥技术原理

2. 真空冷冻干燥技术应用

经真空冷冻干燥得到的中草药食品产品具有品质高、有效成分保留率高等优点，随着人们对中草药食品的质量要求不断提高，其在中草药食品加工中有着广阔的应用前景。经真空冷冻干燥得到的柚子皮粉具有较高的果胶含量和水溶性膳食纤维含量；经真空冷冻干燥后的桑葚干中总糖、花色苷和维生素 C 的保留率均较高；真空冷冻干燥后的黄精原料可以保留更多的抗氧化活性，且其色度更接近于新鲜黄精；相较于其他干燥方式，真空冷冻干燥处理后的藜麦饭能最大程度地保留其营养成分，且感官评分最高。

有研究者比较采用热风干燥和真空冷冻干燥处理后的新鲜猴头菇，并采用高效液相色谱（HPLC）技术和气相离子迁移谱（GC-IMS）技术对干燥前后菇盖和菇柄的风味物质进行研究。结果表明，热风干燥样品损失的营养成分多，且热风干燥易于形成酮、酯类化合物，而真空冷冻干燥更有利于保留猴头菇中八碳化合物及其他醇、醛类风味物质。对比分析真空冷冻干燥与热风干燥对桑葚的影响，结果表明经真空冷冻干燥后的桑葚中总酸、总酚、总黄酮、花色苷和氨基酸含量均要高于热风干燥，桑葚综合品质较高。比较自然干燥、热风干燥、热泵干燥、变温压差膨化干燥及真空冷冻干燥 5 种方法对黄精生理生化指标的影响，经真空冷冻干燥处理后的黄精中维生素 C 含量 24.1 mg/100 g，总酚含量为 123.7 mg/g，还原糖含量为 13.6%，总糖含量为 19.4%，SOD 活性达 523.1 U/g，明显优于其他四种干燥方式。

此外，为了提高益生菌粉存活率，真空冷冻干燥还用于生产益生菌冻干粉，含水量低，色泽完好，复水性强，产品质量佳。冻干发酵枸杞粉产品既维持了其特有的保健功能，又含有大量的活菌可以调节胃肠菌群生态平衡，迎合了消费者对高品质食品的需求。目前，因其保留了样品原有成分和活性的优点，真空冷冻干燥是许多研究者们制备样品所使用的主要方式之一。

虽然真空冷冻干燥技术较其他干燥技术有明显的优势，但在实际应用中尚存在能耗大、成本高，冻干物料吸水快，复水能力强，易吸潮，产生氧化降解和冻干物料体积大、易碎、不易包装等缺点。真空冷冻干燥技术在节能方面的研究潜力较大，研究人员发现在物料冻干处理之前进行预处理，如经超声波进行预处理后，在物料内部会形成微孔通道，降低内部冰晶升华时受到的阻力，进而缩短冻干时间、达到降低能耗的目的。此外，真空冷冻干燥联合其他干燥技术（如热风干燥、微波干燥、红外干燥等），也可弥补能耗高这一缺点。与传统冻干相比，微波联合冻干技术有其独特的优点：①干燥速度快，不受形状、厚度的影响，同时微波加热有着穿透性加热和选择性加热的特点，物料厚度越厚越能体现其加热性能上的优点；②能更有效地保护原料色、香、味等有效成分，传统冻干能保留 70% 以上，而微波冻干可达 97% 以上，称为不变性干燥；③节能降耗，热效率高，理论计算可高达 94%。然而，目前微波冻干存在的一些技术问题制约了该技术的应用，如微波加热在 1~50 Pa 范围内，存在微波放电、冻结层过热融化、非均匀加热以及成本高的特点。

七、低温液氮粉碎技术

1. 低温液氮粉碎技术原理

低温液氮粉碎技术是中草药食品加工中的一门高新技术，早在 1929 年美国就有低温液氮粉碎技术的专利公布，随着液氮大量生产，日本在 1955 年开始进行低温液氮粉碎技术的深入研究。低温液氮粉碎的原理是以不活泼的液氮作为冷媒，将物料置于极低温度下进行粉碎，利用物质在低温下变脆的性质，在高速冲击和摩擦下使物质粉碎（图 10-7）。该技术的特点是：可以粉碎常温无法粉碎的物质，得到比常温粉碎更细的粉末；可防止物质由于粉碎发热而变质，较好地保存粉碎物的色、香、味以及营养成分；可防止粉碎过程中的粉尘爆炸；还可降低噪声。

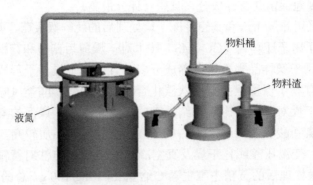

物料桶

物料渣

液氮

图 10-7 低温液氮粉碎技术原理

2．低温液氮粉碎技术应用

低温液氮粉碎技术在中草药食品加工中有一定应用，能够粉碎一些常温下无法粉碎的物料，并且在对中草药食品进行粉碎时，可保存其营养成分，与常温再生技术相比，能够粉碎成更细的粒度，同时氮气作为粉碎媒介，生产过程无污染，安全可靠。例如，黄精切块烘干时，容易板结，最后得到的黄精块不能很好地被粉碎机打碎，而用低温液氮粉碎则可以解决。考察低温液氮粉碎对绿茶品质的影响，结果表明，相比于常规粉碎法，低温液氮粉碎处理后绿茶的出粉率更高，所得的茶粉泡制成的茶汤在色泽、滋味和品质评分上更高，水浸出物中的茶多酚、咖啡碱、游离氨基酸、可溶性蛋白和可溶性糖的含量更高。常规粉碎和低温液氮粉碎两种粉碎方法制备绿茶茶粉，结果表明与常规粉碎法得到的茶粉相比，液氮粉碎法得到的茶粉中功效物质和滋味物质含量较高。低温液氮粉碎得到的茶粉中法呢烯、橙花叔醇、己酸-3-己烯酯、芳樟醇及其氧化物的含量明显高于常规粉碎茶粉，且热敏性的香气组分也不易发生氧化，说明液氮粉碎法能够很好地保持茶叶的品质。利用液氮研磨和机械粉碎两种方式对云芝子实体进行处理，并在不同目数和不同温度条件下用水提法提取多糖，通过这一系列的实验，发现最佳提取条件是：温度为 80℃，液氮研磨的颗粒大小在 200 目以上，此时多糖的得率更高。

液氮粉碎技术在中草药快速检测方面也取得一定的研究，如将液氮粉碎和超声提取用到巴戟天多糖的检测过程中，实现了从制备到提取再到检测过程的快速化。该方法操作简便、快速，单个样品测定时间约为 3 h，相对于传统的样品烘干粉碎-加热回流提取-苯酚硫酸法检测过程（约需 12 h），时间上缩减了约 3/4，大大提高了工作效率，适用于企业大批量检测筛选优质产品。此外，低温液氮粉碎也被用来处理人参、肉桂、甘草和黄柏等。低温液氮粉碎技术还能防止中草药食品加工过程中发生的氧化褐变。随着技术的发展，低温液氮粉碎技术一定会在中草药加工中起着越来越重要的作用。

八、超声波技术

1．超声波技术原理

超声波是一种频率很高（大于 20 kHz）的声波，当超声波经过物料时，物料粒子会发生纵向位移，改变细胞膜结构和溶质的迁移速率，从而实现中草药食品原料中有效成分分离的目的。超声波提取是利用超声波具有的机械效应、空化效应和热效应，通过增大介质分子的运动速度及穿透力以促进有效成分渗出。超声波提取法具备许多传统提取法不具备的优点：①超声波提取效率高，能促使植物组织破壁或变形，使中药有效成分提取更充分，提取率比传统工艺显著提高50%～500%；②超声波提取时间短，超声波强化中药提取通常在24～40min即可获得理想提取率，其提取时间较传统工艺方法缩短2/3以上，因此药材原材料处理量大；③超声波提取温度低，超声波提取中药材的理想温度在40～60℃，因此不需要配备锅炉来提供蒸气加热，有利于节约能源和改善环境污染。更重要的是对遇热不稳定、易水解或氧化的药材中的有效成分具有保护作用；④超声波提取适应性广，超声波提取中药材不受中药材成分性质、分子量大小的限制，适用于绝大多数种类的中药材和各类成分的提取。

2. 超声波技术应用

基于超声波的特性和优点，研究人员将超声波技术和其他技术结合来提取中草药食品中的有效成分，极大地提升了提取率。采用超声波联合溶剂法提取沙棘果油，沙棘果油的提取率为1.1%，具备一定的应用潜力。以恒山黄芪根为原料，采用超声波-纤维素酶辅助提取总皂苷，黄芪总皂苷的提取率为4.51%。用超声波预处理技术对枸杞进行干燥，结果表明超声波预处理技术不仅能缩短后期干燥枸杞的时间，还可以使物料积累更多的营养成分，改善枸杞干制品的品质。利用超声波辅助酶解提取五味子乙素，五味子乙素得率为0.440%。结果表明酶解预处理能使五味子细胞壁破裂，增强渗透性，有利于五味子乙素提取。

此外，超声波技术在中药清洗和防腐保鲜中也取得不错的进展。将超声波清洗技术引入根生中药材泥土的清洗，选用适当频率、功率，掌握恰当的时间，能起到节水环保、快速洗涤、杀死虫卵、抑制病毒和细菌、防止中草药贮藏虫蛀现象。如将无残毒、无公害、安全绿色的超声波技术、超声-O_3联用技术、超声-紫外照射联用技术、超声波-H_2O_2技术联用，应用于中药材防霉、防蛀中，可以提前消除病害，并且可结合简便易行的烘干、密封包装和阴凉贮藏等科学养护方法进行中药材的实际养护。超声波技术在国外主要应用于对果蔬、乳制品的理化性质及组织结构的影响，但是超声技术对中草药有效成分的组织结构或理化性质的影响研究还有待补充。

超声波技术目前尚存在一些问题，各研究者使用的仪器不统一，实际工作中，按照文献描述，进行操作的结果重现性较差；超声波的功率、频率、温度及提取液的pH值组合与所提取红芪多糖分子量大小的关系研究相对较少等。各类超声波联用技术获取植物活性成分的萃取原理错综复杂，应加大力度深入研究，为中草药活性成分的高效提取提供广泛的理论依据。

第十一章
中草药的贮藏

第一节
贮藏的原理

　　中草药食品在贮藏过程中会因为种种原因发生变异，了解变异现象可以帮助我们更好地选择贮藏方法，而贮藏的原理则是避免这种变异现象。

一、发霉

　　中草药食品贮藏的最大问题：一是霉变；二是虫蛀。其中霉变危害最大。我国地处温带，特别是在长江以南地区，夏季潮湿，中草药十分容易发霉。许多中草药食品本身含有丰富的养料，如蛋白质、脂肪、糖类、水分、维生素等，为霉菌的生长繁殖提供了丰富的营养物质。

　　发霉是指中草药食品在受潮后在适宜温度条件下其表面或内部寄生并且繁殖了霉菌。开始时先见到许多白色网状、毛状、线状物或斑点，继而萌发成绿色或黄色的菌丝，这些菌逐渐分泌一种酵素，溶蚀药材组织，使很多有机物分解，不仅使药材腐烂变质，而且其中的有效成分也遭到很大的破坏，以致不能使用。故中草药食品发霉后，即使经过特殊加工处理，也会使材料色泽变暗，气味变淡，品质降低并带有霉味。

二、虫蛀

　　虫蛀是指中草药食品及其炮制品有被啮蚀的现象。一般易在饮片重叠空隙处或裂痕处以及碎屑中发生。虫蛀的饮片有圆形洞孔，有些甚至被蛀空而成粉末。花类药被虫蛀后，会使整个花瓣散乱；有些比较细小的中草药食品还会被虫丝缠绕成串状或饼状；动物类中草药食品的肉、内脏、皮被蛀空，实践证明被虫蛀的中草药食品，虽然残留有被蛀蚀部分，但因其已受虫体及其排泄物的污染，且内部组织遭到破坏，重量减轻；另一方面由于害虫在生长过程中散发出的热量和水分促使中草药食品发霉、发热、变色、变味，致使中草药食品失去部分或大部分有效成分，严重影响成品的质量。中草药食品中含糖、淀粉、蛋白质、脂肪等成分，是害虫生长繁殖有利的营养来源，最易生虫。因此，在中草药贮藏过程中，了解其可能发生虫蛀的原因及进行防治是极为重要的。

三、油脂氧化

油脂氧化是指中草药食品中所含挥发油、糖类、油脂等，因受潮或受热而在其表面出现油状物质和返软、发黏、颜色变浑、发出"哈喇"气味等现象。中草药食品的酸败是一种油脂氧化现象，影响疗效，甚至可产生不良反应。

含油质多的中草药食品，常因受热过高，同时又有空气和日光的作用，很容易使其内部油质易于溢出表面而造成走油现象，如桃仁、杏仁、柏子仁、当归、郁李仁、炒酸枣仁、炒莱菔子等。含糖量多的中草药食品，常因受潮而造成返软而"走油"，如麦冬、天冬、黄精、牛膝、玉竹等。

四、气味散失

气味散失是指中草药食品固有的气味在外界因素的影响下，或贮存日久气味散失或变淡薄。气味的改变，多是由于加工、贮藏不当或贮藏过久引起的。中草药食品固有的气味，是由各种成分组成的，这些成分大多是治病的主要物质。如芳香性中草药食品薄荷、香薷、白芷等，其有效成分也随着气味的散失而不同程度的减少。因此，气味散失也是中草药食品质量受到严重影响的标志。

五、变色

变色是指中草药食品的天然色泽起了变化，各种中草药食品都有固有的色泽，也是检查中草药主要的质量标志之一。由于保管不善，常使某些中草药食品的颜色由浅变深，如山药、白芷等；或由白色变为黄色，由深变浅，如黄柏、黄芪等；或由鲜艳变暗淡，含有鲜艳色素类成分的中草药食品，在日光直接照射下，有些不稳定色素就容易被破坏而褪色，如花类菊花、金银花及一些叶类食药同源材料如荷叶、大青叶、人参叶等。色泽的变化不仅改变中草药食品的外观，而且也影响中草药食品内在的质量。

六、潮解溶化

潮解溶化是指固体中草药食品吸收潮湿空气中的水分，并在湿热气候影响下，其外部慢慢溶化成液体状态。空气湿度越大，越容易潮解。某些含结晶体的中草药食品在潮湿的空气中，能逐渐吸收水分，使表面湿润潮解。这些中草药食品一旦变异后更难贮存。

七、风化

风化是指某些含结晶水的矿物类中草药食品，因与干燥空气接触，日久逐渐脱水而成为粉末状态。风化了的中草药食品是由于失去了结晶水，改变了成分结构而发生的，其质量和药性也随之改变。

八、潮解

潮解是指某些熔点比较低的固体树脂类中草药食品，受潮后粘连、结块。如没药、乳香、阿魏、芦荟、儿茶、龟甲胶、阿胶、鹿角胶等。

九、挥发

某些含挥发油的中草药食品，因受温度和空气的影响及贮存日久，使挥发油挥散，失去油润，产生干枯或破裂现象，如厚朴、肉桂等。

十、腐烂

腐烂是指某些鲜活中草药食品，因受温度和空气中微生物的影响，引起发热，有利于微生物繁殖和活动而导致腐烂，如鲜生姜、鲜芦根、鲜石斛、鲜茅根等。药物一经腐烂，即不能再入药。

第二节

贮藏的方法

中草药食品贮藏是运用科学的方法研究中药保管和影响中药贮藏质量及其养护防患的一门综合性技术，包含了传统的贮藏保管法和贮藏保管新技术。

一、传统的贮藏保管法

（1）干燥养护法 干燥即是除去中草药食品中过多的水分，同时可杀死霉菌、害虫及虫卵，可以起到防霉变、虫蛀等作用。常用的干燥方法有暴晒、晾干、高温干燥、吸湿、通风等。

（2）埋藏养护法 主要是通过埋藏中草药食品，以减少外界空气、水分、阳光等影响因素。常用的埋藏法有砂子埋藏法、石灰埋藏法、糠壳埋藏法和地下室贮藏法等。

（3）密封（闭）贮藏法 指严密封闭中草药食品，防止污染或变质的贮藏方法。而"密闭"和"密封"有程度上的不同。对于中草药来讲，"密闭"只能防止尘土及异物的进入，而"密封"则是除了防止异物进入之外，还可以防止外界空气及微生物的进入，达到防潮、防风化、防霉变的目的

（4）对抗同贮法 采用两种以上中草药同贮，或采用一些有特殊气味的物品同贮而达到抑霉防虫的目的。通常有蛤蚧与花椒、全蝎与花椒或细辛同贮；牡丹皮与泽泻、山药同贮；人参与细辛同贮，土鳖虫与大蒜同贮等。

二、贮藏保管新技术

贮藏保管新技术、新方法是在继承传统贮藏中药经验的基础上，运用现代自然科学的知识和方法，对中草药食品进行贮藏。中草药食品贮藏养护的新方法包括气调贮藏技术、低温冷藏技术、气幕防潮技术、食品辐射杀菌技术、微波干燥养护技术、中草药食品挥发油熏蒸防霉技术及包装防霉法等。

（1）气调贮藏技术　气调贮藏是目前应用最广泛的方法之一。将中草药置于密封的环境内，对空气中影响食品变质的氧的浓度进行有效控制，人为造成低氧状态和高浓度的二氧化碳状态，抑制害虫和微生物的生长繁殖，从而防止中草药的霉变。同时也适用于中草药饮片的综合贮存养护，不仅能解决中药饮片仓储过程中发生的虫蛀、发霉、泛油、色泽改变等问题，还能保持良好的内在品质和有效成分基本不变。该方法的特点是费用低，不污染环境和中草药食品，劳动强度小，质量好，易管理，是一种较理想的贮藏方法，尤其在贮藏极易受虫害的药材及贵重的中草药食品，如鱼腥草，更有实际应用意义。

（2）低温保藏技术　低温保藏技术是利用机械制冷设备降温，抑制微生物和害虫的滋生和繁殖，从而达到防虫蛀、防霉变的目的。由于此法需要一定设备，费用较高，常用于贵重中草药，如：人参、枸杞子、鹿茸、银耳等。需要注意的是，从冷藏库取出的中草药，应该放置一段时间后再开箱，避免冷却的中草药食品忽然接触外界温暖的空气造成表面结露现象，使中草药食品受潮更易霉变。当然，低温冷藏也有其局限性，一些药材比较疏松和硬脆，冻存过久可导致药材粉末化。此外，生物实验室中常使用液氮法保存动物类药材，但由于液氮价格昂贵，维护较复杂，因此使用频率并不高，仅用于保存牛黄、熊胆等贵重药材。

（3）气幕防潮技术　气幕防潮技术，又称气帘防潮法，是指借助装在库房门上排冷风的装置，同自动门的开启同步配合，及时排出干燥的冷空气，防止库外的湿热空气进入库房，达到防潮并使库房内的温度相对恒定的一种技术措施。该方法的缺点是要求库房结构严密，外界空气无侵入的孔隙，否则效果不佳，且气幕只能在开门作业时起到防护作用，却并没有吸湿的作用，必要时仍需配合除湿机使用。

（4）红外辐射干燥技术　红外辐射干燥技术原理是电能转变为远红外线辐射出去，被干燥物体的分子吸收后产生共振，引起分子、原子的震动和转动，导致物体变热，经过扩散、蒸发现象或化学变化，最终达到干燥的目的。除此之外，还有较强的灭虫、杀菌及灭卵的能力。该方法的优点是干燥效率高、操作方便、易于控制温度、对环境污染小、药材霉变少、产品外观和内在质量稳定，但缺点是远红外波长透入深度小，仅适合干燥薄层药材。目前，远红外技术主要用于中药材饮片、丸剂、散剂、颗粒剂等的干燥灭菌工艺。

（5）食品辐射杀菌技术　食品辐射杀菌是利用一定剂量的波长极短的电离射线对食品进行杀菌。在能量传递和转移过程中，产生强大的物理效应和生物效应，达到杀虫、杀菌、抑菌效果，提高食品卫生质量。在中草药的贮藏保管中，常用 $^{60}Co\text{-}\gamma$ 射线辐照降解技术，可以杀灭中草药果实内部的害虫及虫卵，杀灭微生物的效果远远大于传统方法，而且灭菌速度快，操作简便，易控制。其优点为：①几乎不升高药材温度，保持药材新鲜；②γ 射线具有强大的穿透力，可有效杀死深层的细菌和虫卵，因此常应用于花、叶、油脂类含挥发性物质的药材，其唯一的缺点是在一些不发达地区可操作性差，放射性物质的安全性也是非常大的挑战，维护成本较高。

（6）微波干燥养护技术　微波是指频率为 300～300000 MHz、波长为 1mm～1m 的高频电磁波。微波干燥是由微波能转变为热能使物料干燥的方法。由于水分子吸收微波热量的效率很高，内部升温快，可迅速杀死药材中的细菌和虫卵，因此微波干燥具有速度快、时间短、加热均匀、产品质量好、热效率高等优点，且能杀灭微生物及霉菌，具有消毒作用，可防止中草药食品霉变和虫蛀。该方法的缺点是不适合化学性质比较活泼和含有挥发油成分的药材，有效成分易遭到破坏。此方法适用于稳定性差的中药干燥。

（7）中草药食品挥发油熏蒸防霉技术　中草药食品挥发油熏蒸防霉技术是利用某些中草药食品挥发油使其挥发，熏蒸中草药食品或炮制品，以达抑菌和灭菌作用的方法。其优点是能迅速地破坏霉菌结构，使霉菌孢子脱落、分解，从而起到杀灭霉菌，并抑制其繁殖的作用。对中草药食品表面色泽、气味均无明显改变。多种中草药食品的挥发油具有一定程度的抑菌和灭菌效果。常见用土荆芥、丁香挥发油熏蒸的效果较优。

（8）包装防霉法　包装防霉实质是指无菌包装。首先将中草药食品或炮制品灭菌，然后把无菌的中草药食品或炮制品放进一个霉菌无法生长的环境。该方法的优点是避免了再次污染的机会，在常温条件下，不需任何防腐剂或冷冻设施，在规定时间内不会发生霉变。无菌包装最初用于食品中鲜奶的保存，目前普及于固体食物保鲜。但缺点是较难应用于流动性差、高黏度的食品。

优质的中草药食品是健康饮食的重要组成部分，而中草药食品的贮藏与养护状况则直接影响到食品的品质与药性。为此，就十分有必要做好对中草药食品的日常贮藏与养护工作。良好的贮藏与养护是确保人们安全饮食的重要保障。因此，在日常生活中把握好对中药材的贮藏与养护，从而降低中草药食品变质的风险就具有一定的意义。

参考文献

[1] 王玉霞, 周在富. 中药炮制技术的相关问题及研究进展[J]. 中国当代药, 2021, 28(10): 190-193.

[2] 林义平, 袁强华, 宋英. 中药炮制现状分析及解决思路[J]. 中药与临床, 2020, 11(03): 19-20, 27.

[3] 代文豪. 发酵法炮制巴戟天工艺优化及其活性成分变化研究[D]. 广州: 华南农业大学, 2018.

[4] 聂砚田. 中药炮制常用辅料及其临床应用[J]. 中国药物经济学, 2016, 11(02): 18-20.

[5] 李璐瑒. 寒热温凉本天成 以偏纠偏巧变化——中药炮制辅料的作用和原理[J]. 首都医药, 2009, 16(15): 36-38.

[6] 陈国佩. 几种辅料在炮制中的作用特点[J]. 广西中医药, 1987, 6: 27-29.

[7] 王家骅, 吕光强. 中药去心核目的与合理性刍议[J]. 基层中药杂志, 1998, (03): 15-16.

[8] 裴艳秋, 颜霞. 对中药净选作用的认识[J]. 黑龙江中医药, 2001, (05): 54-56.

[9] 蒋以号, 陈志坚, 曹昊旻, 等. 枳壳炮制历史沿革研究[J]. 中华中医药杂志, 2011, 26(02): 387-391.

[10] 龙宇宙. 热带特色香辛饮料作物农产品加工与利用[M]. 海口: 海南出版社, 2007, 63-113.

[11] 王翰华, 阮洪生, 陈云. 枇杷花化学成分及其药理作用研究进展[J]. 中成药, 2019, 41(12): 2977-2981.

[12] 陈毓, 陈巍, 李锋涛, 等. 青钱柳化学成分及药理作用研究进展[J]. 畜牧与饲料科学, 2019, 40(12): 61-63.

[13] 伍小红, 江琦, 张润光. 明日叶的保健功能及其产品开发的研究进展[J]. 食品科学, 2016, 37(01): 286-291.

[14] Akihisa T, Tokuda H, Ukiya M, et al. Chalcones, coumarins, and flavanones from the exuda-te of *Angelica keiskei* and their chemopreventive effects [J]. Cancer Letters, 2003, (02): 133-137.

[15] 王玲玲, 周跃华, 李计萍, 等. 关于中药新药用饮片炮制研究的思考[J]. 中草药, 2021, 52(01): 9-13.

[16] 辛二旦, 司昕蕾, 边甜甜, 等. 大黄产地趁鲜切制工艺优选及与传统加工的比较研究[J]. 时珍国医国药, 2020, 31(06): 1368-1370.

[17] 郭丁丁. 白芷种质资源调查及其评价的研究[D]. 成都: 成都中医药大学, 2008.

[18] 国家中医药管理局《中华本草》编委会. 中华本草 蒙药卷[M]. 上海: 上海科学技术出版社, 2004.

[19] 陆石英, 覃志高. 药食两用枳椇的研究进展[J]. 食品安全质量检测学报, 2020, 11(6): 1865-1870.

[20] 王敏. 松花粉的成分及药理作用研究进展[J]. 安徽医药, 2008, (04): 357-359.

[21] 汪晓河, 马明华, 张婧婷, 等. 中药夏枯草药用概况[J]. 中国现代应用药学, 2019, 36(05): 625-632.

[22] 邹永玲. 高能处理与传统炮制方法对中药功效的影响[D]. 大连: 大连医科大学, 2009.

[23] 《中国植物志》编辑委员会. 中国植物志 第20(1)卷[M]. 北京: 科学出版社, 1982.

[24] 《中国植物志》编辑委员会. 中国植物志[M]. 北京: 科学出版社, 1979: 1.

[25] 顾关云, 蒋昱. 玫瑰茄的化学成分与生物活性[J]. 现代药物与临床, 2010, 25(02): 109-115.

[26] 魏梅梅. 余甘子维吾尔医炮制工艺及对化学成分的影响[D]. 乌鲁木齐: 新疆农业大学, 2015.

[27] 张维, 王斌, 周丽, 等. 罗汉果成分及药理研究进展[J]. 食品工业科技, 2014, 35(12): 393-397.

[28] 刘琳, 程伟. 槐花化学成分及现代药理研究新进展[J]. 中医药信息, 2019, 36(04): 125-128.

[29] 关秀锋, 王锐, 李晓龙, 等. 金银花的化学成分与药理作用研究新进展[J]. 化学工程师, 2020, 34(04): 59-62.

[30] 李建学, 樊祥富, 刘学龙, 等. 枸杞化学成分及其药理作用的研究进展[J]. 食品安全导刊, 2016, (24): 75.

[31] 宋晶, 吴启南. 芡实的本草考证[J]. 现代中药研究与实践, 2010, 24(02): 22-24.

[32] 司昕蕾, 边甜甜, 牛江涛, 等. 花椒的炮制及应用研究[J]. 西部中医药, 2018, 31(09): 137-140.

[33] 陈烨. 淡竹叶化学成分与药理作用研究进展[J]. 亚太传统医药, 2014, 10(13): 50-52.

[34] 《中国植物志》编辑委员会. 中国植物志 第71(1)卷[M]. 北京: 科学出版社, 1999.

[35] 夏梦雨, 张雪, 王云, 等. 白果的炮制方法、化学成分、药理活性及临床应用的研究进展[J]. 中国药房, 2020, 31(1), 123-128.

[36] 周衡朴, 任敏霞, 管家齐, 等. 菊花化学成分、药理作用的研究进展及质量标志物预测分析[J]. 中草药, 2019, 50(19): 4785-4795.

[37] 孙政华, 邵晶, 郭玫. 党参化学成分及药理作用研究进展[J]. 安徽农业科学, 2015, 43(33): 174-176.

[38] 皮慧芳, 吴继洲. 覆盆子的化学成分与药理作用研究述要[J]. 中医药学刊, 2003(12): 2169-2174.

[39] 牛莉, 于泓苓. 中药当归的化学成分分析与药理作用研究[J]. 中西医结合心血管病电子杂志, 2018, 6(21): 90-92.

[40] 杨豪男, 张帮磊, 张宁, 等. 铁皮石斛的化学组成及其活性研究概述[J]. 广东化工, 2020, 47(11): 87-88.

[41] 张鸭关, 曾国荣, 刘品华, 等. 小黑药食用安全性的毒理学评价[J]. 贵州农业科学, 2014, 42(11): 184-186.

[42] 李倩倩. 不同品种威灵仙药材的质量控制研究[D]. 北京: 北京中医药大学, 2013.

[43] 王瑜真, 陈立文, 张丽娟. 橘皮、橘红及化橘红演变的古籍考证[J]. 实用医药杂志, 2014, 31(09): 823-824.

[44] 高振华, 孙伶俐, 王豪, 等. 荷叶化学成分及其药理活性研究[J]. 广东化工, 2020, 47(05): 100-102.

[45] 刘春连. 桑叶的化学成分及降血糖作用的研究进展[J]. 农产品加工, 2019, (09): 79-80, 86.

[46] 黄亮辉. 紫苏化学成分药材质量分析研究[D]. 西安: 西北大学, 2011.

[47] 《中药辞海》编写组. 中药辞海:三卷[M]. 北京: 中国医药科技出版社, 1997.

[48] She G M, Xu C, Liu B, et al. Polyphenolic acids from mint (the aerial of *Mentha haplocalyx* Briq.) with DPPH radical scavenging activity [J]. J Food Sci, 2010, 75(4): 359-362.

[49] 国家药典委员会. 中华人民共和国药典(2020 年版)[M]. 北京: 中国医药科技出版社, 2020.

[50] 国家中医药管理局《中华本草》编委会. 中华本草. 精选本. 下册[M]. 上海: 上海科学技术出版社, 1998: 1613.

[51] 李国祥. 多能提取罐在中药炮制蒸、煮、炖、燀法中的应用[J]. 中成药, 1992, (08): 42.

[52] 孟江, 张英, 曹晖, 等. 中药蒸法的历史沿革分析[J/OL]. 中国实验方剂学杂志, 1-13.

[53] 常慧芳. 探讨中药炮制中炒、炙、煅、蒸、煮与疗效的关系[J]. 世界最新医学信息文摘, 2017, 17(01): 124-126.

[54] 张村, 李丽, 肖永庆. 中药炮制学科的发展与创新[J]. 世界科学技术-中医药现代化, 2011, 12 (3): 35.

[55] 张联. 中国药典"炮制通则"中药炮制方法分类探讨[J]. 中国现代应用药学, 2020, 37(18): 2287-2290.

[56] 刘畅, 葛翎. 燕麦化学成分及应用研究进展[J]. 中国野生植物资源, 2020, 39(02): 56-59.

[57] 张鑫, 程亚茹, 刘洋, 等. 《雷公炮炙论》中矿物药炮制方法研究[J]. 新中医, 2020, 52(14): 28-31.

[58] 赵秀玲. 荞麦的功效因子与保健功能的研究进展[J]. 食品工程, 2011, (03): 16-18.

[59] 曾庆钱, 崔露, 钟小花, 等. 10 个产地牛大力的总黄酮、多糖和微量元素含量分析[J]. 海峡药学, 2020, 32(06): 24-27.

[60] 杨懋勋, 陈河如. 土沉香(白木香)叶片抗肿瘤活性成分的研究[A]. 中国药学会. 2011 年全国药物化学学术会议——药物的源头创新论文摘要集[C].中国药学会, 2011: 1.

[61] 梁结桦, 杜冰. 蒸汽爆破茯苓多糖提取工艺优化[J]. 粮食与油脂, 2021, 34(12): 73-77.

[62] 赵国建, 赵悦菡, 卢龙啸, 等. 分子蒸馏技术提取玫瑰精油及其成分分析[J]. 特产研究, 2020, 42(03): 53-58.

[63] 王雪. 超临界萃取技术在提取蒲公英抗衰老成分中的应用[J]. 化工时刊, 2022, 36(03): 14-16.

[64] 罗志锋, 陆思名, 黎攀, 等. 遗传算法优化超高压辅助复合酶提取枸杞多糖工艺及其抗炎活性研究[J]. 粮食与油脂, 2021, 34(01): 114-122.

[65] 杜冰, 温升南, 唐健, 等. 超高压提取灵芝孢子粉多糖的工艺研究[J]. 现代食品科技, 2009, 25(04): 420-422.

[66] 胡安阳, 吕建秋, 杜冰. 不同干燥方式对柚子皮粉加工特性及功能成分含量的影响[J]. 食品工业科技, 2021, 42(5): 7.

[67] 蔡尤林. 一种具有溶栓功能的淡豆豉及其制备工艺研究[D]. 广州: 华南农业大学, 2016.

[68] 陈壮耀. 低温热泵干燥工艺对桑葚品质的影响研究[D]. 广州: 华南农业大学, 2016.

[69] 谭月园. 方便藜麦饭加工工艺及品质研究[D]. 广州: 华南农业大学, 2016.

[70] 杜冰, 焦艳丽, 江东文, 等. 低温液氮粉碎对绿茶粉品质影响[J]. 农业工程学报, 2012, 28(02): 256-261.

[71] 杜冰, 杨公明, 唐健, 等. 中草药粉碎炮制过程喷施液氮防止氧化褐变的方法: CN101306021B[P].